Sorrel King

Josie's Story

A Mother's Inspiring Crusade to Make Medical Care Safe

ジョージィの物語

小さな女の子の死が医療にもたらした大きな変化

ソレル・キング

奥田昌子、高山真由美 訳

英治出版

トニー、ジャック、レリ、エバ、サムへ

人々の人生をよりよいものにしようと日々働く
すべての医師、看護師、医療従事者へ

そして誰よりも、ジョージィへ

Josie's Story

A Mother's Inspiring Crusade to Make Medical Care Safe

by Sorrel King

Japanese translation rights arranged
with Sorrel King c/o Fletcher & Company, New York
through Tuttle-Mori Agency, Inc., Tokyo

推薦の言葉

日本における医療安全の取り組みは、二〇一五年に開催される第十回医療の質・安全学会の活動や同学会が中心になって展開されている医療安全全国共同行動の広がりなど、この十五年で大きな進歩を遂げてきました。しかし、患者の安全を確立する取り組みはまだ緒についたばかりです。これからの日本の医療がより安全になるために、本書に紹介されている事例に学ぶことが数多く、一読して広く国民の皆様に是非読んでいただきたいと思いました。

日本医学会長、医療の質・安全学会 理事長

髙久史麿

本書は、一歳半の幼いわが子を、思いもかけない医療事故で亡くした母親の立ち直りの記録である。その立ち直りの経過が、米国医療の患者安全確保を推進し、事故の加害者となった医療者の立ち直りの支援ともなった。一九九九年に米国医学研究所は報告書『人はだれでも間違える』（*To Err is Human*）の中で、約十万人の防げる可能性のある命が失われていると述べている。その命の、一つ一つにジョージィの物語があることを忘れてはならない。

東京都看護協会 会長

嶋森好子

あなたは知っているだろうか。米国一の病院で医療事故によって娘を失った母親が、「病院を破滅させたい」という怒りのエネルギーを変えて患者安全を全米で推進し、ついに「私たちは幸せだ」と言えるようになったことを。「患者・家族との協働」はＷＨＯの優先課題だが、これまでの取り組みから学んだのは、医療者に傷つけられた患者家族を支え、協働を推進するのも医療者であることと、患者・家族が果たす役割に限界はないことだ。この物語がそれをあなたに教えてくれている。

ＷＨＯ西太平洋地域事務局 患者安全専門官
種田憲一郎

著者は「事実が知識をもたらすこと、物語が知恵をもたらすこと、そして変化を促すにはデータや統計以上のものが必要なケースもあるということ」に気づいたといいます。根本原因分析、ラピッド・レスポンス・システム、十万人の命を救えキャンペーンといった医療安全の取り組みの物語も学ぶことができる一冊として。何より、それでも人は悲しみを乗り越えることができる、わかりあえる、許しあえる、そして変えることができるという、希望を新たにすることができる一冊として、この「喪失が前向きな取り組みへと変わる過程を描いた」物語を。

九州大学大学院医学研究院 医療・経営管理学講座 准教授、九州大学病院 病院長補佐
鮎澤純子

ノンフィクションとして上質の仕上がりで、心にしみいります。こうした貴重な患者体験を、医療を学習する場に持ち込まなければならないと強く感じました。

公益財団法人日本心臓血圧研究振興会附属 榊原記念病院 副院長
相馬孝博

「何か奇跡みたいな方法があるんでしょう?」「奇跡はありません」――医師団は言い放つ。米国医療の最高峰、ジョンズ・ホプキンス大学病院で起きた医療事故。その事故で娘を失った一人の母親が、亡くなった娘とともにやがて全米に奇跡を起こす。その奇跡は海を越え、今まさに私たちの国に届こうとしている。
医療あるところにリスクが生まれる。これは人類が等しく学ばなくてはならない、悲しい真理と再生の物語である。

名古屋大学医学部附属病院 副病院長、医療の質・安全管理部 教授
長尾能雅

ソレルさんの活動が実って、アメリカでは「被害者の体験の物語こそ、データ以上に大切」といわれるようになりました。物語が人の心を動かし、医療の文化を変えていくからです。日本でも、患者・家族と医療をつなぐNPO「架け橋」が、隠さず、逃げずに、誠実に患者や家族に向き合う新しい文化を根付かせつつあります。この本が広く読まれることで、日本に、患者と医療者のパートナーシップの文化が育ち、深まっていくことを願っています。

国際医療福祉大学大学院 教授、ジャーナリスト
大熊由紀子

同じ医療事故被害者遺族として、著者の経験と活動に共感するところが多かった。患者と心ある医療従事者とが手をつなぐと、医療はこんなにも変わるのだということを改めて確信した。

医療の良心を守る市民の会 代表
永井裕之

日本語版への序文

IMSグループ新葛飾病院 セーフティーマネージャー
患者・家族と医療をつなぐNPO法人「架け橋」理事長
豊田郁子

わたしが本書の著者、ソレルさんに会ったのは、二〇〇八年五月のことでした。ソレルさんは優しい目をした人で、日本から来たわたしを温かく迎え入れてくれました。

ソレルさんが何万人もの人々に語り、書いた「ジョージィの物語」は全米で話題になったストーリーです。ほとんどの人が何らかの形で関わる「医療」について、あまり知られていなかった大きな問題を広く伝え、共感を呼んだだけでなく、多くの医師や看護師の行動を促し、また多くの患者やその家族の人々が、医療との向き合い方を問いなおすことにもつながりました。ひとつの物語が社会に大きな動きを生み出したのです。

ソレルさんは次のように語ってくださいました。

「米国の医療では、患者のストーリーはデータよりも意味を持つと考えられています」

まさに、最も大切な視点だと思いました。

ソレルさんを訪れたあと、本書に登場するプロノボスト医師や、ＭＩＴＳＳ（医療により外傷を負った人々への支援サービス）を設立したリンダ・ケニーさんとブリガム・アンド・ウィメンズ病院の医師、そしてＩＨＩ（医療の質改善研究所）の方々ともお会いしました。彼らの取り組みについてお話を伺うなかで、幾万の数字ではなく、たった一人の小さな女の子の物語が大きな影響を及ぼしていることを実感しました。

わたしはソレルさんと非常によく似た経験をしています。二〇〇三年に医療事故で五歳の息子を亡くしました。明け方に強い腹痛を訴えた息子を救急病院に二度受診させましたが、担当医師の誤診、医師と看護師間の引き継ぎミスにより、入院から二時間半後、病室に医師が訪れることもないまま、息子の心肺は停止しました。後に、死因は緊急度の高い重症の絞扼《こうやく》性イレウスだったことが分かりました。

病院は当初、「最善を尽くした」としていましたが、内部告発により事故の事実が明らかになりました。ほんとうに言葉にできないほどの悲しみと怒りを感じ、病院を恨みました。大切な人が亡くなった悲しみに加えて、病院が家族の声に耳を傾けようとしなかったからです。二次被害を受けたとしか思えませんでした。

それでも、多くの人と出会うなかで、悲しみと怒りのエネルギーに縛られたままではだめだと思うようになりました。自分だからこそできることを考え、医療改善のための講演活動を始め、病院のセーフティーマネージャーの職に就きました。

そんなわたしにとって、ソレルさんは同志とも言える存在です。自分のつらい経験を、勇気をもって語ることで大きな変化を生み出してきたソレルさんに対して尊敬の念をいだき、わたし自身とても勇気づけられました。

皆さんは、医療事故と聞くと、どのようなイメージを持ちますか。実際に経験したことがないからよく分からないし、関心がないという方は少なくないと思います。しかし、実は医療事故は、交通事故よりもずっと多いのです。一般の方が知らない理由は、これまで医療事故の多くが明らかにされてこなかったため、実情を知る術がなかったのです。

では、事故を減らすためには何が必要でしょうか。

一九九九年に起きた医療事故をきっかけに、医療安全についての社会的関心が高まりました。それから十五年、さまざまな取り組みがなされてきています。しかし、一般的な認知はまだまだ低く、課題も多いのが現状です。

この職に就いてから医療安全のことを学んで気づいたのは、病院の現場に患者・家族の声が生かされていないことでした。講演等で患者の声を聴く取り組みは行われていましたが、患者の声をどう生かせばよいのか、具体的な方策が見えていませんでした。わたしは、患者に従って医療を変えさえすれば問題が解決すると思っているわけではありません。しかし、患者やその家族の声は、医療事故の再発防止や改善の基本になると考えています。

ところが医療現場にはそのような考え方はまだ浸透しておらず、推し進めようとしたわたしの活動は三年で行き詰まりました。

自信を失いかけたころ、二〇〇七年に『沈黙の壁』（日本評論社）を読んでソレルさんの活動を知り、翌年思い切って米国に飛んで会いに行きました。ソレルさんは「コミュニケーションの問題は変えられます」と語ってくれました。ほかの医師たちも異口同音に同様のことを話され、医療者と患者のパートナーシップの重要性について熱心に語っていました。そして、患者やその家族が医療安全対策に参加し、医療者とパートナーシップを築く取り組みが実践されていたのを目の当たりにして、とても感動しました。このような変化が生まれるために、「物語」が大きな役割を果たしたのだと思います。

改めて本書を読み直してみて、医療現場に携わる立場として、また一人の母親として多くの気づきと学びがありました。

医療に携わる方々には、この本を通して多くのことを感じ、医療現場をより安全にするための参考にしてほしいと願っています。また一般の方々にとって、医療事故は決して他人事ではないことを知っていただきたいのと同時に、事故をただ怖がるのではなく、わたしたちが何をしていくことが大切なのかを考えるきっかけになってほしいと願っています。

わたしはこの本で、子どもを失った母親としてたくさんのことを共感し、たくさんのことを教えていただきました。ソレルさんが、自らの体験とつらい思いをここまで赤裸々に綴られるのにどれだけの勇気を必要としたのかは計り知れませんが、ソレルさんの勇気がこれからも多くの人を支え、多くの人を救うのだと信じています。

本書の出版に尽力された皆様に感謝するとともに、ソレルさんの勇気に心から敬意を表します。

ジョージィの物語　目次

Part 2

喪失から再生へ

Part 3

変化

本書では、人や会話、できごとについて、記憶しているかぎりありのままに書こうと努めた。ただし、プライバシーを守るためにいくつかの名前と場所を変えてある。

空が暗ければ、星が見える。

――ペルシャの諺

プロローグ　写真

誕生日のプレゼントにトニーからもらった新しいニコンのカメラを手にして、三十五ミリレンズからキャップをはずし、ビーチハウスのポーチに立って海のほうへ広がる芝生を眺めた。水平線へと沈みかけた太陽が、毎日泳いだ埠頭の中央桟橋付近に温かい光を投げかけていた。夏休み最後の日だった。自転車は車のうしろに積まれ、冷蔵庫は空《から》っぽになり、あとは明朝、島を離れる七時のフェリーにまにあうように荷物を積みこめばいいだけだった。

「光の具合を見て。完璧。クリスマス・カードにする写真が撮れると思わない？」カメラのレンズを覗きながら、わたしはトニーにいった。

トニーはこちらまで歩いてきてわたしの横に並び、ハンモックを揺らしている四人を眺めた。

「子供たちは写真を撮られるのをひどくいやがるからね。うまく騙さないと」

そこで一人ひとりに小さなビニール袋を渡し、最後にもういちど浜辺のガラス片を集めにいこうと誘った。

六歳のジャックと五歳のレリは、ビニール袋をつかんで未舗装の道路を桟橋へと駆けていった。

三歳のエバを抱きあげようと手を伸ばすと、妹のジョージィがエバを押しのけてわたしの脚をつかみ「ママ、ママ」といった。ジョージィは一歳になったばかりだったが、四人きょうだいの末っ子だったので、わがままを通す方法を早くから学んでいた。エバがジョージィを押し返す直前に、トニーが身を屈《かが》めてエバを肩にかついだ。トニーが小走りでジャックとレリを追いかけると、エバはその肩の上でぴょこぴょこはずんだ。三人ともビニール袋を空に向かって高く掲げ、風をいっぱいに入れていた。わたしはカメラを首からさげ、ジョージィを腕に抱いてうしろからついていった。

ビーチに着くと、ガラス片を探すのはあとでね、と子供たちに話した。

「ちょっとそこのベンチに座って、写真を撮らせてくれない？」

罠にかけられたとわかると、子供たちはすぐに文句をいいはじめた。

「だってサンタクロースに見せるすてきな写真があったほうがいいじゃない？」というと、子供たちは埠頭の端までついてきて、いかにも渋々といった顔つきで白いベンチに腰をおろした。

写真を撮るときに「チーズ」といってもうまくいったためしがない。それは「チーズバーガー」でもおなじだった。「クリスマスが大好き」や「サンタクロース」のような気を惹く言葉を使っても、子供たちを喜ばせ、笑わせることはできそうになかった。お互いに突《つつ》きあったり、ぐずぐずいったりしている四人の〝王様〟を笑わせるには、本物のコメディが必要だった。

「準備はいいかい？」カメラを構えたわたしに、トニーが尋ねた。

「ええ」と答え、わたしは五歩さがった。トニーがうしろで踊ったりおかしな顔をしてみせたりするあいだ、わたしはレンズ越しに笑顔を捉えようと待ちかまえた。

「いい写真が撮れた？」とトニーが尋ねた。彼が飛びまわる音が聞こえてくる。

「駄目、ぜんぜん笑ってない」

「じゃあ、これならどうかな」

わたしたちはトニーが埠頭を駆けおりるのを見守った。トニーはビーチで何かを拾って駆け戻ってきた。拾ったものはうしろに隠している。

「オーケイ、準備して」とトニー。

カメラを構え、レンズを覗いていると、四人が笑いだした。首筋に水滴が落ちてくる。トニーが濡れた海藻をわたしの頭にのせたのだ。切れ端を肩にものせている。わたしはやめてと悲鳴をあげた。笑顔を捉えることはできていたが、風がやんでレリの髪が顔にかからなくなるのを、そしてエバが指しゃぶりをやめるのを待った。

カメラをおろし、ジョージィが兄の肩につかまって立ちあがるのをじっと見つめる。ジョージィはぽっちゃりした脚を広げてうまくバランスを取り、わたしを見た。いまだ。ほほえんだり声をたてて笑ったりしている四人の子供たち。その幸せそうな顔が、穏やかな夏の夕陽に照らされている。わたしはオート・フォーカスのボタンを押し、シャッターを切った。完璧な瞬間を捉えた。

　これが、四人が一緒に写った最後の写真になった。


　半年後にジョージィは亡くなり、それまでの暮らしは終わりを告げた。

　あの写真はジョージィの遺灰を入れた小さな木の箱に貼られ、地中深く埋められることになった。おなじ写真が、世界中の何百、何千もの医療関係者に話をするときに、わたしの背後のスクリーンに映しだされることにもなった。ジョージィの死から何カ月も、何年も経っても、あの写真のジョージィの顔を見るとつらかった。中央桟橋にいたあの日のことを思いだすとつらかった。

　あれは、髪をうしろに撫《な》でつけてリボンをつけたり、きれいなワンピースやブレザーを着たりして撮るふつうの家族写真ではなかった。わたしたちの家族写真だった。父親が笑いながらわたしの頭にどさどさ海藻をのせるのを見て、レリはかん高い笑い声をあげ、絡まった髪を顔から払いのけた。ジャックは顔を横に向けてレリを見ている。エバは膝を薄いブルーのサンドレスのなかに引きあげて座り、口から指を離したところだった。

　ジョージィはライオンの飾りのついたサンダルを履いてしっかりと立ち、一方の腕をぴったり脇につけている。いまにもその腕をあげて「だっこして」といいそうだ。反対の手には湿ったグラハムクラッカーを握りしめており、淡いグリーンのサンドレスのいたるところにそのクラッカーのかけらが散っている。茶色い髪は、黄色のヘアクリップでうしろに留めてある。少しまえにレリがつけたものだ。ジョージィはカメラを――レンズ越しにわたしの目を――じっと見つめている。首を傾げ、わたしに笑いかけている。半笑いの顔。

ジョージィが亡くなって六年になる。

いまこの写真を見ても、焼けつくような痛みは感じない。ジャックとレリとエバの成長に目を見張る。それでも、ジョージィの目はわたしを見つめているように思える。写真に顔を近づけ、穏やかに笑ったジョージィの顔を覗きこむと、あの日、あの埠頭で、わたしたち全員が知らなかったことをジョージィだけは知っていたのかもしれない、と思えてくる。

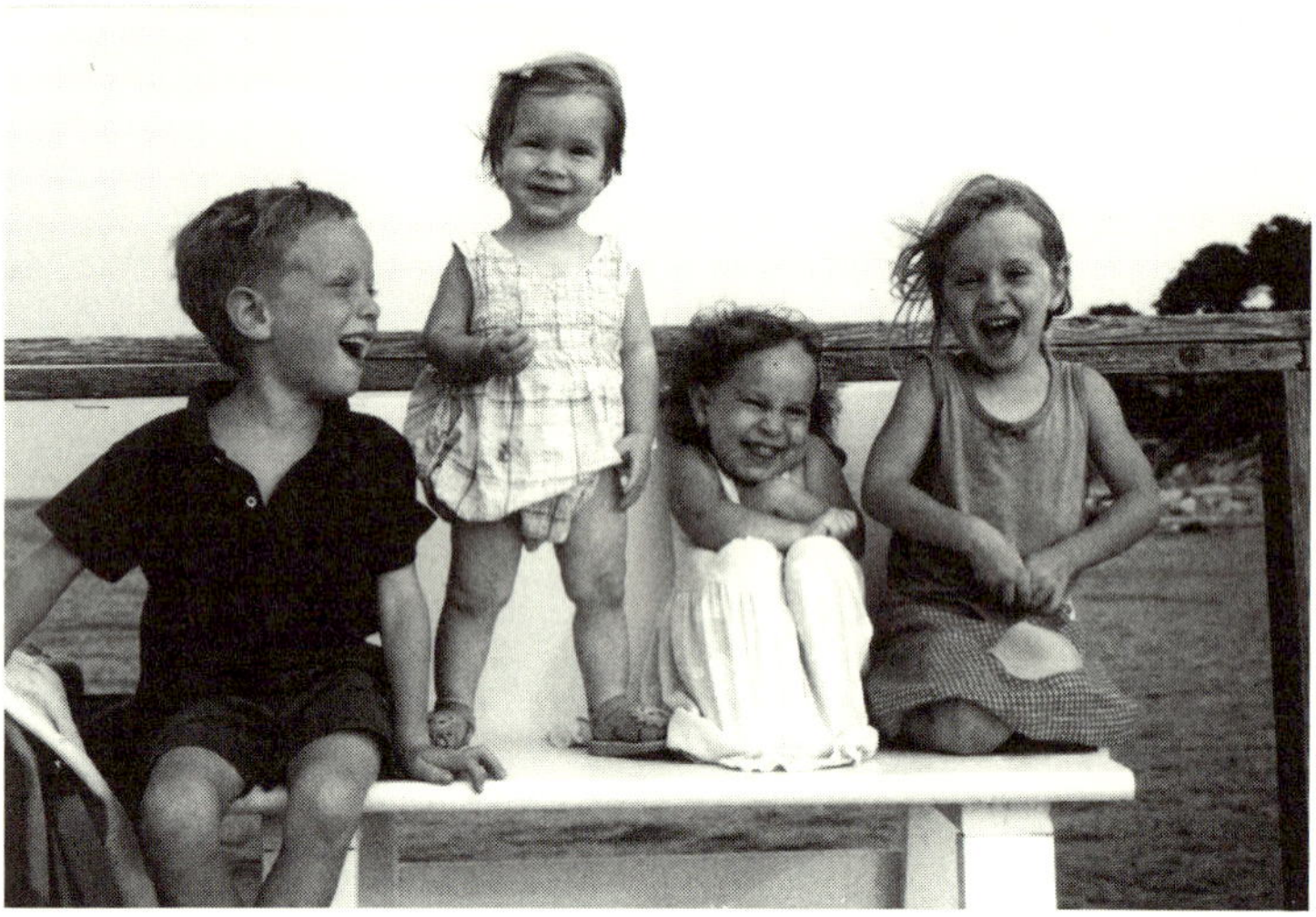

ジョージィが写った最後の写真。左からジャック、ジョージィ、エバ、レリ。

Part 1
悲劇

1　緑色の屋根の家

わたしはバージニア州リッチモンドの自宅でスパゲティを茹でていた。ジョージィは揺り椅子に座り、小さな青いクマのぬいぐるみで遊んでいた。

電話が鳴り、受話器を取るとトニーの興奮した声が聞こえてきた。夫は数週間前に、勤務先の銀行から営業課のマネジメントをしてみないかといわれていた。三十二歳のトニーにとっては大きなチャンスだったが、受けるとなれば本社のあるボルティモアに引っ越さなければならない。トニーはいま向こうにいて、家を探していた。最高の家を見つけたよ、といいたくて電話をかけてきたのだった。

「古くて、ある程度の修理はどうしても必要なんだけど、まわりがすばらしいんだよ」とトニーはいった。

「家そのものはすごく汚いってこと？」スパゲティにソースをかけながら、わたしはいった。

「まあ、そんなところ」トニーの説明では、一八〇〇年代に納屋として建てられたものが、その後、一九二〇年に住居へと改築されたらしい。「緑色の屋根に、きみの好きな古い波状のガラスのはまったすごく大きな窓があって。もしここに決めるなら、今日じゅうに契約書にサインしなきゃならない」

「なかはどうなの？」とわたしは尋ねた。

「それは見学のときに調べればいい。だけどそれまで待っていたら売れてしまうよ。土地がいいんだ。魔力みたいなものがある。なんだかブルースファームを思いだすんだよ」

「ブルースファーム？　ほんとうにあそこに似ているの？」

「ああ、そうなんだ。ほんとうに」とトニーはいった。「きみもきっと気に入ると思う」

一九三九年、母方の祖父母は夏のあいだワシントンＤＣでの都会暮らしから逃れようとして、バージニア州ラウドン郡のブルーリッジ山脈に古い農場を見つけた。敷石のテラスのある大きな石づくりの家――ビッグハウスと呼ばれていた――が長葉草《ながはぐさ》の生えた広い芝地に囲まれていた。手入れされた芝地は石塀で仕切られ、塀の向こうには馬やブラックアンガス種の牛が草をはむ牧草地があった。

けれども祖父母の心を捉えたのは、初めてその土地に立ったときに見えた眺めだった。その日、祖父母が正面のポーチから見た景色を、のちにわたしも見ることになり、とても気に入った。薄いグリーンの芝地がゆるやかなくだりで石の壁までつづき、その上にはさまざまな色合いの青の混じる広大な空が見渡すかぎり遠くまで広がっている。まるで海のように。かすかに目をこらすと、酪農場や小さな町や田舎道が見えた。望遠鏡を覗けば、固い岩のつづく谷間の向こうにワシントン記念塔が見える。まさに神の土地だった。これがブルースファームだ。

　ブルースファームでは、わたしの母とその姉妹が夏や週末を過ごし、わたしたちきょうだいもおなじように子供のころを過ごした。母とおなじく、わたしたちもそこできつい肉体労働の意味を教わった。午前中は畑の草取りをしたり、家畜小屋の掃除をしたり、塀に防腐剤を塗ったり、森の木々に道しるべとなる焼印を押して歩いたりして過ごした。そうした仕事が済むと水着に着替え、作業ブーツを履いて、タオルをスーパーマンのマントのようにはためかせながらできるかぎり速く走って芝生を突っ切り、石の壁を越えて未舗装の道路を進み、冷たい池に飛びこんだ。ブルースファームはわたしたち全員にとって特別な場所だった。

　トニーもブルースファームに行ったことがあり、わたしとおなじくそこが気に入っていた。だから、ボルティモアでその地所を歩きまわって目に入ったものがブルースファームに似ているなら、彼とおなじようにわたしもそこに夢中になるだろうとトニーにはわかっていた。どんなに家がぼろぼろであろうと、そこはもうわたしたちの新居になったも同然だった。

「ジョージィ、わたしたち、古い緑色の小屋に住むことになりそうよ。どう思う？」

　ジョージィの椅子についたトレーにラスクを置きながら、わたしはいった。ジョージィはダンボールのようなこのスイスのラスクが好きで、しゃぶって柔らかくなると手で握りつぶし、新しいものがほしくなると、ぐしゃぐしゃの塊を犬のトラッパーに放った。トラッパーは年寄りのくさいラブラドール・レトリバーで、家族はもう誰もかまわなかったけれど、ジョージィだけはこの犬が大好きだった。飛んでくるラスクの塊をトラッパーがうまくキャッチすると、ジョージィは椅子で足をバタバタさせながら笑い、ラスクまみれのぽっちゃりした手をトラッパーの目のまえでぶらぶらさせた。トラッパーはそれをきれいになめた。

ジョージィは四人のなかでいちばん年下、わが家の末っ子だった。わたしは幼い少女だったころからずっと子供が四人ほしかった。たぶん、自分も四人きょうだいで、これが理想的だと感じていたからだと思う。偶数だし、多すぎることも少なすぎることもない。わたしは大家族が好きだった。いつでも誰かしら遊び相手がいるような。誰も仲間外れにならないような。〈ゆかいなブレディー家〉や〈エイト・イズ・イナフ〉といったテレビドラマのような生活がまさに好みだった。混乱やカオスは多ければ多いほどいい。

子供が生まれるたびに、病院から帰宅する車のなかはクリスマスの朝さながら、すべてが魔法にかかったかのようだった。ジョージィのときはさらにすごかった。七月三日、うだるように暑く湿度も高い、よくあるバージニアの夏の一日だった。母が運転すると言い張るので、わたしたち三人、トニーと生後二日のジョージィとわたしは、後部座席に座っていた。母はハイウェイをゆっくりと——制限速度を十五キロほど下まわるスピードで、息を止めて歯を食いしばり、ハンドルをぎゅっと握りしめながら——運転した。

わたしはジョージィの小さな頬を見た。ジョージィは病院でもらったピンク色のブランケットにくるまれていた。茶色の目。すでにたくさん生えている茶色い髪は、場所によっては逆立っていた。なんとか起こさずにチャイルドシートに乗せた。子供はもうこれでいい、ジョージィで最後だ——そう頭のなかにメモをして、記憶にしっかり焼きつけた。トニーを見ると、ジョージィを見おろしてほほえんでおり、おそらくわたしとおなじことを考えていた。家ではジャックとレリとエバが、生まれたばかりの小さな妹を待っている。もうすぐ家族全員が初めて自宅で顔を合わせる。四人の子供たち。完璧だ。

わたしはリッチモンドで育った。リッチモンドにはいまでも両親と兄のマック、そして姉のメアリー・アールが住んでいる。妹のマーガレットは少し離れたワシントンDCに住んでいた。トニーとわたしは以前、町のすぐ外にあるごく狭い土地に——わたしの両親宅の近所に——一年がかりで家を建てた。子供たちは小さな丘をくだってべつの小さな丘をのぼれば祖父母の家、おじいちゃんとビッグ・レルの家の玄関までたどりつけた。

その家のダークグレイの屋根板と、西向きのポーチがわたしはとても気に入っていた。毎日夕焼けを眺めるのに、牧草地と乾草のほかに視界を遮るものは何もなかった。花壇をつくって多年草を何種類か植えた。ポーチのそばにはカロライナジャスミンを植え、蔓《つる》が正面の柱に巻きついて香りのよい黄色の花がポーチの彩りになればいいと思っていた。トニーが昇進に伴ってボルティモアに移るという話が出たのは、この家で一年と少し暮らしたころだった。

バージニア州の田舎での生活に不満はなかったけれど、トニーもわたしも〝ここが終《つい》の棲家《すみか》だ〟といいきってしまうにはまだ早いと思っていた。子供たちも学校にあがっていなかったし、わたしたちはチャンスに賭けてみることにした。きっとすごい冒険になるだろう、とふたりで話しあった。「バージニアの家は人に貸せるし、ボルティモアが気に入らなかったら帰ってくればいい」トニーはわたしにそう約束した。こうして、わたしたちは家族や友人や苦労して建てた家をあとにして、ボルティモアで新しい生活をはじめる決意をした。

トニーが契約書にサインをした数週間後、わたしたちは新しい家を――まだ見ぬわが家を――見るために車でボルティモアへ向かった。ジャックとレリとエバはわたしの両親に預かってもらい、ジョージィだけは授乳がつづけられるように連れていった。トニーとわたしはこれよりまえにいちどだけボルティモアに行き、不動産業者と一緒にほんの何時間か近隣に車を走らせて、そこがどんな場所かだいたいのところを見てまわった。家を買っておきながら、街についてほとんど何も知らなかったからだ。

十月の上旬、わたしたちはボルティモアのケイヒル・レーンに入った。色づいた木々の葉の向こうにきれいにならされた芝生が見え、その上にかわいらしい緑色の屋根の母屋が見えた。片方の屋根が長く傾斜したかたちの家で、まんなかに不格好な窓がついていた。
郵便箱に、当時のオーナーからの短いメッセージが入っていた。

トニーさん、ソレルさんへ
この古い家が、幸せな思い出の場所となりますように。一九〇〇年代のはじめにはここは納屋で、アッシュラインという名で呼ばれていました。

エリザベス・カニンガムより

名前のついた家。幸先がよかった。抱っこひもを使ってジョージィをまえにかかえ、不動産業者と一緒に家に入った。
その日は見学日で、たくさんの人がクリップボードを持って歩きまわっていた。リビングはすばらしかった。高い天井に古い暖炉、それに大きな窓の組み合わせでできた出窓。それぞれにきれいな古い波状のガラスがはまっている。トニーのいっていたとおりだった。まだここに住んでいたカニンガム夫人の趣味のよさも手伝って、この部屋は骨董品や工芸品のショーケースになっていた。ダイニングルームもおなじく優雅だった。大きなフレンチドアがふたつあり、赤レンガのテラスへと開け放たれていた。どう見ても大人向けの家で、自分たちが家族で住んでいる様子が想像できなかった。どうしてほかの人は誰も買おうとしないのだろう。

不動産業者は悪いニュースをあとまわしにしていた――悪いニュースは残り全部だった。キッチンはせまく、そのうえ三つに仕切られていた。キッチンテーブルを置けるような場所がなく、まともに料理のできるスペースもなかった。最悪なのは、いたるところにグリーンのカーペットが敷いてあることだった。階上《うえ》に移動しても状況は悪くなるばかり。バスルームにはさまざまなワイヤーが飛びだしており、寝室はどれもせまく、廊下が傾いているせいでドア口が歪んで見えた。地下室には水漏れの跡。アッシュラインの魅力はすでに褪《あ》せはじめていた。

「なんとかキャンセルする方法はないかしら?」わたしはトニーの耳に囁《ささや》いた。

「そんなに悪くないさ。住みながら直していけばいい」ジョージィが手を伸ばすと、トニーはジョージィを抱きとりながら、先にたって表に出た。「ここを見ればきっときみもすごく気に入るよ」

トニーの声を聞いて、不動産業者がここぞとばかりに口をはさんだ。業者はわたしのほうに身を寄せ、興奮に目を輝かせて、少しばかり熱心すぎる口調でいった。「どうです、いいでしょう? 改修の際は腕のいい業者をご紹介できますよ」彼はわたしのために玄関のドアをあけて押さえてくれた。

まわりの土地には確かに目を見張った。ぶらぶらと歩きながら、古いツゲの木や、きれいなハナミズキ、ユリノキ、枝からブランコをさげたくなるようなトネリコの木、ならされた芝などを見てまわるうち、トニーがここに惚れこんだ理由が理解できた。家には小さな納屋がついていて、すぐうしろにはローランド湖があった。この湖は街の古い貯水池で、まわりに遊歩道がたくさんあった。窓の外の眺めは田舎を思わせ、それでいて学校までは五分。歩いていける範囲にスターバックスもあった。

「これは〝買い〟だろう?」トニーはそういって、ジョージィをわたしの腕に戻した。

赤レンガのテラスに立って芝地を眺めていると、この古い家には確かにブルースファームに似たところがあると感じられた。あなたがいいならわたしもここがいい、とわたしはトニーに伝えた。

「きみは新しい家をどう思うかね、おチビさん?」黄色いソックスをはいたジョージィの足を握りながらトニーはそういい、身を屈《かが》めてジョージィの頬にキスをした。それからわたしの体に腕を回した。わたしたちは三人でしばらくそこに立っていた。「きっと家族全員がここを気に入ると思うよ」とトニーはいった。

車に向かうあいだに、「害虫駆除の契約がどうなっているかきちんと確かめたほうがいい、家の正面にシロアリ被害が何カ所かあるから」と見学者たちが口々に教えてくれた。

「心配ありませんよ」と不動産業者はいった。「建築業者がシロアリ駆除もしますから」

2
悲鳴

ボルティモアでの新生活もおちついてきた。ジャックとレリとエバはうれしそうに新しい学校に通い、トニーは仕事を楽しんでおり、わたしはジョージィの世話をしながら、家の修繕に忙しかった。ボルティモアのことは好きになりつつあったけれど、リッチモンドがひどく恋しかった。だから二〇〇一年一月下旬のある日、子供たちと一緒に帰宅してみると、家のまえにバージニア州のナンバープレートがついた緑のエクスプローラーが停まっていたのはうれしい驚きだった。「ほら見て、ナンバープレートになんて書いてある?」とわたしは子供たちに尋ねた。

五歳のレリが、もっとよく見ようとまえに身を乗りだした。「ビーッグ」レリは幼稚園の先生に教わるときのように、ひとつひとつの文字をはっきりと発音した。「レー……」

ひとつ年上のジャックもすぐに窓をあけ、よく見ようと首を伸ばした。妹より先に答えようとした。

「ジャック、レリにいわせてあげて。もうすぐわかりそうだから」そういいながら、わたしは濃紺のサバーバンをエクスプローラーの横に停めた。

「ビッグ・レル！　ビッグ・レルって書いてある。おばあちゃんの車だよ。おばあちゃんが来てるんだ！」ジャックはこらえきれずにいった。

「ビッグ・レル、そうそう！」レリも興奮してそう叫び、なんとか自分で車からおりた。レリとジャックは家へと駆けてゆき、三歳のエバは青いフリースのブランケットをできるだけ引きずらないように一方の手で押さえ、もう一方の手の指をしゃぶりながらふたりを追いかけた。わたしは一歳半のジョージィをチャイルドシートからおろし、子供たちのあとから家に入った。車に残された全員分のリュックと上着とおやつの包みを持って。母は——子供たちがつけたニックネームはビッグ・レル——突然の訪問でわたしたちを驚かせた。

母は昔から——そしていまも——美人だ。いまより若かったころはよくジャクリーン・オナシスに似ているといわれた。いや、ジャクリーンよりきれいだ、という人もいた。「電話しなきゃ、とは思ったんだけど」子供たちと抱き合うために身を屈《かが》めながら母はいい、それから身を起こしてジョージィを抱きとった。「おじいちゃんが出かけちゃったから、あなたたちがどうしているかひとりで様子を見に来てもいいかと思って」

子供たちは祖母と一緒にソファに座り、思い思いにしゃべりはじめた。新しい学校のこと。新しいベッドルームのこと。作業員が運びだして処分するまえに、キッチンの古い飾り戸棚にいたずら書きをしたこと。

「もううちにはキッチンがないんだよ」とジャックがいった。

「晩ごはんはいつもどこかに食べにいくの」とレリがつけ加えた。エバはまだ指をしゃぶりながらブランケットも放さず、ビッグ・レルの膝の上にジョージィと並んで座っていた。ジョージィのほうはエバをおしのけようとしたが、うまくいかなかった。

この古い緑色の屋根のファームハウスの改築をはじめてから、母とはずっと会っていなかった。改築はまだ途中だったが、ひととおり家を巡って、どこに新しく壁をつくるか、ドアや窓をどこにつけるか、新しいキッチンがどこにできるかを説明した。母はジョージィを抱き、ジャックとレリとエバをうしろに従えて、木材やベニヤ板の山をまたいだ。

「新しく家を建てるよりたいへんそうね。いったいこんなところでどうやって暮らしていくつもり？」

「まずは最後まで見て」とわたしは答え、居間や玄関脇の小部屋やバスルームの骨組みのなかを案内した。

それから古い、無傷のダイニングルームを見せた。いまはキッチンと居間とダイニングルームと遊戯室を兼ねている。

「どう、ちょっと居心地よさそうじゃない？　山小屋暮らしみたいでしょう」そういって、暖炉に薪と焚《た》きつけをくべると、マッチを擦って火をつけた。

「あとどれくらいかかるの?」と母は尋ねた。

「わからない。半年くらいじゃない」

間に合わせのコンロと、小麦粉や砂糖の袋の詰まった牛乳ケースと、シリアルの箱を、母は疑わしそうに眺めた。こういう様子には覚えがあった。首を傾げ、額にしわを寄せ、口を歪めている。わたしが十代だったころ、羽のついたイヤリングをしたり、穴のあいたジーンズを穿《は》いたりしたときに見せたのとおなじ顔だった。

子供たちは座って塗り絵や宿題をはじめ、ジョージィは小さなミュージックキューブの再生ボタンを押してぴょこぴょこ踊りはじめた。クリスマスにもらったおもちゃで、ジョージィは子供番組のキャラクターのバーニーが歌う〈アイ・ラブ・ユー〉に合わせて踊るのが大好きだった。しかしたいてい十分も経つと、おなじ曲のくり返しにほかの全員がイライラしはじめた。音量調節の機能を探したが、ついていなかった。

ジャックがジョージィからそのおもちゃを取りあげ、スイッチを切った。ジョージィは金切り声をあげ、ジャックの髪の毛をつかんで泣きだした。ジャックは悲鳴をあげて逃れようとしたが、ジョージィはさらに強く引っぱった。わたしはジョージィの小さな指をほぐし、ジャックを彼女の手から解き放った。わたしが抱きあげて再生ボタンを押させるまでジョージィは泣きやまなかった。

「どうして甘やかすの。罰として部屋にとじこめるべきだよ」とジャックはいった。

「あなたのいうとおりよ。でもジョージィはまだすごく小さいし、それに見て、かわいいじゃない。あなただって小さかったときにはおなじようなことをしたけど、ちゃんと育ってるし」

さて、泡風呂に入ろう、ちゃんと入れるバスタブがどこか教えてくれた子に泡のもとを入れさせてあげる、とビッグ・レルが宣言し、全員が階上《うえ》へ駆けあがっていった。耳の内側にバーニーの歌がまだ鳴り響いているわたしひとりを残して。

ビッグ・レルがスカートのついた水着を着てバスタブに浸かり、首まで泡に覆われているときに、そばの床に座って彼女に話しかけるのが子供たちは大好きだった。エバとレリは、まだ髪が無事に残っているバービー人形を持ってきてシャンプーをした。ビッグ・レルは子供たちにさらに泡を注がせ、おもしろい話を聞かせた。しかも今回は特別だった。そこはまだいちども使ったことのない浴室だったのだから。ジョージィの部屋から廊下をはさんだ向かいにあり、改築するためにしめておいたのだ。使えるものといったら古いバスタブくらいしかなかった。ジョージィはお風呂用のおもちゃを全部持ちこんだ。もちろんお気に入りの小さな青い飛行機も。

六時ごろになると、トニーがテイクアウトのタイ料理を持って帰ってきた。パジャマに着替えた子供たちと一緒に母が現われると、ワインの栓を抜いた。

「ようこそ、ビッグ・レル」トニーはワインのグラスを渡した。「この家はどうです？」

「もう少し業者に任せたほうがいいんじゃないかしら」母はみなと一緒に暖炉のまえに立った

まま、ワインをひと口飲んだ。

「わかってます、でも全部済んだらすごいですよ。来年の感謝祭には、あなたやおじいちゃんや子供たちのいとこ全員を呼んで大パーティーができます」

ジョージィはもぞもぞ動いてわたしの膝からおり、ミュージックキューブのほうに歩いていった。ジャックとレリはあの歌にうんざりしていたので、おもちゃが鳴りはじめるとアニメ番組を観に階上の寝室に行った。

母はトニーが大好きで、一緒にいるときはたいてい、わたしは壁に止まった蠅《はえ》のようになった。そのときもわたしはタイ料理を紙皿に盛りつけながらふたりの会話を聞き、ときどき口をはさむだけだった。

「ジョージィはどこへ行った?」とトニーがいった。

音楽がやんだことに、それまで気づいていなかった。

「テレビを観に、階上に行ったんじゃない?」とわたしは答えた。

確認のために階段をのぼっていると、ジョージィの刺すような悲鳴が聞こえてきた。わたしは駆けだした。足が思うように動かなかった。ジョージィはバスタブの横に立って悲鳴をあげていた。目をぎゅっとつぶり、腕を突きだすようにして。びしょ濡れだった。わたしはパジャマを剝ぎとった。皮膚が真っ赤になっており、水ぶくれになりはじめていた。タオルをつかんでジョージィを包み、バスタブのなかを見た。お湯と飛行機が入っている。手を入れてみると、火傷するほど熱かった。わたしはトニーに向かって、救急車を呼んでと叫んだ。

何が起こったのだろう。ジョージィはきょうだいを追って階上に来たにちがいない。そして兄や姉と一緒になってアニメ番組の〈ラグラッツ〉を観る代わりに、青い飛行機を捜しにバスルームまで足を延ばしたのだろう。そこでおそらくもういちど飛行機が水に浮かんでいるところを見たくなり、短い腕からいちばん近いところにあった水道の取っ手をひねった。赤いキャップのついた取っ手だ。それから飛行機を持って縁によじのぼり、バスタブに入ったのだろう。喉が締めつけられるようだった。わたしがジョージィから目を離したせいだ。

救急車が到着し、救急隊員がわたしからジョージィを抱きとって寝かせ、タオルをはずした。脚と腕の皮膚が赤くただれていた。救急隊員がガーゼで包むあいだ、ジョージィは横たわったまま泣き声をあげていた。隊員がジョージィを救急車に乗せた。わたしも急いで乗りこみながら、哺乳瓶を持ってきてとトニーに大声で呼びかけた。ジョージィはもう寝る時間で、寝るまえにはいつもミルクを飲んでいた。トニーは哺乳瓶をわたしのバッグに押しこんで、バッグごと渡してくれた。「うしろからついていく」とトニーはいった。救急車のドアがしまった。

救急車がバックで私道から出るとき、窓から子供たちと母の顔が見えた。みんなで暖炉のそばの床に座り、母がジャックにボードゲームを渡していた。子供たちが混乱し、怯えていたので、母は慰め、気を逸らそうとしてくれていた。

「何も心配しなくていいのよ」母はそういっているように見えた。「病院に行けばやさしいお医者さんが治してくれて、ジョージィはすぐに帰ってくるから。〈蛇と梯子《はしご》〉のゲームをしましょう。ホットチョコレートを入れてあげるわね。エバに最初にやらせてあげてね。いちばん小さいんだから」

子供たちはおちつくだろう。もちろんジョージィは大丈夫、ビッグ・レルがそういうんだから。部屋のなかは時間が止まったかに見えた。窓で隔てられた冷たい闇のなかには何も存在しないかのようだった。

3　国内最高の医療機関

〈ジョンズ・ホプキンス・ベイビュー医療センター〉に着くと、わたしたちは警官ふたりに迎えられた。緊急治療室（ＥＲ）に向かうあいだ、警官たちはわたしの横を歩いた。ふたりが質問をはじめ、わたしはそれに答えるために立ち止まったが、ジョージィと救急隊員が角を曲がって見えなくなったので、追いかけて廊下を走った。娘と一緒にいなきゃならないから、と警官に大声で呼びかけながら。

病院についてはほとんど知らなかったけれど、ただひとつ、ジョンズ・ホプキンスがいちばんいいというのは知っていた。ＥＲに入るのは初めてだった。カーテンでいくつかに仕切られたせまい部屋だった。医師を待つあいだ、看護師が鎮痛薬とキャンディをくれた。ジョージィはおとなしくキャンディをなめ、わたしはジョージィの頭を撫でた。仕切りの向こうにいるほかの患者の手当てをしている医療スタッフの声が聞こえてきた。ひとりは銃による負傷。ひとりは激しい胸痛。ひとりは自動車事故。医療スタッフは早口でしゃべった。新しい患者が運びこまれるたびに張りつめた声になるのがよくわかった。管理されてはいるものの、カオスだった。ジョージィとわたしは順番を待った。

医師はジョージィの細い静脈に点滴を入れられず、ジョージィは〈ジョンズ・ホプキンス小児センター〉で手当てを受けることになった。到着すると、七階の小児集中治療室（ＰＩＣＵ）に連れていかれた。医師を待つあいだ、わたしは『サウンド・オブ・ミュージック』に出てくる〈私のお気に入り〉を小声で歌って聞かせた。おやすみの時間にいつも歌う歌だった。

勢いよくドアがあき、白衣と聴診器の代わりに飛びこんできたのは、ベイビューでわたしにつきまとっていたふたりの警官だった。

「キングさん、何があったか話していただけますか？」とひとりが尋ねた。「ご主人が帰宅したのは何時ごろでしたか？　ジョージィが取っ手をひねったとき、あなたとご主人はどこにいたんですか？　あなたのお母さんはなぜ街に来ていたのですか？」

わたしは質問に答え、ふたりはわたしを見ながらメモを取った。どうしてそんなことを訊くのだろう、とわたしは思った。

医師が来ると、警官は出ていった。診察のあいだ待合室にいてくださいといわれ、ターコイズブルーのビニールのベンチにひとりで座り、自動販売機のまぶしい明かりを見つめた。午後十一時、トニーが駆けこんできた。

「ジョージィは？」

「大丈夫」とわたしはいった。「いま診てくれてる。どこにいたの？　ずいぶん時間がかかったのね」

「警察と話をして、刑事に家を見せなきゃならなかったんだ」

「変ね。ここにも警官がふたり来て、わたしにいろいろ質問していった」

ジョージィのことが心配で頭が混乱していたので、児童虐待の捜査がおこなわれているなどとは思いもよらなかった。医師が出てきて、いまもまだ点滴を入れようとしているところです、といった。午前〇時十五分だった。

一時間後、部屋に入ってジョージィと一緒にいてもいいといわれた。ジョージィはガーゼにくるまれ、目をとじていた。医師の説明によれば、ジョージィは体表面全体の六十パーセントにⅠ度ならびにⅡ度の熱傷を負っていた。感染に注意しながら水分を充分に補給する必要があり、一カ所か二カ所、皮膚の移植をすることになるかもしれないが、命に別状はないとのことだった。

わたしはたびたびあの夜のことをふり返る。ひとつひとつこまかいところまで考え、どうしたら状況が変わっていたか答えを出そうとする。ミュージック・キューブを与えていなければ、あの夜ジョージィがあの歌を聴くこともなかっただろう。そうなればジャックとレリは階上に行かず、ジョージィがついていくこともなかったはずだ。何より、どうしてわたしはジョージィから目を離したりしたのだろう。

どうして、こんなことが起こるほど油断したのだろう。

病室で椅子に座り、ジョージィを見つめる。ジョージィはガーゼに包まれ、点滴のチューブにつながれて、薬で眠っていた。わたしだったらよかったのに、としか考えられなかった。体じゅう火傷して病院のベッドで寝ているのは、ジョージィでなく、わたしであるべきだった。最初の子供が生まれたときは、肩から巨大な重荷がおりたような気がしたものだった。死ぬことが怖くなった。代わりに新しい感情が生まれた――ほかの誰に対しても感じたことのないほど強烈な、くるおしいまでの愛情だった。夢を見ているらしいジョージィのまぶたがぴくぴく動いた。代われるものならなんだってさしだしただろう。

トニーとわたしはひと晩中ジョージィのベッドのそばにいた。日がのぼり、部屋に暗がりがなくなると、一日のはじまりに特有の楽観的な気持ちがわきおこった。ジョージィは安定していた。水分も栄養も与えられている。ジョージィが家に帰るためにできることがあるなら、なんでもいいからやりたかった。

トニーは階下《した》のカフェテリアにコーヒーを買いにいった。

トニーが出ていくとすぐに、医師と研修医の一団が病室に入ってきて、わたしが黙って座っているそばで実習をはじめた。

「まず考える必要があるのは、なぜジョージィがここにいるかです」医師は研修医たちに向かっていった。

彼女は冷ややかな視線をわたしに向け、ほかの人たちもこちらを見た。わたしにも徐々にわかってきた。この人たちはジョージィを児童虐待の被害者だと思っているのだ。両親に虐待された子供。わたしに虐待された子供。医師とわたしでチームになって、ともに娘の治療に取り組むのだという希望は、この過酷な現実のまえに崩れた。わたしはただベッドのそばに立っていた。わたしが虐待したと思っているせいでこの医師がジョージィに必要な治療をしてくれないのではないかと思うと、怖くて動くこともロをきくこともできなかった。

彼らがいなくなるとすぐにトニーが戻ってきた。「先生はなんて？」とトニーは尋ね、コーヒーのカップを手渡した。

「病院の人は、わたしたちがジョージィをこんなめにあわせたと思っているの」わたしは涙を流しながら、指の背でジョージィの柔らかな頬を撫でた。トニーはベッドの反対側に座っていたが、立ちあがってわたしのそばにやってきた。

「泣かないで」とトニーはいった。「大丈夫だから」子供がERに運びこまれた場合には必ずこういう質問をされるのだと、トニーはおちついた声で話した。「それが決まりなんだよ」

若い女性が入ってきてモニカと名乗り、患者サービス・コーディネーターですと自己紹介をした。とても早口だった。彼女の説明によれば、一時間後に児童保護局の面談があり、わたしたちはそれを受けなければならなかった。面談のときにまたご案内します、と彼女はいった。わたしたちはうなずいた。彼女が病室を出ていくと、わたしはトニーを見た。トニーはわたしの目にパニックを読みとった。

「あの人たちは自分の仕事をしているだけだよ」

モニカがいなくなって、ジョージィとわたしたちだけになったときには心底うれしかった。

その日、エイミーという名前の看護師が勤務についていた。ポニーテールにした長くてきれいなブロンドの髪が背中のなかほどまで届いていた。わたしをそのまま——必死に子供を思う怯えた母親として——扱ってくれたのは彼女だけだった。

ジョージィの横に座り、胸につけられた小さな電極を見た。ジョージィの頭の上を通ってモニターまでつづくコードをたどり、それが何をしているのか突き止めようとした。「心電計です」とエイミーがわたしにいい、ジョージィのベッドに近づいた。「心電図の機械。心調律、心拍数、呼吸数を計測するものです」と説明され、わたしはうなずいた。

ジョージィの指についているクリップは何かと尋ねた。「そちらは血中酸素濃度計です。酸素と結合しているヘモグロビンの割合を記録します」エイミーの説明によれば、火傷を負った患者は代謝が亢進《こうしん》しやすい。つまり血液を送って酸素を全身に行きわたらせるために心臓がたいへん強く働くのだが、これは体に栄養を送るうえで非常に重要で、酸素の供給が足りないと治癒が遅れる。酸素飽和度が低いことを検知すると濃度計のアラームが鳴り、その合図で看護師が患者に酸素補給をおこなうのだ。これは酸素マスクをつけるだけでできる。

「酸素濃度計を見ていてください」とエイミーはわたしにいった。決まった数値を切るたびにわたしがジョージィの顔に酸素マスクを当てると、アラームを鳴らさずにすんだ。

この新しい仕事がありがたかった。この仕事のおかげでチームの一員であるかのような、ジョージィの回復に自分も貢献しているような気持ちになれた。看護師がどんなに懸命に働き、いつもどれほど忙しいかもわかった。看護師の手伝いができるのは誇らしかった。

モニターを見たり酸素マスクを当てたりしていないときには、ジョージィの顔のそばに頭をのせ、耳もとで囁《ささや》くように歌を聞かせた。額を撫で、薬で意識が混濁していてもわたしの声や手を感じとってくれることを願った。

患者サービス・コーディネーターのモニカがクリップボードを手に戻ってきて、わたしたちを面談へと連れだした。モニカは早口なだけでなく、歩くのも速かった。トニーとふたり、人やカートをよけながら、廊下を先にたって歩くモニカに必死でついていった。モニカはある部屋のドアをあけた。大きなテーブルひとつと椅子がいくつかあるだけのせまい部屋だった。彼女はなかにいた一団にわたしたちを紹介し、どこに座ったらいいか教えてくれた。腰をおろすあいだ、彼らはわたしたちをじっと見ていた。わたしは自分が身につけているものを見おろした——薄茶色のコーデュロイのズボンにダークグリーンのセーター、テニスシューズ。きのうの朝から着ている服だった。あのときはまだ人生はシンプルで、いちばんの関心事は子供たちの学校の送り迎えと晩ごはんの献立だった。わたしは子供を虐待する母親のように見えるのだろうか。ジョージィは取りあげられてしまうのだろうか。社会福祉サービスの人たちが家に出向いて、母にジャックとレリとエバの荷づくりをさせ、施設に連れていったりするのだろうか。ご協力に感謝します、という声が聞こえて我に返った。調査は終わっていた。家庭内の事故であったことが、彼らにももうわかっていた。

児童虐待の疑いの晴れたこのときほど大きな安堵を覚えたことは、それまでになかったと思う。面談が終わって、これでジョージィのところに戻れると思ってほっとしたのを覚えている。モニカにつきそわれて病室に戻った。こんどはそんなに早足で歩かず、まえよりも親しげにジョージィの具合やきょうだいの年齢を尋ねてきた。

十二時三十分、わたしたちはジョージィの病室に戻った。二日めが過ぎてゆくにつれ、病室を出入りする医師や看護師のわたしを見る目も変わったようだった。冷ややかだった態度が温かくなり、わたしの気持ちも明るくなった。すっかり楽観的な気分になり、トニーがいったん帰宅しても大丈夫だと思えた。ほかの子供たちの様子を確認し、ジョージィの小さな青いぬいぐるみのクマを取ってくるのだ。それから、ジョージィの好きな歌をかけられるようにテープレコーダーも。

三日めになるころには、小児センターのＰＩＣＵでの新しい生活は充分に油を差した機械のようになめらかに動きはじめていた。トニーは仕事に戻り、証券取引所のしまったあとの数時間を毎日病院で過ごした。母がジャックとレリとエバの世話や学校への送り迎えをしてくれたおかげで、わたしはそのあいだジョージィを見守ることができた。

すでに曜日の感覚がなかった。月曜も火曜も水曜もなく、病院で過ごした日数を一日め、二日め、三日めと数えるだけになっていた。四日めには、医師や看護師のシフトも把握していた。毎朝七時に交替があり、勤務を終える看護師が新しく入る看護師に引き継ぎをして、心臓系や呼吸器系、消化器系を含む患者の容態に関する最新情報を伝えた。ふつうなら患者の親が引き継ぎに同席することは認められないのだが、時が経ち、看護師たちがわたしを知るようになると同席が黙認された。

看護師たちがジョージィのことを話しあっているあいだ、わたしはそばに立って聞いていた。「酸素飽和度があがったので、午前五時に鼻カニューレに切りかえました」と看護師はいい、わたしのほうを向いて説明を加えた。「つまり、呼吸はほぼ正常で、酸素マスクは必要ないってことです」

わたしはうなずいた。「これまでのところ血液培養の結果はすべて陰性です」彼女はまたわたしを見て、つまりジョージィには何も感染していないということですよ、と説明した。わたしをチームの一員として扱ってくれること、わざわざ時間をかけて説明してくれることを、とてもありがたく思った。

朝はたいてい、地下の長い廊下を歩いて自分と担当看護師の分のコーヒーとマフィンを買いにいった。壁には額に入った大きなポスターが何枚も並び、ギャラリーのようになっていた。〝ジョンズ・ホプキンスは国内最高の病院である〟と謳《うた》った《USニューズ&ワールド・レポート》誌の表紙がつづいていた。美術館のなかにいるような、見たこともないほどすばらしい芸術作品を作者のそばで見ているような気分だった。毎朝わたしの横を急ぎ足で通りすぎていく医師や看護師は、それぞれの分野でトップクラスの人々だった。彼らとその仕事には畏怖の念を覚えた。ジョージィは恵まれた環境にいた。

ボルティモアで有名なものはふたつある――蟹と、ジョンズ・ホプキンス大学病院だ。ラクロスを入れるなら三つ。病院の仕事を内側から眺め、医師や看護師が働いているところを見ていると、地元の人がここを誇りに思う理由がよくわかった。

病院は東ボルティモアの中心にある。金融街のすぐそばで、町の内港からもほんの何分かの距離だ。歩道には、白衣や青い手術着と黒いスーツ、それに数ドルを手に入れようとするホームレスの人々が入りまじっている。オレンジ色や黄色の迂回標識がたえず病院周辺の交通の流れを変えている。さらに建築用の車輌が渋滞に加わる。

ジョンズ・ホプキンス大学医学部のキャンパスは、建物がいくつも並ぶ広大な迷路で、非凡な教育と治療のメッカだ。古い敷石の通り沿いにある、初期の病院の建物のひとつが有名な〝ドーム〟を戴《いただ》いている。このドームは、病院が開業した一八八九年当時からここにある。その年、ジョンズ・ホプキンスという名の裕福な実業家が多額の寄付をして病院が生まれた。

医学部の開設はその数年後だった。一八九三年のことである。ジョンズ・ホプキンス大学病院は、すぐにその分野のパイオニアとして有名になった。心肺蘇生法（ＣＰＲ）や、手術中のゴム手袋の使用は、ほかの多くの新しい手法とおなじくジョンズ・ホプキンスではじまった。国内初の教育部門を有する病院であり、医学部による教育、研究、監督を病院の日常業務に正式に組みこんで、現在の研修医制度をつくりあげた。現代医学のこんにちのかたちは、東ボルティモアを見渡すかのように立つ、ドームのあるこの古い建物から生まれたものだ。

ジョンズ・ホプキンスや、イェール、デューク、クリーブランド・クリニック、メイヨー・クリニックといった教育病院は、医療業界では〝サイロ型〟あるいは〝縦割り型〟と呼ばれることの多いシステムで運営され、治療をおこなっている。つまり、個々の専門チームがそれぞれに独立したかたちで機能している。たとえば外科チーム、疼痛《とうつう》管理チーム、呼吸器チームなどがあり、チームを構成するのはそれぞれの分野で最高のスタッフだ。これらの専門チームはきわめて有能だが、独立して動くことが往々にしてコミュニケーションの断絶を招く。

階層、つまりある種の上下関係がそれぞれの〝サイロ〟のかたちを決める。各部門内の常勤の専門医を監督する責任者がいる。指導医といわれる人々だ。指導医は、部門には、専門研修医《フェロー》と研修医の実地訓練の指揮をとり、ときには医学部の学生の実習も指導する。患者側から見れば、すべての医療を監督し、最終的に治療に責任を持つ中心人物がこの指導医である。

指導医の下が専門研修医《フェロー》。初期研修を終え、小児科学や救急医療、心臓病学などの下位専門分野の訓練を受けている医師だ。

専門研修医《フェロー》の下が研修医である。医学部卒業後の三、四年をかけて実地研修を受けている。研修医の期間がもっともつらいとよくいわれる。勤務時間が極度に長く、覚えるべきことも多く、それが大きな負担となってのしかかる。本気で医師になりたいと思っていない人々は、たいていこの期間にやめていく。

階層ピラミッドの土台を支えるのが看護師だ。週七日、一日二十四時間ベッドのそばにいて、日々の患者管理をこなす。長時間の勤務に耐えなければならないし、人手不足に悩むことも多い。想像を絶する激務である。

こうしたシステムのもとでは情報は縦にも横にも流れ、医師と看護師、そしてさまざまなチームのあいだで毎日何百ものやりとりが起こるので、ちょっとしたいきちがいから機能不全に陥る恐れが非常に高い。

患者とその家族はこうした複雑なシステムのなかで、なんとかすべてを理解しようと努め、自分の言葉がどこかで医師に届くようにと願う。

なぜ大学病院で治療を受けることを選ぶ患者が多いのだろう……検査され、突《つつ》きまわされて、挙句の果てに診断をくだすのは学生や研修医なのに、と以前はよく思ったものだった。けれどもジョンズ・ホプキンスで何日か過ごしてみてわかったのは、教育病院は最先端の技術を備え、遺伝子にまつわる発見やがんの治療、そして命を救う将来の奇跡のための資源——財源、人材、設備——を提供できるということだった。教育病院は治癒の世界を深く探求し、その際にたどるすべての段階で論文を発表する。そうした論文は有名な医学雑誌に掲載され、共有されることでほかの医師らも学ぶことができる。ジョンズ・ホプキンスのような病院が選ぶのは最高の医師だけである。チャールズ・ペイダス先生は一流の指導外科医だし、アマル・ムラルカ先生とミリッサ・マッキー先生は一流の専門研修医《フェロー》だ。こうした才能ある医師たちがジョージィのためのチームをつくった。そしてわたしは彼らと友情を築いた。

外科医がたいていそうであるように、ペイダス先生にもいくつか大きな特徴があった。才気。瞬時に大きな決断をくだす能力。カミソリのように鋭い洞察力。確かな腕。手術室では驚くべき才能を発揮しても、患者のベッドサイドでは冴えないのが典型的な外科医だ、という人もいるかもしれない。だがペイダス先生はちがった。わたしたちは初対面から彼が好きになった。トニーとわたしと出会った最初の日に、彼は携帯電話の番号とポケットベルの番号を書いた紙を、自宅の電話番号まで添えて渡してくれた。「いつでも電話してください。昼でも、夜でも。何かが必要なとき、質問があるときには連絡をください」

ペイダス先生は人あたりがよく、おおいにユーモアのセンスがあった。背が高く、薄く日焼けした肌に温かみのある茶色の目をしている。ひげを生やしており、黒髪にはいくらか白いものが混じっていた。

トニーが仕事に戻ったあと、妹のマーガレットがたびたびワシントンDCからやってきて、ジョージィやわたしと一緒に一日を過ごすようになった。マーガレットもペイダス先生のことが好きになった。

「あの人だわ、先生を見て思いだすのは。ほら、『コレリ大尉のマンドリン』に出てくるお医者さん」ある日の午前中、ふたりでベッドをはさんで座り、ジョージィの手にバシトラシン――皮膚の乾燥と細菌感染を防ぐ軟膏――を塗っていたときに、マーガレットはそういった。「あの本にはハンサムでカリスマ性のあるお医者さんが出てくるの。第二次世界大戦のころにギリシャの島の小さな村に住んでいて、その人の治療を受けに遠いところからやってくる人もいるって設定だった」その話の途中でペイダス先生が病室に入ってきた。

「具合はどう？」先生は手を洗いながら尋ねた。

わたしは最新の尿量とカリウム値を報告した。マーガレットは、ジョージィの指につけたモニターがすぐにすべり落ちてしまう、といった。

ペイダス先生はわたしたちに笑みを向けていった。「ふたりとも、今回のことがおちついたら、医療の仕事に就けばいいんじゃないかな」

先生はゴム手袋をはめ、ジョージィの包帯をはずしはじめた。先生の触り方は見ていて安心できた。丁寧で、正確で、不快そうなしるしはないかとつねにジョージィの顔に目を向けていた。ジョージィを診ながら自分が何をしているのか話し、その理由をはっきり説明してくれた。

「ここの傷はいい具合に治ってきている」そういっているあいだに、ポケットベルが鳴りはじめた。鳴っているあいだも先生はジョージィの処置をつづけていたが、とうとう降参したように手袋をした手をあげて、ポケットからベルを出してほしいとわたしに頼んだ。

わたしはポケットを見て、それからベッドの向こうにいるマーガレットの顔を見た。どちらのポケットから音がしているのかわからなかった。

「ここ、ここ」と先生はいい、肘で場所を示した。

先生の白衣のポケットに手を伸ばし、ズボンのポケットでなくてよかったとほっとしながらすばやくポケットベルをつかんだ。メッセージを読みあげるよう頼まれ、いわれたとおりにした。

この優秀な医師の手伝いができて誇らしかった。先生がジョージィの診察をつづけるあいだ、わたしはすぐそばに立って、その動きからさまざまなことを知ろうとした。

『コレリ大尉のマンドリン』を読んだことがあるかどうか、マーガレットが尋ねた。聞いたことはあるけれど、まだ読んでいない、という返事だった。マーガレットは本に出てくるギリシャの医師の話をした。

「そのお医者さんが先生を連想させるんです」とマーガレットはいった。

「その人は誰でも治せるんです、先生みたいに」とわたしはつけ加えた。

外科の専門研修医《フェロー》であるマッキー先生はペイダス先生の右腕で、弟子のような存在だった。才色兼備で背が高く、ブロンドの髪を長く伸ばし、肌は磁器のようだった。彼女が廊下を歩くと誰もが――とくに若い研修医は――道をあけた。マッキー先生はそれを当然のこととして受けとめており、看護師たちの話によれば彼女にはその資格があるのだった。

マッキー先生はたった十五歳で大学を卒業し、ミネソタ大学から学士号を授与された。その後、医師になる夢を追い、十九歳のときにノースダコタ大学で医学の学位を取得した。天才で、神童だった。その後十年のあいだにジョンズ・ホプキンス大学から公衆衛生の修士号を受け、ロマ・リンダ大学医療センターの外科で初期研修を終えて、ジョンズ・ホプキンスの小児外科の専門研修医《フェロー》になった。

わたしはマッキー先生が研修医たちと話すところを間近に観察した。たいていの研修医は彼女よりもかなり年上だった。研修医たちはクリップボードを持ってマッキー先生についてまわり、その聡明さにあやかろうとするかのようにメモを取った。

ジョージィの病室に来たときのマッキー先生は有能で手際がよかった。カルテを手早くめくり、コンピューターの画面にざっと目を通し、ジョージィをじっくり診察したあとで、何か質問はないか、心配事はないかと必ずわたしに尋ねた。マッキー先生はそんなに社交的な質《たち》ではなく、どちらかというと内気なようにも見えたが、親切ではあったし、つきあってみるとじつはとてもおもしろい人だとわかった。マーガレットとわたしから、どうしてそんなに肌がきれいなのかとか、恋人はいるのかなどと尋ねることもあった。先生のほうも打ち解けて答え、まるで昔からの友人同士のように三人で話しこむこともあった。

しかしわたしがいちばん親しみを感じていたのは小児科の専門研修医《フェロー》、アマル・ムラルカ先生だった。病院での二日めの夕方近く、ムラルカ先生とはすでに数回顔を合わせたあとのことだ。トニーが見てくれているあいだ、わたしは数分ジョージィの病室を抜けだした。そしてエレベーターに背を向けて窓辺に立ち、誰にも見られないように窓のほうに顔を向け、声をたてずに泣いた。エレベーターを待つ人々の話し声が背後から聞こえてきた。

「大丈夫ですか？」と誰かに声をかけられた。ふり返ると、アタッシェケースを持ったムラルカ先生が立っているのが目に入った。見たところ三十代前半、中背でほっそりしており、細いメタルフレームの眼鏡をかけていた。

「なんでもありません」わたしは急いで涙を拭いていった。「ちょっと景色を眺めていただけです」

「ほんとうですか？」と先生は尋ねた。

エレベーターがビーッと音をたてる。同僚の医師たちが扉を押さえて彼を待っていた。

「ええ、大丈夫です」

ムラルカ先生はエレベーターに乗りこみ、わたしはしまる扉の向こうに先生やほかの医師が消えるのを見送った。

手に顔を埋《うず》め、冷たいガラスにもたれながら、体じゅうに火傷を負って点滴につながれ、強力な鎮痛薬を入れられているかわいそうなジョージィのことを思った。エレベーターのドアがまたビーッと鳴り、こちらに向かう足音が聞こえた。次いで肩に手が置かれるのを感じた。

「ジョージィは大丈夫ですよ。約束します」

ムラルカ先生の姿を見て、わたしは驚いた。「もう帰られたと思っていました」

「そのつもりでしたが、ちょっと戻ってあなたの様子を確かめておこうと思いまして」

先生が先にたって緑色のビニールのベンチまで歩き、ふたりで腰をおろした。

「ジョージィのことは安心して任せてください。私たちがきちんと治療します。ですがお母さんのお体はご自身で大事にしなければ。何か食べて、少しは休んでください」とムラルカ先生はいった。

先生は職場での長い一日を終えて帰途についたところだったのに、動きの遅い、混雑したエレベーターで七階まで戻ってきてくれたのだ。心配で頭がおかしくなるほど怯えている疲れた母親の苦痛を少しでもやわらげようとして。日が経つにつれ、ムラルカ先生のことはますます好きになった。自信家だったが、つねに相手にも意見を求めるので、看護師のあいだでも人気があった。

わたし自身は出産のとき以外に入院したことはなかった。しかしいま、病院でジョージィの世話をしながら、プロとして働く人々の最高の姿を目にしていた。ジョンズ・ホプキンスの優秀な――そして個人的に親しくなった――医師や看護師が、病気の子供たちの治療にあたるのを毎日見守った。指を噛《か》んでPICUに入った七歳の少女がいた――文字どおり、自分で指を噛みちぎってしまったのだ。ジョージィとはつづき部屋で、ガラスの引き戸で仕切られているだけだった。母親は若く、短いブロンドの髪をしたきれいな人だったが、たいていドアをしめきり、カーテンを引いていた。ときどき看護師がカーテンをあけると、母親が静かに泣いているのが見えた。その姿を見て、もうなんどもPICUに来ているのだとわかった。

一日か二日のあいだ、ジョージィに同室者ができたこともあった。名前はジェローム。十三歳で、知的ならびに身体障害児だった。上掛けごしに変形した脚の輪郭が見えた。彼は体をこちらに向け、ずっとジョージィとわたしを凝視していた。午後になると、わたしは視線にさらされることに疲れてしまい、カーテンをしめた。

担当看護師に、彼の母親はどこにいるのかと尋ねた。ジョージィのベッドを整えるのを手伝いながら看護師から聞いたところによれば、母親はときどきこんなふうに何日かジェロームを置いていくらしい。ベビーシッター代わり、ということのようだった。

ベッドを整え終わると、わたしはカーテンをあけ、椅子を動かしてジェロームのベッドの脇に行った。「この子はジョージィっていうの」とわたしはいった。ジェロームはジョージィを見つめている。

「ぼくは小さい子が好きなんだ。この子、大丈夫なの?」

「ええ、きっとよくなるはず」

入院から六日めの夕方近く、ジョージィとわたしは理学療法士に診てもらうために病室を出なければならなかった。ジョージィのベッドを押して廊下を進んでいると、ジェロームの叫び声が聞こえてきた。

「その子を連れていかないで。お願い、戻ってきて」

わたしはジェロームのもとに駆けもどり、三十分だけだからと話した。ジェロームは目にいっぱいに涙をためていた。「戻ったらまたあなたの隣に座るし、もっとよく見えるようにジョージィのベッドの向きを変えてあげる」とわたしはいった。

こうした人々と比べたら自分はまだ幸運なほうだった。ジョージィは回復しているし、もうすぐ家に帰れるのだから。治る見込みのない病気を抱えている人々もいるのだ。

最初のうち、わたしは決してジョージィのベッドのそばから離れなかった。ベッドサイドの椅子に座ったまま目をとじて、モニターがたてる小さな音を子守歌にして眠りに落ちることもあった。ある晩、椅子にかけたままでいるのがつらくなったので、灰色のケーブル編みの厚いセーターを枕にして床に横になった。エイミーが入ってきてわたしを見るなり、ゴム手袋をはめ、ポリ袋をつかんで持ってきた。

「いったいどうされたんですか?」そういいながら、エイミーはこちらに歩いてきた。「その床は汚いんですよ。セーターをポリ袋に入れて、そのままドライクリーニングに出してください。手を洗って、まちがってもそのセーターには触らないでくださいね」

わたしは起きあがってセーターをポリ袋のなかに落とした。

「ちょっとのあいだ横になりたかっただけなんです。だって床はこんなにきれいだもの」そういって、染みひとつない、消毒薬のにおいのする白い床を指差した。

エイミーは、わたしが存在すら知らなかった世界を教えてくれた。病院は汚いし、危険でもあるのだと説明した。「いたるところに細菌がいます。もしそれが患者さんの体内に入ったら、命取りになりかねません。いちばん強力な消毒薬でも殺せない細菌がいるんですよ」

院内感染のことも、それによって毎年大勢の患者が亡くなっていることも、それまで聞いたことがなかった。エイミーが病室を出ていったあと、消毒シートで拭いた椅子に腰かけながら、どうして彼女は病院が危険な場所だなんていうのかしらと不思議に思い、ホプキンスは大丈夫、と自分にいいきかせた。

わたしが椅子で眠りこんでいるところをなんども見かけ、どうしてもジョージィのそばを離れたくないのだとわかると、看護師たちはそう遠くないところにちゃんと仮眠の取れる場所があると教えてくれた。

「九階に、折りたたみ式ベッドを置いた部屋があります。ほんとうは末期患者さんのお母さんのためのベッドなんですが、空いているベッドがひとつあったと思います」看護師のひとりがそういって、部屋の鍵を渡してくれた。

深夜、ジョージィが苦痛なく熟睡していることを確かめると、わたしはエレベーターで九階へあがった。ほとんど人けのないフロアだった。患者も医師もいない。廊下の両側にとじたドアが並んでいるだけ。管理人のバケツとモップがドアに立てかけてあった。静かで、不気味で、モップが幽霊のように見えた。

エレベーターから一歩踏みだすまえに、頭だけ突きだして左右を見る。物陰に誰かが潜んでいないかどうか確認し、それからできるかぎり速く走って看護師が説明してくれた鍵のかかったドアに向かう――すぐに使えるように、手に鍵を握りしめて。ドアに着くとそれを鍵穴に押しこんで回し、ドアをあけて室内に入り、即座にドアをしめる。ここなら安全だ。ほかの母親たちが折りたたみベッドを引きだしてぐっすり眠っている、薄暗い照明の部屋。それぞれの小さなスペースのまわりにカーテンが引かれていた。

シャワーとロッカーのついたバスルームもあった。歯を磨き、顔を洗って、忍び足で空きスペースに向かう。窓辺のテーブルに訪問者ノートが置いてあったので、手に取って眠っている母親たちの話を読みはじめた。

家を遠く離れた多くの母親が、自国の言葉で書いていた。ほとんど文字が書けない人もいるようだった。彼女たちの子供は重病だった。脳腫瘍だったり、がんだったり、鎌状赤血球症や、ほかの稀《まれ》な疾患だったり。治って家に帰れるかもしれないという望みに賭けて、親はジョンズ・ホプキンスに子供を連れてくるのだった。

テーブルの上に転がっているペンを見つめ、わたしも記入しようと思った。しかし何を書いたらいいだろう。〝うちの娘は順調に回復していて、とてもうれしい。もうすぐ家に帰ります。〟

そういう話はこのノートにそぐわない気がした。

ここの母親たちと顔を合わせたことはなかった。わたしはいつも遅い時間に部屋に入り、早いうちに出た。けれどもベッドで横になっていると、なんとなくつながりが感じられた。暮らす世界はそれぞれでも、子供がよくなりますようにと願う気持ちはおなじで、いまこの数時間だけここで一緒に眠っている。目をとじて、自分はまだしも幸運なのだから、病院を出たらいつか戻ってきてこの母親たちの役に立つことをしようと心に決めた。

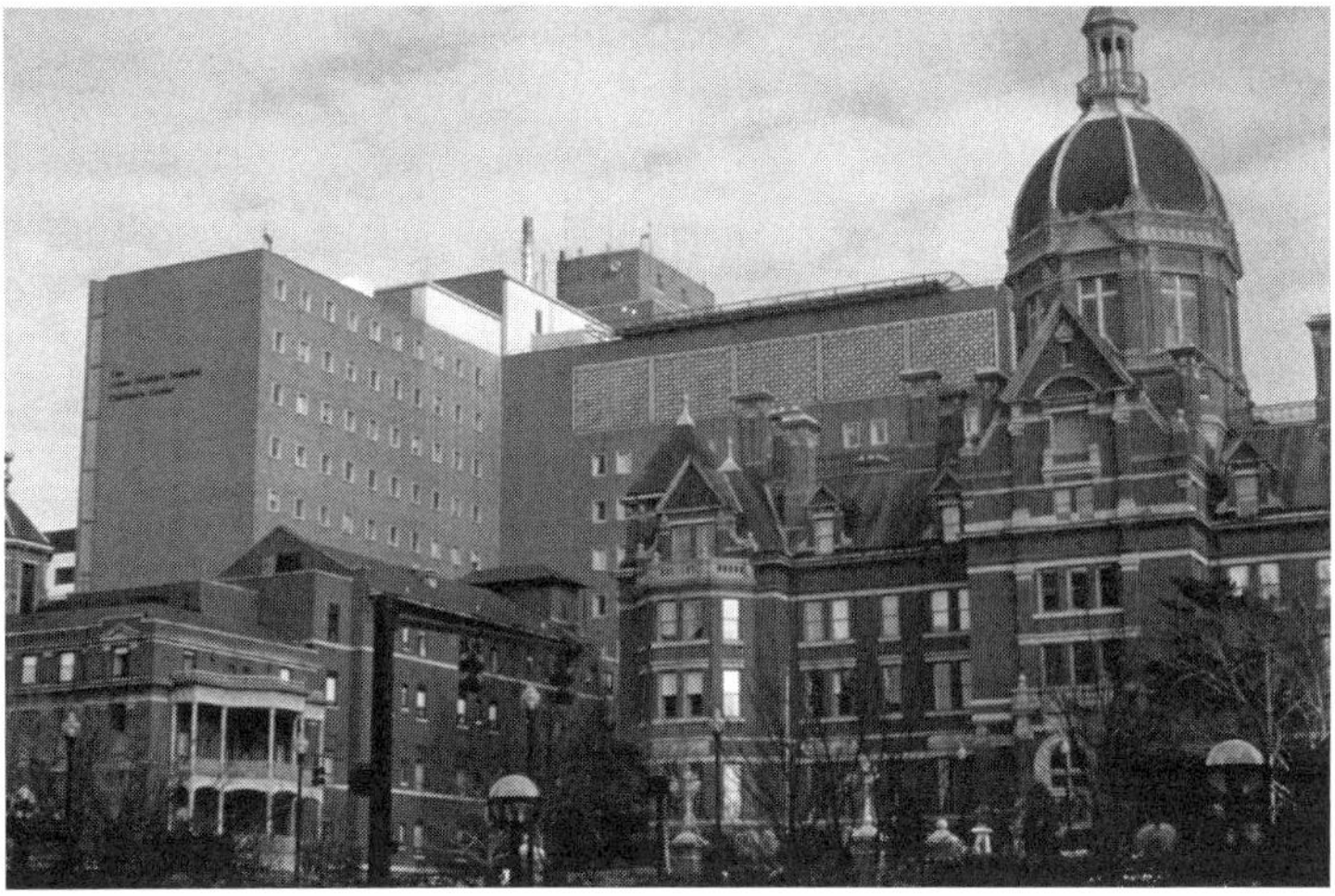

当時のジョンズ・ホプキンス大学病院の外観。　photo: Johns Hopkins Medicine

4　凍てつく日の別れ

ジョージィが階下《した》の準集中治療室《ステップダウン》に移ることを担当看護師から聞いたのは、入院して九日めのことだった。すぐにムラルカ先生のところにいって、ジョージィをいまいる場所から動かさないでほしいと訴えた。ムラルカ先生やよく知っている看護師たちに治療をつづけてほしかった。

ＰＩＣＵは定員を超えて患者を抱えているし、ジョージィはもう移っても平気なくらい回復しているから、と先生は説明した。「六階でも大丈夫ですよ」

その夜、ふたりの看護師につきそわれて、ジョージィとわたしはエレベーターに乗り、六階の新しい部屋に移動した。

「ここから階上《うえ》に戻った人はいませんから」と看護師のひとりがいった。

わたしは毎日のように日誌をつけ、処置をひとつひとつ記録し、すべての医師と看護師の名前、薬の名前を書きとめた。書くことは助けになった。生産的な活動をしている気分になれたし、状況をいくらかコントロールしているような気にもなれた。現実には、完全に無力だったのだが。

いちばん心配な薬はモルヒネだった。わたしが知ったところによれば、モルヒネは強力な麻酔薬で、脳の活動を抑え、患者の意識レベルを下げることで痛みを軽減させるものだった。モルヒネが過剰に投与されると脳が機能を停止して、肺を働かせるための信号が送れなくなり、患者の呼吸が止まることがよくある。だからモルヒネ投与のボタンがいつ、どれくらいの頻度で押されるかは、とくに注意深く観察した。そしてある日、とても気がかりなことが起こった。理学療法士の治療室に行くための準備をしていたときのことだった。ジョージィは穏やかな様子で眠っていたのに、廊下を進みはじめると、看護師がモルヒネのボタンを押した。ぐっすり眠っていて、明らかに痛みを感じている様子もないのに、なぜジョージィの小さな体にさらにこの薬を注入する必要があるのだろう？　少し起こしてみて、苦痛を感じているようならそこで初めて対処すればいいのではないか？　そろそろ薬を投与するペースを落としはじめてもいいのではないだろうか？

わたしはこの看護師のことをよく知らなかったので、知ったかぶりで自己主張の強い母親と思われないようにしながら、モルヒネのボタンを押す回数を減らせないかどうか尋ねる方法を考えた。それとも、やはり口をつぐんでおくべきだろうか。この人は正看護師なのだ。薬についても当然、看護学校で勉強してきたはずだった。そういう相手に疑問をぶつけるなんて何様のつもりだろう。対立するようなことは避けたかった。そこで、ジョージィのベッドを押して廊下を進みながら世間話として切りだした。

「モルヒネというのは、正確にはどんなものなんですか？」とわたしは尋ねた。

「ただの強力な痛み止めですよ」と看護師はあたりまえのように答えた。

「どれくらいの頻度で投与するものなんですか？」わたしはためらいつつ尋ねた。

「つらそうに見えたらいつでも。あるいは、数時間おきに」

「投与の回数を減らすか、痛そうにしていないときに一回の投与量を減らしたら、何か不都合はあるんでしょうか」とわたしは尋ねた。

「もちろん、それもできますよ」と彼女は答えた。

その後ボタンの押される回数は減り、いまやわたしも当然のごとく参加するようになった引き継ぎのたびに、モルヒネの投与量を減らすことを話しあった。結局、強い薬剤の使用をやめてメタドンを使うことになった。メタドンはモルヒネと似た効果を持つが、ずっと弱い薬だった。ジョージィは目を覚ますようになった。


十日めのことだった。ジョージィが完全に目を覚ましたので、洋梨のスライスをひと切れずつ食べさせていると、わたしたちの一件を捜査した刑事がやってきた。三十代前半の人当たりのよい男性で、ジョージィの具合はどうかと尋ね、少し話をした。なぜ刑事が会いにきたのだろうと思いながら、看護師のために持ってきたクッキーの缶をあけて勧めた。刑事は手を伸ばしてひとつ取り、わたしたちの家の給湯器が適温である摂氏五十度に設定されていたこと、それなのにあのバスタブの蛇口から実際に出てきた湯の温度がそれより十五度高かったことを説明した。「ヒートパネルに使われていたブッシングに欠陥があったようです」と刑事はわたしにいった。

「何をおっしゃりたいのかわかりません」

「つまり、給湯器がきちんと機能していれば、設定温度は六十五度を示したはずで、そうなればあなたがたは設定を五十度までさげていたでしょう。五十度だったら、お子さんはいまここにいなかったかもしれません」

折よくペイダス先生が部屋に入ってきたので、どう思うか尋ねてみた。

「刑事さんのいうとおりだ。まったくというわけではないにしても、ここにこんなに長くいる必要はなかったはずですよ」

「どうしたらいいんですか？」とわたしは刑事に尋ねた。

「弁護士に相談してみてはいかがでしょう」

ペイダス先生は紙切れに何かを書きとめ、それをわたしに手渡した。番号が書いてあった。「この人に電話するといい」と先生はいった。「製造物責任法を専門に扱う法律事務所で働いている。ぼくの友人だといって相談してください」

わたしはその紙切れを見つめ、それからポケットにしまった。感謝の気持ちでいっぱいだった。

ジョージィは洋梨をすっかり食べおえていた。給湯器の問題はあとで対処すればいい。刑事には情報のお礼をいった。

その日の午後、トニーが仕事帰りに顔を出した。ペイダス先生は、弁護士を見つける必要がある、それも早いほうがいいですよ、とトニーに話した。翌日、ジョンズ・ホプキンスの待合室で会合を持ち、その一方で弁護士が家に技術者を送って徹底的な調査をおこなった。

ジョージィはよくなってきてはいたけれど、胃の不調と下痢に悩まされていた。感染症の検査を受けたが、何かが感染している様子はなかった。胃は一日か二日でおちついた。

翌日、トニーが待合室で弁護士と会った。ジョージィはよく食べていた。皿の上のものを手当たり次第に食べようとして目が離せないので、トニーは弁護士を病室に連れてきた。弁護士は感じのいい男性だった。茶色い髪にグレイのもみあげ。技術者がブッシングに欠陥を見つけました、やはり刑事さんが疑っていたとおりでした、と彼は説明した。給湯器の会社を相手取った、確実に勝てる訴訟になると思う、先に進めたい、という話だった。

原因がわかってほっとする気持ちもあったが、訴訟には乗り気になれなかった。ジョージィがここまで回復しただけでありがたかった。それで充分だった。望みはそれだけだった。弁護士には、少し考えさせてもらいたい、もうすぐ家に帰れるはずなのでそれから話しあって決めようと思う、と伝えた。

その日、ジョージィは出されたものを全部食べた。

入院して二週間が過ぎた日の午後、ジョージィはもうすぐ家に帰れますよ、とペイダス先生がいった。もう傷をガーゼで覆わなくてもよくなっていた。あとは定期的にバシトラシンを塗るだけでよかった。木曜日の退院が決まった。三日後だった。トニーとふたりでおおいに喜んだ。トニーとわたしは、とくにペイダス先生のような、ジョンズ・ホプキンス病院のすばらしい人々との付き合いをつづけたいものだとまえもって話しあっていた。患者と医師の関係が、本物の友情へと変化していた。先生の外傷診療部門の資金援助をするために何ができるか尋ねるには、いまが絶好のタイミングだった。

「それはうれしいですね」とペイダス先生はいい、大学時代の仲間同士のようにトニーの背中をぽんぽんと叩いた。わたしたちは年にいちどの資金集めのイベント、メキシコ料理の会に招かれた。「ぼくは病院にいないときには料理をするのが大好きでね、なかでもチリが得意なんです」

ぜひ寄付をしたい、ほかにもしてほしいことがあったらいってください、と先生に伝えた。ジョンズ・ホプキンス病院とはいい関係を保ちたかった。

先生とトニーが話をつづけているあいだに、わたしはべつの行動を起こした。母に電話をかけて、ジョージィがあと三日で家に帰れることを伝え、子供たちと〝おかえりなさいパーティー〟

の準備をはじめてはどうかと話した。「あの子たちはもう今週ずっとポスターやカードを書いているわよ」と母はいった。次に理学療法士に電話をかけ、翌週の月曜日に予約を入れた。ジョージィが帰宅する日は、人生でいちばん幸せな日になるはずだった。

翌日、誰かが飲み物を持って通りすぎるたびにジョージィがそれをほしがって泣くことに気がついた。担当看護師に、少し水を飲ませてもいいか尋ねた。「駄目です、氷のかけらだけにしてください」という答えが返ってきた。

点滴をしてはどうかとも訊いてみた。「喉が渇いているみたいだから」これもまた却下された。「大丈夫ですよ。またおなかを壊すといけませんから」と看護師はいった。

カップに氷のかけらをいっぱいに入れ、一日かけてゆっくりジョージィに与えた。ジョージィは氷をなめ、わたしは溶けた水が顎から滴り落ちるのを拭いた。

その日の午後遅く、ペイダス先生がジョージィの様子を見にやってきた。そして中心静脈カテーテルを抜くつもりだといった。これは薬剤を迅速に投与するために入れたものだが、もう使うことはないだろうと彼は説明した。「いまの時点では、点滴が必要になるのは何かが感染したときだけだから」

そういって先生はカテーテルを抜き、ジョージィはワイヤーやチューブから自由になった。やっとジョージィを抱きあげることができた。ジョージィを最後に腕に抱いてから、長い二週間が過ぎていた。ジョージィは兄のTシャツを着ており、裾がドレスのように垂れさがっていた。抱きあげると、白いTシャツに足をくるまれたまま両脚をわたしの胴体に巻きつけ、疲れた頭をわたしの顎の下にもたせかけてきた。

ペイダス先生には感謝をこめてプレゼントを買ってあった。ジョージィを抱きながらバッグに手を伸ばし、『コレリ大尉のマンドリン』のハードカバーを取りだして渡した。なかにメッセージをはさんでおいた。

親愛なるペイダス先生
ジョージィを治し、わたしたちを安心させてくれて、ありがとう。

愛をこめて
ジョージィ&キング家一同より

それから廊下を歩きまわってエイミーを見つけた。ジョージィがやっと起きられるようになってわたしの腕のなかにいるのを、エイミーにも見せたかった。もうすぐ家に帰れるのだと知らせたかった。ジョージィとわたしのためにしてくれたことすべてに感謝していると伝え、もし何かいやなことがあった日には、あなたがわたしたちをどれだけ幸せにしてくれたか思いだしてほしいと話した。エイミーは一方の手をわたしの肩に置き、もう一方の手でジョージィの背中を撫でた。そして満面に笑みをたたえ、あなたたちが家に帰れることになってわたしもうれしい、といってくれた。

就寝時間が迫っていたので、担当看護師を手伝ってジョージィの体を洗った。頭に湯をかけると、ジョージィはタオルをしゃぶりはじめた。わたしはジョージィのむきだしの背中に手を走らせた。とても痩せたように思えた。きのうよりも。こんなに痩せてしまったところは見たことがなかった。服を着ていないからそう見えるだけ、とわたしは自分にいいきかせ、ジョージィをベッドに横たえた。しかし何かがおかしかった。顔色が悪く、ふだんより青白かった。目が虚《うつ》ろで、いまにも気を失ってしまいそうだった。きっと疲れているせいだと思いこもうとしながら、一歩さがってジョージィを見た。ちがう、やっぱり何かがおかしい。

ちょっと見て、先生を呼んだほうがよくないかしら、と看護師に尋ねた。

「大丈夫です。バイタルは安定しています。しばらく入院していると、こういうふうになる子供もいるんですよ。疲れているだけです」看護師はそう答え、ちらりとわたしのほうを見てからコンピューターの画面に視線を戻した。

この人のいうとおりだ、ジョージィは疲れているだけなのだと納得しようとしたけれど、できなかった。ちょっと見てほしい、とべつの看護師に頼んだ。

「大丈夫」二番めの看護師もそういった。「家に帰って、少し休まれたらどうですか?」

わたしはいわれたとおりにした。看護の仕事を熟知した、ジョンズ・ホプキンスの最高の看護師たちがそういうのだからと自分にいいきかせ、ジョージィを置いて帰宅した。夜のあいだに二回電話を入れた。どちらのときも、ジョージィは大丈夫だと聞かされた。

翌朝早く、トニーは出張でカリフォルニアへ出かけた。ジョージィもまもなく帰宅できるくらいよくなっていたし、顧客に会いにいくべきだとふたりで決めたのだった。木曜日には戻れる予定だった。ちょうどジョージィの退院の日だ。

わたしがエンジンをかけて車内を暖めているあいだに、トニーはフロントガラスから氷をかき落とした。凍えるような二月の早朝五時に、ふたりで私道に立っていた。子供たちと母は古いファームハウスのなかでまだぐっすり眠っていた。もうすぐ起きだして、ビッグ・レルがボリュームたっぷりの朝食をつくるだろう。たぶん、オートミールと目玉焼きとベーコンをいっしょくたにしたもの――わたしたちが子供だったころから母がいっていたところによれば〝あばらに貼りついて一日じゅうエネルギーになるもの〟――だ。ジャックとレリとエバはそれを鼻であしらい、シュガーフレークとインスタントのパイ菓子はどこにあるのかと思うはずだった。

トニーがわたしの体に腕を回した。夫婦としても親としてもわたしたちはいままでずっと幸運で、大きな逆境や悲劇に直面したことがなかった。ジョージィの火傷と入院が、これまでで最悪のできごとだった。トニーの精神力と安定感がありがたかった。夫がわたしの神経を鎮めてくれた。

「ラストスパートだ」とトニーはいった。「ゴール間近だよ。次に顔を合わせるときは、ジョージィも家にいる。全員が揃うね」凍える寒さのなかで、温かい気持ちになった。

それぞれ車に乗り、トニーのうしろについて州間高速八三号線をしばらく走った。やがてトニーは窓から腕を突きだして手を振り、空港のほうへ曲がっていった。病院へ向かってファイエット・ストリートを走りながら、わたしの気分は妙に高揚していた。いちどは近づいてきてドアをノックした危険や死がようやく去っていく、そういうときに特有の幸福感だったかもしれない。早くまたジョージィの顔を見て、腕に抱きたかった。ジョージィを連れて帰り、家族があるべき姿に戻るのが――また全員で一緒になるのが――待ちきれなかった。

午前五時半には病院に着き、みなに朝の挨拶をして、途中で買ったマフィンを担当看護師に渡した。ベッドのそばへ行くとショックを受けた。ジョージィの様子があまりにもひどい。目は半開きで、反応がない。わたしは廊下に駆けだして、大声で助けを求めた。ちょうど医師のチームが回診をはじめるところが目に入ったので、ジョージィを見てくれるようにと声をかけた。先に診なければならない患者が何人かいる、といわれた。

わたしはつねに手のかからない親でいようと努めてきたが、このときばかりは心底怖くて、黙って順番を待つ気になれなかった。廊下の端まで走っていき、いますぐ来てほしいと懇願した。

医師たちはわたしのうしろについて病室に来た。何か飲ませてほしいと頼むと許可が出た。ジョージィはスポーツドリンクを一リットル近くごくごくと飲んだ。医師らはナルカンを注射した。

おもにモルヒネやメタドンの過剰投与に対して使う薬剤で、脳内のメタドン受容体拮抗薬である。ナルカンが受容体に結合すると、メタドンは受容体に結合できず、脳内に信号を送ることができない。ナルカンを注射されると、ジョージィはすぐによくなった。ただ、ナルカンは半減期が非常に短く数分で効果が切れて、またメタドンが受容体に忍び寄る。医師たちはもういちど注射をし、ジョージィの症状は引きつづき改善した。

ジョージィは水分摂取をつづけ、壁に貼られたアルファベットのポスターやわたしを見る目に生気が戻った。

「大丈夫ですよ」とペイダス先生はいった。

わたしは、午後一時のメタドンの投与を中止できないか尋ねた。「薬は必要ないと思うんです。ジョージィを見てください。明らかに痛がっていないし、具合もよさそうでしょう」

ペイダス先生もマッキー先生もわたしに同意し、麻酔薬をもう使わないよう口頭で指示した。

わたしはそれでもまだ怖くて、必要なときにすぐ呼べるように、あまり遠くないところにいてほしいと研修医に頼んだ。トニーはカリフォルニアへ向かう空の旅の途中だった。

その朝の担当看護師はブレンダという名前だった。いままで見たことのない看護師で、うまく説明できないながらどことなく不安を感じたので、彼女のことをほかの看護師に訊いてみた。ブレンダは派遣の看護師で、斡旋所を介してジョンズ・ホプキンスに来たとのことだった。病院で看護師が足りないときには患者の受け入れを拒否するか、看護師の斡旋所に連絡して人員を補充するかしなければならなかった。

彼女の説明を聞きながら、心のなかで思った。わたしは派遣の看護師じゃなくて、ジョンズ・ホプキンスの看護師がいいの。

ペイダス先生にどう思うか尋ねた。「確かにブレンダはちょっと変わっていますね。だけどあの斡旋所から来る看護師はみんなすごく優秀だから心配いりませんよ」そういって先生が部屋を出ていくのと入れちがいに、ブレンダが戻ってきた。

次いで、白衣を来た男性と女性がジョージィのベッドに近づいた。ふたりはモニターを見て波形を読み、ジョージィの胸に聴診器を当てた。「疼痛《とうつう》管理チームから来ました」と彼らはいった。「その必要はありません、ジョージィはきょうは鎮痛薬をのまないことになりましたから。ペイダス先生が中止の指示を出されました」とわたしはいった。

「ええ、知っています。お子さんの様子を確認したかっただけです」

ふたりは病室を出ていった。ガラス窓から見ていると、彼らは廊下で立ったまま話しこみ、クリップボード上で何かをメモし、窓越しにジョージィに視線を向けた。

ブレンダや疼痛管理チームについては心配しないことに決めた。わたしにはほかにすべきことがあった。ジョージィの具合もよさそうに見えたので、いつもどおり手足にバシトラシンを塗る作業をはじめることにした。バシトラシンのチューブと無菌手袋を持ってきてもらえませんか、とブレンダに頼んだ。

「無理です、もう休憩に入るところですから」とブレンダはいった。

「手伝ってくださらなくてもいいんです。手袋と軟膏がほしいだけですから。どの棚にあるか教えてもらえるだけでもいいんですけど」とわたしはいった。

ブレンダは軟膏のチューブ二十本をジョージィのベッドに放りだして病室を出ていった。そのやりとりと、わたしが無菌手袋をはめた手で小さくてすべるチューブを苦労して扱っているのを見て、エイミーがやってきた。エイミーはチューブをあけて、手袋をしたわたしの手に軟膏を出してくれた。

「気にしないでください。あの人はちょっと機嫌が悪かっただけでしょうから」とエイミーはいった。

午後一時になると、ブレンダがメタドンの入ったシリンジを持って戻ってきた。

わたしは何をするつもりなのか尋ね、メタドンの投与をやめるようにペイダス先生が指示したことを説明した。「飲ませないで」ブレンダがジョージィのベッドに近づいたので、わたしはそういった。

「指示が変わったんです」とブレンダは答えた。

何かがおかしかった。なぜ指示が変わったのだろう？　ブレンダの手から薬を叩き落として、大声で助けを呼ぶべきだろうか？　何か見落としているのだろうか？　待って、おちついて、とわたしは自分にいいきかせた。いまいるのはジョンズ・ホプキンス、国内最高の病院なのだ。この医師と看護師は全米一優秀だ。当然、わたしより多くのことを知っている。きっと理由が、何か充分な理由があって指示が変わったにちがいない。彼らは自分の仕事を熟知している。わたしが脇へどくと、ブレンダはシリンジからジョージィの口のなかへ薬を押しだした。わたしはジョージィの足に軟膏を塗りつづけた。

「あら、ワニのそら涙」とエイミーがいった。顔をあげると、涙がひと粒、ジョージィの頬を流れおちるのが見えた。それを拭きながら、おかしなものだと思った。病院にいた二週間のうち、涙を見たのはこれが初めてだったからだ。

手袋をはずし、あたりを片づけはじめた。が、ふとジョージィに視線を戻すとそのまま動けなくなった。ジョージィが白目をむいていた。「ジョージィ？　ジョージィ！」わたしはジョージィを揺すった。反応がない。叫ぶように助けを呼んだ。エイミーも大声で助けを呼び、モニターのボタンを押しはじめた。

「見て！　この子を見て！　誰か助けて！」

何人もの看護師や医師が、金属製の処置車やトレーや器具とともにベッドのそばに押し寄せた。わたしは誰かに病室から廊下へと引っぱっていかれた。その誰かはすぐそばに立ち、わたしの腕をぽんぽんと叩いた。窓越しに覗いてもジョージィの姿は見えなかった。ベッドを取り囲む医師と看護師の白衣や青い手術着の背中が見えるだけだった。ジョージィのそばに駆け戻って慰めたかった。大丈夫だからね、と話しかけたかった。ジョージィを腕に抱いて、すぐにでも家に連れて帰りたかった。でもできなかった。不安と恐怖で身がすくんだ。ムラルカ先生の姿が見えた。彼はモニターに向かって両手をあげ、大声でいった。「いったい何があったんだ？」

おちついて、とわたしは自分にいいきかせた。おちついて——。

窓のない小さな部屋に連れていかれた。院内牧師《チャプレン》が部屋の隅に無言で立っていた。どうして牧師がいるのだろう、とわたしは思った。母が駆けこんできた。わたしは椅子に座りこんでテーブルに頭をつけた。母が横に座り、わたしに腕を回した。身を起こしはしたものの、何か冷たいものに顔をつけたかった。床にくっつけるしかなかったのでテーブルのそばに横たわった。頭のなかがぐるぐる回って、手がうずいた。顔に当たる床の冷たさが心地よかった。どうして牧師がここにいるのだろう。ジョージィは死なないのに。牧師なんて必要ないのに。ここは世界最高の病院、最高の科学や技術を誇る場所だ。わたしたちはすぐにも家に帰るところだったのだ。わたしは床から身を起こした。めまいがした。母の隣に座り、頭を母の膝にのせた。

「あの子は大丈夫よね？」

「ええ、きっと何もかもうまくいくわよ」と母はいい、指でわたしの髪を梳《す》いた。涙がぽろぽろと母の膝へ落ちた。牧師は部屋の隅から動かず、頭を垂れていた。小声で祈りを唱えているのが聞こえてきた。トニーの飛行機はカリフォルニアに着陸したころだった。


ジョージィに会わせてもらえるまでにどれくらいの時間が経ったのか、よく覚えていない。裏手の階段に案内されてのぼり、またＰＩＣＵに向かった。部屋に入ると、機械につながれて横たわるジョージィの姿が目に入った。ベッドのまわりに立つペイダス先生と看護師たちを見て、声をかぎりに叫びたい衝動を、ありったけの精神力をかきあつめて抑えた。そして静かにいった。

「あなたたちがしたことなんだから、あなたたちが治してちょうだい。何を犠牲にしようと、どれだけお金がかかろうとかまわない。この子を治して」

誰も何もいわなかった。わたしはジョージィのそばまで歩いた。喉に挿管され、体のあらゆる場所からチューブが出ていた。シーツに血がついて乾いていた。脚は青黒く、一部に包帯が巻かれていた。

わたしはペイダス先生を見て問い詰めた。「この子に何をしたんですか?」

ジョージィは心停止を起こしたんです、と先生は説明した。「静脈から薬が入らなかった」彼はいったん口をつぐんでからつづけた。「脚の骨から入れなければならなかった」

その言葉にぞっとしながら、立ったままジョージィを見た。あとは祈るしかない、と先生はいった。ほかのスタッフはそばを通り過ぎて出ていった。去り際に手を伸ばしてわたしの肩に触れる人もいた。たくさんの機械につながれた娘とともにわたしひとりを残して、みんな出ていった。助けを求めてひとりで神に祈れということだろうか? 祈ったってなんにもならないのに。あの人たちが戻ってきて仕事をするべきだ。自分たちがしたことを、正すべきだ。

このときには父も病院に到着していた。父は携帯電話で、トニーがサンフランシスコのオフィスに行こうとしているところを捕まえた。電話を父から手渡され、帰ってきてほしい、とわたしからトニーに話した。

「どういうこと?」とトニーは尋ねた。「ジョージィは大丈夫なんだろう?」トニーの声から、混乱している様子がわかった。ほんとうのことがいえなかった。ジョージィが心停止を起こしたと知ったうえで夫が飛行機に乗るのかと思うと耐えられなかった。だから嘘をついた。「ええ、たぶんそうなんだけど。でも帰ってきて」ひと呼吸置いてつづけた。「いますぐに」ジョージィのそばに腰をおろし、モニターで心拍数を眺めた。まばたきしないかと、まぶたを見つめた。ジョージィの手を握り、握り返してくるのを待った。何時間も待ったが、何も起こらなかった。

トニーは午後六時に到着した。ベッドに駆け寄り、ひどい姿になった娘を言葉もなく見つめた。「心停止を起こしたの。でももう大丈夫。きっとよくなるはず」とわたしはいった。

病院で何か恐ろしい間違いが起こったらしいという知らせが広がりはじめた。親戚や友人が、カリフォルニア、ボストン、バージニアから飛行機や車でボルティモアに向かっていた。

何時間かが過ぎた。トニーとわたしはジョージィのベッドをはさんで座り、娘が目を覚ますのを待った。わたしは席を立ち、窓のない小部屋に向かった。その部屋はわたしたち専用の待合室になっていた。午前一時。妹のマーガレットがそこにいた。わたしは横たわって冷たい床に顔を押しつけた。妹は枕ふたつとブランケット一枚を持ってきて、わたしの隣に横たわった。両腕をわたしの体に回し、きっと大丈夫だからと話しかけた。ほかにいえることがなかったのだろう。目をとじて、このひどい悪夢を置き去りにしたかった。ジョージィの病室に戻り、頭をベッドにのせて手を握った。握り返してくれることを祈り、待ちながら。

具体的に何がいけなかったのかを知るために、点をつなげて全体像を把握しようと、家族みんながペイダス先生やマッキー先生、そして廊下を通りかかるほかの医師や看護師に質問を浴びせた。「何があったんですか？　きのうは元気そうだったのに。もう退院するところだったんでしょう」「どうして心停止なんか起こしたんですか？」「ちゃんと治るんでしょう、そうですよね？」

ジョージィの心停止から何時間かのうちに、ジョンズ・ホプキンス大学病院は急遽《きゅうきょ》、情報を集めはじめた。重大な感染の徴候を見つけるため、血液培養検体が検査室に送られた。病院は自分たち以外に何か責めを負うべきものを探していた。人間の体の不完全さのせいにしたかったのだ。ペイダス先生の提案で全員が集まった。トニー、わたしの両親と妹、マッキー先生、ムラルカ先生、数名の看護師が顔を揃え、そこにわたしも加わった。

「会議室を使いますか？」とペイダス先生がいった。

「いやです、ジョージィのそばを離れたくない。病室に集まりましょう」とわたしは答えた。

椅子が運びこまれ、ジョージィのベッドの脇に輪がつくられた。トニーとわたしは並んで座った。ペイダス先生が話し合いの口火を切った。何が原因かまったくわからない、おそらく急速に進行する何らかの濃厚感染、ことによると敗血症が起きたのだろう、と先生は説明した。

わたしは家族の様子を見た。ある者は腕組みをし、ある者は椅子にごく浅く腰かけたまま話を聞いていた。ペイダス先生やほかの医師たちは、むずかしい医学用語を交えながら、ジョージィが死の瀬戸際に追いやられた原因を説明した。

「いいえ、先生、それはちがいます。先生方はみんなまちがっていますす」わたしはたまらず口をひらいた。全員がわたしを見た。「わたしは現場にいて、一部始終を見ていました」立ちあがってつづけた。「あの子は水分を欲しがっていたのに、あなたたちはメタドンを投与した。メタドンを与えるべきではなかったんです。原因は薬と脱水です。先生方もほんとうはわかっているんでしょう」

ＰＩＣＵの責任者が口をはさみ、血液培養の結果を待ちたいといった。これから調査がおこなわれるが、ジョージィが心停止を起こした原因が判明するには何週間もかかるかもしれない、ともいった。

腰をおろしながら、医師や看護師とのあいだに楔《くさび》が打ちこまれたのを感じた。以前は友人同士だったのに。

わたしはジョージィの体を見た。彼らの言葉も、わたしの言葉も無意味だった。すべて的外れで無駄だった。説明なんかいらなかった。必要なのは奇跡だった。

翌朝八時に、神経内科医がやってきた。四人いて、それぞれに黒い鞄を手にしていた。ご家族は廊下でお待ちくださいと促された。

「廊下で待つのはいやです」とわたしはいった。「ジョージィと一緒にここにいます」

彼らはトニーを見た。「検査のあいだは、いらっしゃらないほうがいいと思いますが」

トニーとわたしは廊下で壁に寄りかかって待った。ほとんど口もきかずに、ただ立って待った。

先週までは友人だった看護師たちがそばを通り過ぎた。彼女たちが足を止め、おはようございますと挨拶をして、ジョージィは大丈夫ですからといってくれることを期待した。しかしそうはならなかった。看護師たちはわたしを見ることさえできないようだった。不愉快な関係になってしまった。

検査が終わり、ふたりで室内に戻ってジョージィのそばに座った。わたしは娘の小さな手を握り、とじた目を見つめた。医師らの視線を感じたが、そちらを見たくなかった。彼らの話を聞きたくなかった。早くこの部屋から出ていってほしかった。

ジョージィは脳死状態にあります、と医師たちはいった。トニーは両手に顔を埋《うず》めた。

「それはどういうことですか？」とわたしは尋ねた。

「生きていかれない、ということです。内臓が徐々に活動を停止しはじめています。肝臓はもう機能していません。心臓が動かなくなるのも時間の問題です」

わたしはジョージィの小さな体を見た。あの人たちはどうしてこんなことができたのだろう？　この子は喉が渇いていたのに。わたしはそれをずっと見ていた。脱水状態がどんどん悪化し、そこへメタドンが、あの忌まわしい薬が投与されたのだ。フルマラソンのゴール直後に、無理やりウォッカをひと壜飲《びん》まされたようなものだった。

「駄目、お願いだからそんなことをいわないで」ジョージィの手を離し、ベッドを回っていって医師たちのまえに立った。「たとえば、移植なんかはできないんですか？　脳の手術とか？　何か治す方法があるんでしょう？」とわたしは訴えた。彼らは首を横に振った。「お願い、娘を助けて。娘を死なせないで。奇跡でも、なんでもいいから」わたしは顔から涙を拭《ぬぐ》いながら訴えつづけた。「何か奇跡みたいな方法があるんでしょう？」

奇跡はありません、と彼らは告げた。誰にも、どうすることもできなかった。黒い鞄をぱちりとしめ、医師たちは列をなして出ていった。

腰をおろすと、突然ひらめいた。あまりにも明らかではないか。神の仕業だ。こんなに途方もない、人智を超えた、不可解なほど恐ろしいことが、なぜ起こるのか？　自然に起こるはずのないことが。何か強大な力が状況をコントロールしていて、ひたすら信じられないような方向に導いていた。事故。給湯器。脱水。メタドン。そして誰も耳を傾けてくれなかったこと。そもそもチャンスなどなかったのだ。この〝神〟は、何があろうと娘を連れていくつもりだったのだ。

ジョージィのベッドに頭をのせ、動かない手を握りしめた。人が部屋に入ってきて小声で話しているのが聞こえたが、わたしは動けなかった。

両親が、ジャックとレリとエバを病院に連れてきた。患者サービス・コーディネーター、例の早口のモニカが、幼い子供たちに心の準備を――きょうだいにさよならをいうための心の準備を――させる方法について、手短かに説明してくれた。トニーとわたしは到着した子供たちを抱きしめた。全員でジョージィの病室に入り、子供たちはジョージィが横たわっている姿を目にした。ジョージィはもうすぐ天国に行く、そうしたらもう会えないのよ、いまお別れをいう必要があるの、と説明した。子供たちはジョージィを見て、次に機械を見て、それからおじやおばの顔を見た。お別れのキスをしたいかと、わたしは子供たちに尋ねた。

ジャックの答えはノーだった。レリもノー。エバも。母が三人を家に連れて帰った。

当時をふり返ると、きちんと頭が働かなかったことが残念でならない。あのとき、部屋を出てくれるようにみんなに頼むべきだった。わたしたち六人だけにさせてもらうべきだった。子供たちがおちついて考えられるように、もっと時間をかけるべきだった。親戚が大勢部屋のなかにいるのを見て、どうしてみんな病院にいるのだろうと思って子供たちは混乱したのだ。ただでさえ、六歳と五歳と三歳ではジョージィの死を理解するには幼すぎたというのに。

もっと気を遣ってあげられればよかった。三人にお別れのキスをしてほしかった。

もしかしたら、そもそも子供たちを病院に呼ぶべきではなかったのかもしれない。小さな妹に会う状況としては最悪ではないか。機械につながれ、喉に挿管されたあんな姿を記憶に残してほしくなかった。もっと生き生きとした姿、バーニーの歌に合わせて踊っている姿を覚えていてほしかった。だいたい、さよならをいうことに意味はあったのだろうか?

生命維持装置をはずす役目はムラルカ先生にお願いした。ジョージィの火傷を治してくれたのだから。そしてエイミーにもその場にいてもらった。ふたりは最初からずっとわたしたちに寄りそってくれた。

トニーもわたしも敬虔なキリスト教徒ではなかったけれど、上の三人の子供たちには洗礼を受けさせており、春になったらジョージィもそうするつもりだった。牧師で親しい友人のトムがジョージィに洗礼を施すあいだ、わたしたちはそばに立っていた。トムはジョージィの額に水を垂らした。それを見ながら、頭に冷たい水をかけられたことをいやがって、ジョージィが目を覚まして泣き声をあげてくれればいいのにと思った。動きのない顔から水を拭う。トニーとわたしはそれぞれ揺り椅子に座らされていた。トムは、並んで座るわたしたちのうしろに立った。ムラルカ先生が機械類のスイッチを切り、チューブを抜いた。わたしは身を屈《かが》めてジョージィを抱きあげ、揺り椅子まで連れていった。そのままひとしきり抱きしめ、それからトニーが抱いた。ムラルカ先生が立ちあがり、心音を聞いた。まだ鼓動していた。ゆっくりと。

何かいって、なんでもいいから、とわたしはトムに頼んだ。

わたしはジョージィを抱き、次いでトニーがわたしごとジョージィを抱いた。トニーは一方の腕をわたしに回し、もう一方の腕をわたしの腕の下に垂らした。そうやってふたりで娘にしがみつき、お互いにしがみついた。時は刻々と過ぎていった。先生がまたジョージィの胸に聴診器を当てた。そしてこちらを見てうなずいた。娘はわたしたちの腕のなかで亡くなり、わたしの心は粉々に砕け散った。

窓の外を見やると、夕焼けでオレンジ色になっていた。上空の雲からひとひら、またひとひらとゆっくり雪が降りはじめた。燃えるような夕焼けが、雪片を薄いピンク色に染めていた。見たことのないような光景だった。

5　弔いの鐘

四十八時間のうちに、退院祝いの段取りが葬儀の段取りに変わってしまった。神は――あるいは、なんであれ人間をつくりだしたものは――賢明にも、人間を動かすシステムのなかにショック状態を組みこんだ。ショックはすばらしい麻酔薬だ。脳が心と精神に有害な情報を送るのを阻害する。甚大な苦痛から人間を守るメカニズムである。たとえば自動車事故でも、衝撃を受け、ある時点で意識を失う。そうなれば、骨が折れようと、肉が裂かれようと、体は痛みを感じない。

多くの研究者が同意するところによれば、深刻な打撃となる恐怖や苦痛、悲嘆にさらされると、人の体はエンドルフィンを分泌する。エンドルフィンが脳内の受容体と結びつくと感覚が突然麻痺する。これで体は圧倒的なストレスから守られ、心はトラウマを処理できなくなる。唯一の問題は、ショック状態が永続しないことだ。心理学者によると、ショック状態は深い悲しみを処理するプロセス――悲嘆のプロセス――の第一段階であり、数日から数週間つづく。その後エンドルフィンの分泌が低下すると、脳ができごとを認識しはじめ、わたしたちは折れた骨や裂けた肉、砕け散った心に直面する。

わたしはそれまで睡眠薬や抗鬱《こううつ》薬が必要になったことがなく、そういうものが必要な人々のことも理解できなかった。昔からよくある方法でエンドルフィンを分泌すれば――森のなかを走ったり、新鮮な空気を吸ったりすれば――すべて解決すると思っていた。

それがいまでは、毎晩やってくる父に手を突きだし、父がくれる小さなピンク色の錠剤を飲む日々がつづいていた。階下《した》に行けば家族全員が集まっており、思い思いにソファに座っていた。トニーが横に腰をおろし、わたしの肩を抱くこともあった。みなの声を聞き、人が出入りする音を聞いた。人々は花や食べ物や子供たちへのお土産を持ってきてくれた。わたしは子供たちがラッピングを破いてプレゼントをあけるのを眺めた。まるでクリスマスの朝のようだった。贈り物の魔力で、子供たちは何事もなかったかのように錯覚してしまうのではないかと思った。

エバが新しい人形を抱えながらわたしの膝によじのぼった。わたしはエバを抱き、睡眠薬が効きはじめて頭がぐらついても目をあけていようと努めた。けれどもやがて薬がつくりだす靄《もや》のなかへ落ちていった。誰かが手を伸ばしてエバを抱きとった。わたしはトニーに手を引かれて二階にあがった。トニーはわたしをベッドに寝かせ、上掛けをかけてくれたあと、自分も隣で横になった。わたしは目をとじ、闇にさらわれるに任せた。

薬のおかげで穏やかに眠れた。ときどきジョージィの夢を見た。家の裏の原っぱで、ジョージィがわたしのほうへ駆けてくる夢。チャイルドシートに座っているジョージィにスポーツドリンクを手渡している夢。ジョージィは元気で、わたしは幸せだった。

けれどもショック状態とおなじく、眠りからもやがては覚める。目覚める瞬間に夢は消え、靄は晴れ、ベビーベッドにジョージィがいないことを実感する。まるでナイフが心臓に突き刺さったかのような激痛を感じた。そんなめにあうのはたいてい明け方だった。みじめな気持ちで、こっそり両親の部屋に忍びこんで荷物をあさろうかとさえ思った。睡眠薬の壜《びん》を見つけるために。

親は子供の葬儀の段取りをするべきではない。わたしたちが悲嘆で麻痺したようになっているのを見かねて、父が代わってくれた。妹のマーガレットは弔辞を考えた。トニーの妹のスーザンと兄のジェイはカードをデザインし、印刷した。義母のキャロルは料理の手配をし、母はお悔みの手紙や贈り物をすべてノートにつけ、箱に詰めておいてくれた――わたしたちがあとで確認できるように。雪かきをしてくれる人もいたし、橇《そり》や何かでずっとジャックとレリとエバと遊んでくれる人もいた。

娘の葬儀の準備が進むなかでわたしたちがしたことといえば、父が選んだ讃美歌やお祈りに同意してうなずくことくらいだった。父はときどきトニーとわたしを居間に呼んでドアをしめた。わたしたちはソファに腰かけ、父がこれ以上ないくらい穏やかな声で死亡記事欄に載せる原稿を読みあげるのを聞いた。そしておなじくらい穏やかな声で火葬の話を持ちだすのも聞いた。わたしたち夫婦にしか決められないことがいくつかあった。

葬儀そのものについてはほとんど覚えていない。どの讃美歌が歌われ、どのお祈りが読みあげられたのか、まったく思いだせない。子供たちがおとなしく座っていたのか、おちつかずにいたのかも記憶にない。頭のなかの映像はぼんやりとかすんでいる。マーガレットが会葬者のまえに立ち、自分で書いた弔辞を読みあげる姿もおぼろげにしか浮かばない。「ジョージィ、あなたが天国で手を叩けば、雷が鳴る。あなたがキスを送れば、真新しい雪がロッキー山脈に降りかかり、あなたのお父さんは粉雪《パウダースノウ》の一日を楽しむでしょう……」

葬儀のあと、教会の外に立っていたときのことなら覚えている。兄のマックがわたしの肩に腕を回し、ぎゅっと支えていた。わたしはレリと手をつないだ。ジャックとエバはトニーの横に立っていた。教会の鐘の音以外、なんの音もしなかった。鐘だけはなんども鳴った。みながわたしたちのほうを見て頭を垂れ、何かが起こるのを待っていた。わたしたちを見るのをやめて、いなくなってほしかった。鐘の音も早くやんでくれればいいのにと思った。

「もう家に帰ってもいい？」とわたしは兄に尋ねた。

兄がわたしの手を取り、ふたりで人混みを抜けて車に向かった。人混みが〈十戒〉の紅海のように割れた。いくつもの手が伸びてきて、わたしたちに触れた。サバーバンが何キロも先にあるように感じられ、脚が震えた。やっとの思いで乗りこむと、ドアがそっとしめられた。

車が出るとき、窓の外を眺めてジョンズ・ホプキンスの医師や看護師がいないか探した。あの日、はっきりわかっていることがひとつあった。心から起こってほしいと思っていることがひとつだけあった。あの人たちに家まで来てほしかった。家族や友人は来なくてもかまわなかった。ただ、こうなったことに責任のある人々にだけは来てほしかった。

それは彼らがよい医師、よい看護師で、友人と呼べる間柄になったからでもあった。ジョージィを傷つけるつもりはなく、あの人たちもまた悲しみ、苦悩しているのはわたしも知っていた。けれども現実には、もっと苦しめたい、そのために家に来てほしいと思う気持ちもあった。ジョージィの祖父母を見てもらいたかった。姪を失ったおじやおばを見てもらいたかった。孫を失ったジョージィのきょうだいを見てもらいたかった。そして何より、ジョージィのきょうだいを見てもらいたかった。小さな妹を奪われたきょうだいを。

彼らは家にやってきた。わたしは愛想よく受けいれ、食べ物と飲み物がいきわたるように気を配った。彼らには、仕事でちょっと不運な日があったという程度ではすまされないことを自分の目で確かめてほしかった。わたしたちのすばらしい家を——走りまわる子供たちのいる大家族を強く求めて叫び声をあげる家そのものを——見てもらいたかった。自分たちがそれを奪ったのだと気づいてほしかった。

6　根本原因分析会議

ジョージィが亡くなった二週間後、ジョンズ・ホプキンス大学病院小児センター長のジョージ・ドーバー医師と、ジョージィの家庭医だった小児科医のローレン・ボーグ先生が訪ねてきた。荒れ模様の寒い晩で、ふたりは傘から水をたらしながら入ってきた。

小児センター長は背が高く恰幅《かっぷく》のよい、グレーの髪とひげの五十代後半の男性で、血液学が専門の小児科医だった。ボーグ先生はわが家の子供四人全員をずっと診てくれている小児科医だった。小柄で茶色がかったグレーの髪をしており、やさしい母親のような雰囲気があった。小児科医として申し分《ぶん》なかった。ジョージィがジョンズ・ホプキンスに入院していたあいだもたびたび訪ねてきて様子を確認してくれた。

ボーグ先生は、ジョージィが心停止を起こしたあとに話をしにきたジョンズ・ホプキンス側の最初の人物で、自分の疑念を話してくれた。わたしにはすでにわかっていたことだった。ジョージィは心停止など起こすはずではなかったのだ。「心配しないで」と先生はトニーとわたしにいった。「センター長にはお話ししました。すぐに真相にたどりつくはずです」

わたしたちは居間に行った。ふたりは並んでソファに座り、トニーとわたしはその両脇にある椅子に腰かけた。暖炉には火が入り、コーヒーテーブルにはジョージィの写真があった。少しのあいだ気づまりな沈黙がつづいた。

センター長のドーバー先生が口をひらき、申しわけない、きょうは謝罪に参りました、と話した。「ジョージィは亡くなるはずではありませんでした。ほんとうに申しわけない」わたしたちは、センター長が緊張した声で〝警鐘事象〟〝根本原因分析〟〝死亡症例検討会〟といった用語を使って話すのを聞いた。「チームで調査を進めています。真相を究明し、わかったことをすべてご報告します」

わかったことを報告？　調査委員会が立ちあがろうが、彼らが何を発見しようが、そんなことに興味はなかった。何が起こったかはわかっていた。「ドーバー先生、ジョージィが亡くなったのは、先生がた全員がわたしの話に耳を貸さなかったからです。今夜ここで話をなさっても、謝罪してくださっても、いまさら何かが変わるわけではありません」

緊張が高まるなかで暖炉の火がパチパチはぜるのを聞きながら、わたしは反応を待った。

「むずかしい問題であることはわかっています」ボーグ先生がいった。「わたしたちがここに来たのは、ジョンズ・ホプキンスに全責任を負う覚悟があることをお知らせしたかったからです」

「調査を進めさせてください」とセンター長がいった。「数カ月、時間をください」毎週一回話をしたい、調査の最新情報をお伝えしたい、と彼は提案した。最新情報を聞くことになどまったく関心はなかったけれど、彼が電話の向こうでわたしの非難やむきだしの怒りや悲嘆に否応《いやおう》なくさらされることになるのは気に入った。時間は金曜日の午後一時に決まった。あの寒い雨の晩に彼らがほかに何をいったにせよ、電話の件以外はまったく頭に残らなかった。

調査が進んでいるあいだに、わたしたちは彼らを破滅させるための最良の弁護団を結成するつもりだった。わたしの考えでは大量解雇が起こるはずで、それを思うと少しのあいだ悲しみを忘れられた。わたしはふたつの感情のあいだを行ったり来たりしていた――悲しみ一色の気持ちと、すべてを焼き尽くす怒りと。悲しみのなかにあるときには、喪失感があまりにも大きくて身動きできなかった。完全に無力なまま凍りついているしかなかった。腕の切り傷とか、骨折とか、何か体の痛みがあれば心の痛みを忘れられるのにと思うことさえあった。

怒りのなかにあるときには、逃れようのないエネルギーに突き動かされた。夜も眠れず、部屋のなかを歩きまわり、首を横に振りながら「なぜ、なぜ、なぜ?」と声に出していった。この痛みをジョンズ・ホプキンスに思い知らせるための計画が頭のなかで渦巻いていた。彼らを追いこむ広報キャンペーンを考えた。レンガをひとつひとつ崩して、ジョンズ・ホプキンスをばらばらにするつもりだった。彼らがぜったいにジョージィ・キングを忘れられないように。

幸福や喜び、笑いといった要素が、遺伝子構造から抜け落ちてしまったかのようだった。もはや別人だった。ＤＮＡが変わったように感じた。心底疲れていた。

センター長のドーバー先生とボーグ先生の訪問後まもなく、ジョンズ・ホプキンス大学病院の主席弁護士リック・キッドウェル氏から電話があった。チームの人員をすでに選び、調査を進めているとのことだった。検討会に出席するつもりがあるかどうか尋ねられた。

「記録を分析したり医師と面談したりするだけでなく、チームにあなたの話を聞かせたい。あなたの視点が必要なのです」とキッドウェル弁護士はいった。

数日後、トニーとわたしは有名なドームを戴《いただ》く建物のなかにいた。広間の中央にある大きなイエス・キリストの像を通り過ぎ、螺旋階段をのぼって医療安全管理室へ向かった。百八十センチを超える長身に、白いものの交じりはじめた髪のキッドウェル弁護士は、握手をすると、廊下の先の会議室にわたしたちを案内した。調査チームのメンバー——外科医がひとり、ＰＩＣＵの医師がひとり、集中治療専門医がひとり、小児科の看護師がふたり、そしてもうひとりの医療安全管理者《リスクマネージャー》——に紹介された。ジョージィの死は警鐘事象だった。予期せぬ転帰が死や重い傷害につながる事象である。チームの仕事はその事例を調査して、何がいけなかったのか、なぜそれが起こったのかを究明し、再発防止策を考えることだった。警鐘事象が起きた場合には、こうした根本原因分析会議を招集することが国内のすべての病院に義務づけられていた。

会議室は地下牢のようだった。壁は灰色で、床から四メートルほどのところに小さな窓がいくつかあるきりなので、外の光がほとんど入ってこなかった。キッドウェル弁護士から、わたしが病院で見たことを話してくださいといわれた。

「ジョージィが心停止を起こす二日まえから、脱水気味であることに気づいていました。飲み物を与えるべきではないか、と看護師さんに二回尋ねました。返事はノーでした。ジョージィをベッドに寝かせましたが、具合が悪そうでした。わたしは助けを求めました。先生を呼びたかったのですが、大丈夫だから、と看護師さんにいわれました。べつの看護師さんにも様子を見てもらいましたが、それでも大丈夫だといわれました。

翌朝ジョージィを見たときには、大声で助けを求めました。そして何か飲ませてくれるように頼みました。液体を一リットルほど飲みました。ナルカンを二回打ち、少しよくなりました。あの子は生き延びるはずでした。それなのに、わたしがやめてほしいと頼んだにもかかわらず、先生がたはメタドンを投与しました。このふたつの組み合わせが問題だったのだと思います。メタドンを投与されても、脱水がなければ生きていたはずです。脱水があっても、メタドンを投与されなければ、やはり生きていたはずです。娘の死因は重度の脱水とメタドンの過量投与です。あの子が亡くなったのは、皆さんがわたしの声に耳を傾けなかったからです」

誰も、何もいわなかった。

お時間を割いてくださってありがとうございました、とキッドウェル弁護士が厳粛な面持ちで述べ、わたしたちは部屋をあとにした。トニーと廊下を歩いているうちに、コートのポケットに入れてきたものを思いだした。すぐ戻るからといい残し、会議室に駆け戻ってドアをノックした。なかの話し声が聞こえた。ドアをあけたキッドウェル弁護士は、わたしを見て驚いた顔をした。「ちょっと忘れ物をしてしまって」といって彼のそばを通り過ぎ、ひとりに一枚ずつ、ジョージィの写真を手渡した。「さしあげます。これがただの事例研究ではないことを忘れないでください」

このときは知らなかったが、根本原因分析会議に遺族が招かれたのは、ジョンズ・ホプキンス大学病院のみならず、おそらく医療業界全般の歴史のなかでも初めてのことだった。後年、家族を招くというリック・キッドウェル弁護士のこのアプローチは、全米の医療機関で徐々に採用されるようになっていった。

病院がジョージィの死因を調査しているあいだに、トニーとわたしは弁護士を探しはじめた。ワシントンDCにある、医療過誤専門の有名な法律事務所を訪ねた。トニーの父親は弁護士なので、ジョージィの件についてすでになんども事務所と話をしてくれていた。わたしたちは弁護士らに会いにワシントンDCまで車で行き、大きな会議室に通された。スーツを着て深刻な顔をした男女が、つやのある大きなテーブルを囲んでいた。彼らのまえには水のグラスと書類が置かれてあった。全員が立ちあがってトニーとわたしを迎え、わたしたちが腰をおろすと彼らも座った。弁護士はわたしたちの話に耳を傾け、質問をし、メモを取り、水を飲んだ。それから、この件をどう扱うか、誰と誰がどのチームを組むか、メディアをどの程度巻きこむかを説明しはじめた。

気持ちが会話から離れ、またもやジョージィのいない世界に飲みこまれた。怒りが徐々に悲しみに取って代わられた。望みはジョージィが戻ってくることだけだった。報酬やパーセンテージの話が耳に入った。弁護士たちがうなずくのが目に入った。気持ちを集中して涙をこらえようとしたけれど、あまりにも疲れていた。涙が頬をすべりおちた。わたしは立ちあがって部屋を出た。ふらふら歩きまわり、気がつくと目のまえに冷蔵庫があった。なかに手を伸ばして、ダイエットコークを取った。話し合いの席にいた男性のひとりがわたしを見つけ、大丈夫ですか、と訊いてきた。

「ちょっと喉が渇いてしまって」涙を拭きながらそういい、ダイエットコークを戻した。

「ああ、どうぞ、それを飲んでください」と彼はいった。「グラスに注ぎましょう」

飲み物を手渡され、会議室に連れ戻された。ダイエットコークをまえに置いて黙って腰をおろすあいだ、彼らはわたしを見ないようにしていた。会合が終わると、車でボルティモアに戻った。帰り義父とトニーが会合のことを話すあいだ、わたしは後部座席で窓の外を眺めながら待った。あそこがどんなにエネルギーに満ちた事務所であろうと、の車中ではほとんど口をきかなかった。

ジョージィを取り戻すことはできない。それはわたしたち全員にわかっていた。

二日後、わたしたちはポール・ベクマン弁護士と会った。ジョンズ・ホプキンス大学病院から三キロほどの場所にオフィスを構える〈ソールズベリー、クレメンツ、ベクマン、マーダー&アドキンス合同事務所〉の共同経営者だ。「ジョンズ・ホプキンスの主席弁護士、リック・キッドウェル氏とは知り合いで、いくつかの件に一緒に取り組んだことがあります。彼は善良で、フェアな男です」わたしは腰をおろし、ベクマン弁護士のオフィスの壁にかけられたゴルフの写真を眺めながら思った。――大きくてきれいな会議室はどこ？　専門家のチームは？　この人はどうしてメディアを巻きこむ話をしないの？　なぜこんなにリック・キッドウェル弁護士を褒めているの？　この人は報復を考えているわけじゃないのね。

彼の話を三分ほど聞き、次いでトニーの父親がゴルフコースについて話すのを聞いたあと、この人がわたしたちの求める弁護士でないことがはっきりとわかった。わたしたちに必要なのは――わたしたちを戦いの場に連れていってくれるのは――ワシントンDCにあるあの有力な法律事務所だ。キッドウェル弁護士の友人ではなく。

数日後、おおいに議論をした父と義父が自分たちの提案を伝えにきた。ポール・ベクマンのことをいくらか調べてみたが、やはり彼に依頼するのがいいと思う、とふたりはいった。ジョンズ・ホプキンス大学病院は非常に手強《てごわ》いので、ホプキンスがすでに関係を築き敬意を払っている人物と一緒に行動したほうがいい、というのがふたりの主張だった。トニーはふたりに同意した。

わたしはとても悲しく、ひどく疲れていたので、反論する気力もなかった。

Part 2

喪失から再生へ

7　埋葬

ジョージィが亡くなってから数週間後のある日、トニーが職場から電話をかけてきた。葬儀場に寄って、ジョージィの遺灰を取ってくるという。胃が重くなった。あの子の体がどうなってしまったのか、考えたくもなかった。

電話を切り、トニーが葬儀場に行くところを想像した。クリーニング店に行くときとおなじようにカウンターへと向かい、遺灰を受けとる。夫はそれを助手席に置くだろうか、後部座席に置くだろうか。自分から電話をかけ直して「一緒に行く」というべきなのはわかっていたが、心痛にはまりこんで体が動かず、受話器に手が伸ばせなかった。

外にいるエバとレリがトランポリンで跳ねるのを見ながら、ぞんざいにハンバーグを丸めた。キッチンのテーブルで宿題をしていたジャックが、パパはいつ帰ってくるの、と尋ねた。用事があるからちょっと遅くなるんだって、とわたしはいった。

「どんな用事？」とジャックはいった。

「わからない。宿題をやっちゃいなさい」そう答えながらも、目に涙が浮かんだ。

「算数を教えてほしいんだけど」

「ママが教えてあげる」といいながら、挽肉のついた手を洗った。

ジャックはわたしが涙を拭くところを見ていた。そして、ママじゃなくてパパに教えてほしい、といった。もういつトニーがドアから入ってきてもおかしくなかった。鼓動が速くなった。「ママだって算数は得意よ。見せて」足し算の問題を見ながら、内心こう思っていた——子供たちに火葬の説明をするはめになりませんように。「だけどまずこの鉛筆を削らなくちゃ」そういいながら、電動鉛筆削り機のある場所に向かった。鉛筆を穴に突き刺し、木の削れる音を聞いた。犬の吠え声が聞こえ、レリとエバがトランポリンから跳びおりて私道へ走るのが見えた。

トニーが帰宅したのだ。わたしは消えてしまいたかった。トニーにも消えてもらいたかった。何もかも消えてしまえばいいと思った。

トニーはアタッシェケースを肩にかついで入ってきた。一方の腕にエバを抱え、わたしが私道に置きっぱなしにした新聞をもう一方の脇にはさんでいた。

「パパ、算数を教えてほしいんだけど」とジャックがいった。

「いいよ、だけど先に荷物だけ階上《うえ》に置いてくる。すぐ戻るよ」とトニーは答えた。

トニーが姿を消すのを見ながら、わたしはまだ鉛筆を削り機に押しこんだままでいた。トニーが何をするつもりかはわかっていた。鉛筆を引っぱりだし、削りくずを吹いて飛ばした。レリとエバは床に座ってミニドールで遊んでいた。戻ってきたトニーは、弱々しい笑みをわたしに向けた。尖《とが》った鉛筆を夫に渡し、階段に向かった。トニーがどこにいくのかと訊いてきた。「トイレ」とわたしは嘘をついた。

トニーが遺灰を隠したことはわかっていたし、どこを捜せばいいかもわかっていた。棚のいちばん上にあるはずだった。スキー用具や、子供たちをリフトに乗せるときに与えるフルーツ味キャンディの〈スキトルズ〉、ソフトキャンディの〈スターバースト〉などの袋の奥だ。椅子をつかんで寄せ、よじのぼった。

思ったとおりの場所にあった――ブリキの缶に入っていた。小さいころに祖母がくれたような缶ではなかった。青や白に塗られた、なかにバタークッキーのぎっしり詰まった缶とはちがった。クッキーを全部食べてしまったあともずっと取っておいて、体温で色の変わる指輪や貝殻のネックレスのような宝物をしまっておいた缶とは似ても似つかなかった。

わたしが椅子の上に立ったまま涙を流しながら凝視しているブリキの缶は、人工木材のような醜い茶色だった。手を伸ばして缶をつかみ、椅子から跳びおりた。寝室に入ってドアをしめ、缶を手に持ったままベッドに腰をおろした。

思ったより小さかった。クッキーの缶より小さく、どちらかというとチョコレートの箱か、特別な野球ボールを入れておく箱に近いサイズだった。あけてみなければ。ジョージィを最後に見たのが葬儀業者の目だと思うと耐えられなかった。

慎重にふたをこじあけ、なかを覗いた。口を縛った白いビニール袋が目に入った。結び目をほどき、袋をあけた。遺灰は、キャンプファイアをしたときに残るような灰とはちがった。もっとやわらかそうに見え、それほど黒くもなかった。触れてみたかったが、できなかった。ジョージィもそれを望まないように思えた。だっこしたときの感触を覚えておいてほしいと思うはずだった。

「ああ、ジョージィ、ほんとうにごめんね……」

注意深く袋の口を結び、缶のふたをとじた。ドアのひらく音がしたので、ブリキ缶を急いで枕の下に隠した。トニーが入ってきて、何をしていたのかと尋ねた。わたしは枕をどけた。

「あけてみた？」とトニー。

「ええ。あなたは？」

「あけてない」

「わたしにあけて見せてほしい？」

トニーはすぐそばに腰をおろした。わたしはふたをあけ、袋をほどいて渡した。トニーは缶を覗きこんだ。わたしのまえでは気丈にふるまおうとしているのがわかった。けれども青白い顔をして、ひどく疲れて見えたので、泣いたっていいのにといいたくなった。夫は袋の口を結び、もとどおりにふたをしめた。

「どこにしまっておく？　あそこに置いておいたら、きっと誰かが見つけてしまう」とわたしはいった。

トニーはしばらく黙って考えてからいった。「クリスマスの飾りをしまってある、あの小さな納戸に入れておこう。あそこなら誰も探さないだろうし、扉もひどくあけづらいし」

階段の踊り場にあるその納戸には六十センチ四方の小さな扉がついていたが、ナイフでこじあけないとひらかなかった。なかはキャンディケインとモミの木のにおいがする。ツリーにつける飾りが入った箱やラッピングペーパー、クリスマスの本、キリスト生誕場面の人形セット、木のスタンドなどが詰めこんであった。

エバとジョージィがほんの何カ月かまえにトイレットペーパーでぐるぐる巻きにした人形セットの箱をトニーは慎重にひらき、マリアとヨセフと三博士の横にブリキの缶を置いた。それから納戸の扉をとじ、しっかりとしまったことを確認した。

遺灰は四カ月のあいだそのままそこにあったが、五月上旬のある日、そろそろ頃合いだ、とトニーがいいだした。

「頃合いって、なんの？」とわたしは尋ねた。

「あの子の遺灰をバージニアに持っていって埋葬するんだ」とトニーは答えた。

「え、駄目よ、もう少しクリスマスの飾りと一緒に置いておきましょう。あそこにずっとしまっておいたらいけないの？　いい具合になじんでいるじゃない。うちから遠い、冷たい土になんか埋めたくない」

「クリスマス用の納戸にずっとしまっておくのは変だし、ちょっと病的だよ。もうきみの両親にも話してある。来週には行ける」

心の奥底では、トニーのいうとおりだ、どうしてもしなければならないことだとわかっていた。子供たちには、ビッグ・レルとおじいちゃんに会いにバージニアに行くと話した。三人は小旅行に興奮した。もう少しのあいだ何も知らせず、子供たちの幸せな気分を壊さないことにした。車に荷物を積み、犬のトラッパーの世話をしてくれるという近所の人に家の鍵を預けた。

両親の家の砂利敷きの私道に車を入れながら野原の向こうを眺めると、まえに住んでいた家が見えた。わたしが植えた多年草の花壇は花であふれ、カロライナ・ジャスミンの蔓《つる》はポーチの柱の上まで届いていた。夕陽がやわらかな金色の光を家に投げかけていた。ここを出ていかなければ、ジョージィは生きていたかもしれない。わたしたちの家を買った人が出ていってくれればいいのにと思った。バージニアでのすばらしい生活を取り戻したかった。

両親は玄関先の階段に座っていた。子供たちは車から転がりでて駆け寄り、ビッグ・レルと抱きあいながら、ゴルフカートに乗せてとせがんだ。

「燃料は満タン、いつでも行けるわよ」車の後部から荷物をおろしながら、母はいった。それからわたしの肩に腕を回し、家のまえの青い石段をのぼるあいだも腕に力をこめたままでいた。「つらいのはわかっているわ」と母はいった。「みんなでこの週末を乗りきりましょう」

母は子供たちにプラスチックのカップをひとつずつ渡し、それぞれのカップにピスタチオをいっぱいに入れた。子供たちはそれを持ってゴルフ・カートまで駆けていった。「一緒にいらっしゃい」と母はわたしにいった。父はトニーの飲み物をつくっていた。ふたりはすぐに仕事の話に熱中してしまうだろう。

「ううん、みんなで行ってきて。わたしは残って荷物を片づけるから」また悲しい気持ちが高まっていた。

「いらっしゃい」と母はいった。「みんなで一緒に行きましょう。わたしたちが池まで行くあいだ、カートに座っていたっていいから。泣きたかったらそこで泣いたっていいのよ、邪魔しないから。少しは気が晴れるでしょうし」

みんなで行ってきて、とわたしはいった。「子供たちは、わたしがいないほうが楽しめる」

みんなが出かけるのを見送った。子供たちが母と過ごせてよかった。わたしがいないほうがうれしそうに見えた。

埋葬の日の朝、目を覚ますと廊下をそっと進む長靴の足音が聞こえた。次いで玄関のドアが静かにあき、しまる音がした。ベッドから起きだし、トニーを起こしたくなかったので忍び足で窓辺に向かった。窓の外を見ると、父とマーガレットの夫のトムが教会用のスーツに長靴という姿で緑色のピックアップ・トラックの後部にシャベルを二本積んでいた。しばらくそこに佇《たたず》んだあと、ふたりが何をするつもりかやっとわかった。トラックは長い私道をゆっくり進み、教会へ向けて走り去った。

ベーコンの焼けるにおいとコーヒーを淹《い》れる香りがしたので、キッチンにおりていった。母は子供たちのためにパンケーキを焼いていた。子供たちはカウンターに向かって座り、お絵かきをしていた。わたしは子供たちの隣に座り、母から渡されたコーヒーをひと口飲んだ。レリが絵を見せてくれた。空へのぼっていく風船の絵だった。

「ジョージィにあげるの」とレリはわたしにいった。

「レリ、黙れよ。ママが泣いちゃうだろ」とジャックがいった。

「ううん、ジャック、大丈夫。泣かないから。見せて」

「ジョージィを埋めるときのための絵なの。ジョージィが天国に持っていくんだって、ビッグ・レルがいってた」とエバがいった。

紙をちょうだい、とジャックにいい、わたしも絵を描きはじめた。

わたしたちがジョージィのために絵を描いているあいだ、母も一緒に座っていた。レリを見やると、二枚めを描きおえたところだった——家があり、家族全員が棒線で描いてあって、ミツバチのように羽のあるジョージィが宙に浮かんでいる。棒人間の下にそれぞれの名前が書いてあった。小さなミツバチの下にはジョージィの名前があったが、こちらはどれも完全に反対を向いた鏡文字だった。レリがそんなふうに文字を書くのはいままで見たことがなかった。あの幸せそうな顔とブロンドの頭の奥で、何か心に重くのしかかるものがあったのだろう。妹の名前を書くときに。

朝食を終えると、子供たちはスツールから跳びおりて、母が二段ベッドの部屋の押し入れにしまいこんでおいたおもちゃで遊んだ。

「子供たちの様子をどう思う？」隣のスツールに移動してきた母に尋ねた。

「よさそうね。幼い心は柔軟だから。あの子たちがいるから、わたしたちも乗り越えられる」と母はいった。

「遺灰とか火葬のことは何もいっていないの。どう説明したらいい？」わたしは手に顔を埋《うず》めた。

「いまはそんな心配はしなくていいわ。とにかくきょうを乗りきるだけ。あしたはもっとよくなるから」母はわたしの肩を抱いた。

「さあ、これを飲みなさい」そういって立ちあがり、プロテイン飲料を注いでくれた。母がつくるどろっとしたプロテイン・シェイクはいつもおなじ味がした——粉っぽくて、果物の味がして、そのときどきに母が気に入っている新しい健康食品が何かしら混じっていた。「アマニ油が入っているの。体にいいのよ」

トニーがまだ起きてこなかったので、母はコーヒーを注いでわたしに持たせた。廊下を進み、おじいちゃんの古時計のそばを通り過ぎた。わたしはこの時計の音を聞きながら育った。なめらかなマホガニー材でできた時計の横を撫でる。わたしがレリの歳だったころには、時計のなかにティンカーベルという名前の小さな妖精が住んでいることにして、想像を膨らませたものだった。鍵を回し、扉をあける。顔を近づけ、昔から知っているにおい――かびくさい木のにおい、子供時代の魔法のにおい――をかいだ。過ぎ去った時のにおいだった。

トニーはベッドに横になっていたが、目は覚ましていた。コーヒーを渡し、ベッドの上でトニーと並ぶと、レリが描いた絵を見せた。「どう思う？」鏡文字でつづられたジョージィの名前を指差して、わたしは尋ねた。

トニーは絵を見ていった。「ジョージィのことを考えると、たくさんのことが頭のなかを巡るんだと思う。レリはレリのやり方で対処しようとしているのかもしれない。見守るしかないね。いつもそばにいてあげよう」

子供たちはすでに教会用の服に着替えていた。わたしは外に出てエバの三輪車を押し、ジャックとレリはキックボードの取り合いをしていた。車に荷物を積む準備をしていると、家のなかで電話が鳴った。父が電話に出て、その後トニーを書斎に呼んで話をした。トニーが出てきて、わたしに耳打ちをした。電話は留守を頼んだ近所の人からだった。その朝、トラッパーが犬小屋で死んでいるのを見つけたとのことだった。

これをとくに悲しいと思った記憶がない。このうえさらに痛みを引き受けるような心の余裕はなかった。トラッパーは、トニーとわたしが大学生だったころに飼いはじめた犬で、わたしたちがつきあいはじめたころからずっと一緒だった。子供たちはとくに関心を示さなかった。しかしジョージィはちがった。その朝、心を揺さぶられたのはそこだった。ジョージィだけはトラッパーが大好きだったのだ。

聖メアリー教会という、リッチモンド郊外にある小ぢんまりとした白い教会に車で向かった。この教会のジョン・ミラー牧師は親切な人で、最近夫人をがんでなくしたばかりだった。トニーとわたしでブリキの缶に入ったジョージィの遺灰をミラー牧師のオフィスに持っていくあいだ、子供たちを含む残りの家族は墓地のそばで待っていた。トニーが牧師に遺灰を渡し、わたしは小さな木の箱を渡した。ふたには昨年の夏に撮った子供たちの写真を貼りつけてあった。牧師は灰を移すためにいったん部屋を出て、戻ってくると木の箱をトニーに渡した。三人で墓石のあいだを縫うようにして墓地を歩いた。ミラー牧師が腕を貸してくれた。わたしはあたり一面に散らばる墓石を眺めた。そして牧師に、墓地という言葉もお墓という言葉も大嫌いです、といった。

「私もです」牧師はわたしを先へ先へと歩かせながらいった。「だから教会の庭と呼んでいます。実際、そのとおりですし。美しい教会の庭ですよ」

小さくて浅い穴のある場所に着いた。トニーから箱を渡され、穴のなかに置いた。子供たちがその上に絵を置いた。ミラー牧師が何か話し――内容は覚えていない――わたしたちはゆっくりと、小さな箱を土で覆った。牧師はジャック、レリ、エバの横にひざをつき、手で土をぽんぽんと叩いた。子供たちは牧師を見て、自分たちもそばにひざをつき、砂のお城をつくるときのように土をならした。

トニーと子供たちと一緒に土の小山を眺めているあいだ、わたしのきょうだいや両親は一歩さがっていた。子供たちはお互いの顔を見て、道の向こうの公園を見て、それからわたしたちの顔を見あげた。

「もう公園に行ってもいい？」とレリが尋ねた。

子供たちは服で手を拭《ぬぐ》うと公園へ駆けていった。小さなポニーのように墓石を跳びこえ、笑い声をあげながら。わたしたちはショックを受け、どう考えたらいいかわからないまま子供たちを見送った。それから顔を見あわせて笑ってしまった。ひどい一日のこの瞬間、母のいったとおりだと気がついた。三人がいれば、わたしたちは乗りきれる。

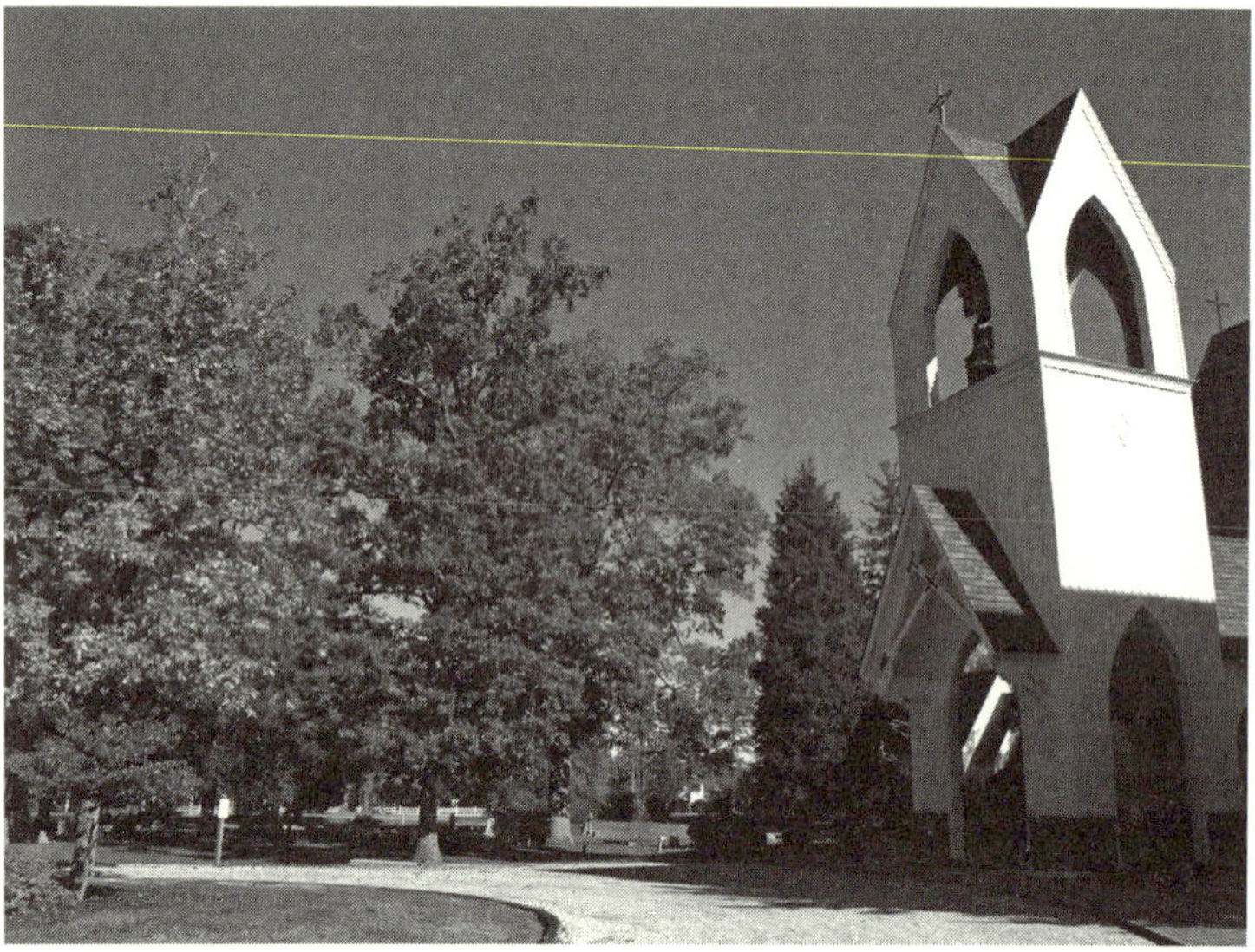

ジョージィが眠る聖メアリー教会。　photo: Chris Spencer

8　子供を亡くした夫婦

その月の下旬、義妹のスーザンと義母が飛行機に乗ってボルティモアまでやってきた。あなたたち夫婦は泊まりで出かけるといい、そのあいだ子供たちの面倒は見るから、という。わたしは気が進まなかったが、家を離れるのはいいかもしれないとトニーはいった。旅行をするときに下調べをするのはいつもトニーだった。飛行機のチケットを取ったり、レンタカーを確保したり、ホテルを予約したり。レストランに行こうというときにも、まえもってオンラインでメニューを確認するような人だった。

「きっと楽しいよ。計画は全部たてた」といって、トニーはわたしを説得しようとした。彼が選んだ行き先はセント・マイケルズ、イースタンショアにある小さくて素敵な町だった。こぢんまりとした宿に泊まり、居心地のいいレストランで夕食をとって、翌朝早くサイクリングに出かけてから帰宅しようと夫はいう。「ほんの一時間半で行ける場所だし。二十四時間もしないうちに戻ってこられるから」

考えれば考えるほど、息抜きが必要なのは子供たちのほうだと思えてきた。快活なおばあちゃんや叔母さんと一緒に過ごすほうが、悲しみでいっぱいのみじめな両親といるよりずっと楽しいに決まっている。わたしたちは荷づくりをし、車に自転車を積みこんだ。行ってきますといったときには、ジャックとレリとエバは、ジョージィが亡くなって以来見せたことのないような晴れやかな顔をした。トニーとわたしが気分転換に出かけるのは、家族全員にとっていいことなのかもしれない。

春ももうすぐ終わりだった。ジョージィのいない初めての春。メリーランド州はどこも花であふれていた。ラッパズイセンとツツジが満開で色鮮やかだった。イースタンショアの道路を車で走りながら、窓をあけて農場を眺めた。刈られた草のにおいをかぎ、トラクターのうなりを聞くと元気が出た。ジョージィのことは考えないようにと自分にいいきかせた。

ホテルにチェックインしたあと、あたりをぶらぶらと歩いた。トニーがいっていたとおり、町は魅力的だった。店主たちはドアをあけ放ち、桟橋のそばにボートが並んでいるのが目抜き通りの向こうに見えた。通りを渡ってボートを眺めてから夕食に向かった。道を渡るとき、トニーはわたしの肩に腕を回した。年輩の夫婦が通りすがりにわたしたちに笑みを向けた。結婚したばかりに――もしかしたら新婚旅行のように――見えたのかもしれない。それがほんとうならどんなによかっただろう。将来の計画しか頭にない新婚の夫婦。刺激的な仕事と新しい家族をつくることだけを考えている。もしかしたらあのふたりはわたしたちを見て、幸せな夫婦としてふたりで暮らしはじめた若き日々のことを思いだしたのかもしれない。あの人たちには想像もつかないだろう、わたしがほんとうはどんな気分でいるかなんて。しなびたリンゴさながらの顔をした老婆のような気分でいるなんて。

夕食のために入った店では、ウェイトレスが窓際の席に案内してくれた。メニューをもらっておすすめ料理について聞きながらガラス越しに外を眺めると、悲しい気分が這《は》いよってきて涙がこみあげた。必死でウェイトレスの説明に気持ちを集中しようとしながら、メニューを凝視した。ここで泣きたくなかった。あとほんの少しのあいだだけ忘れていたかった。

トニーがウェイトレスにワイン・リストについて尋ねているのが耳に入った。彼は学生のころから食事にワインを合わせるのが好きで、とりわけカリフォルニアのピノが好きだった。カリフォルニア州ソノマ郡出身で、料理上手な母親に育てられたことも、きっと関係しているのだろう。

コロラド大学ボルダー校の学生だったころ、トニーはユークリッド・アベニュー沿いの小さな家に友人ふたりと一緒に住んでいた。典型的な学生の住まいだった――玄関ポーチの手すりの上にはビールの空き缶が並び、フットバッグやフリスビーや汚れたテニスシューズが散らばっていた。伸びすぎた草のなかにキッチンチェアがいくつか出してあり、マウンテンバイクが玄関先の歩道にはみ出していた。居間の壁にはインド土産らしき色褪せた手染めのタペストリーがかけられ、部屋の隅に立てかけられたスキーが初雪を待っていた。汚れた衣類とこぼれたビールのにおいがこもり、たいていの訪問者は玄関ポーチから先へ進む気にならなかった。ポーチからはフラットアイアン山脈を眺めることができた。

いま母親となって思いかえしてみると、キッチンだけはましなほうだった。汚れた皿がつねにシンクにあることには目をつぶるとして、窓の桟《さん》には完全に熟したマンゴーがつねにいくつか置いてあったし、包丁はマグネットのラックにきちんとさがっていたし、コンロの横のカウンターにはスパイスが並んでいた。冷蔵庫をあけると、クアーズやカリフォルニア・クーラーといったビールの奥に新鮮な肉や野菜が押しこんであった。電話の上のフックには鍋やフライパンがさがっていた。ここはトニーの憩いの場で、最初の学期が終わるころには、この家に来たらいるべき場所はキッチンだとほとんどの友人が気づいた。おいしい食事がふるまわれた。食べたければ手伝わなければならなかったが、たいてい何かをちょっとスライスしたり、さいの目に刻んだり、かき混ぜたりするだけでよかった。もちろん、冷えたビールもついてきた。

トニーと出会うまえのわたしは夕食がシリアルでも喜んで食べたけれど、この北カリフォルニア出身のスキーヤーとつきあうようになって、彼がおいしい食事とワインを出す素敵なレストランに連れていってくれるというなら、それはそれでありがたかった。当時の彼のお気に入りは〈モルグル・ビスマルク〉という、ボルダー近辺の有名な自転車ルートにちなんで名づけられた店だった。

ある晩、トニーはウェイターにいろいろと質問をした。「焼いた鴨肉に合うキノコはポットベラかな、シャンテレルかな？」「一九八二年のピノとシャルドネだったらどっちを合わせたらいい？」ウェイターはわたしにも注文を尋ねたが、わたしはあまりメニューをまじめに見ておらず、トニーに何を食べるつもりか訊いた。

「鴨肉のポットベラソースがけ」と彼はいった。

おなじものを、とわたしはウェイターにいった。

トニーはこれをものすごくいやがり、べつのものを注文した。ウェイターに注いでもらったワインを飲みながら、トニーはそのワインがつくられたブドウ園の話をし、自分はそこのオーナーの息子とおなじ学校に通ったのだといった。わたしはバージニア州出身だったので、ブドウにもワイナリーにもまったくなじみがなかった。トニーがニシンの卵やひき割りトウモロコシになじみがないのとおなじように。

トニーの話を聞きながら、わたしはナプキンの布地をグラスの水に浸し、それをワインのラベルに当てた。そのままじっと押さえ、ラベルが充分に湿ったころ、緑色のボトルからそっとはがしてキャンドルの横に置き、乾かした。

カリフォルニア出身のこの恋人が、わたしはとても好きだった。ソノマ郡での暮らしについて聞くのも、テーブルの向かいから彼を見るのも好きだった。人生の大きな決断や将来についてはほとんど話さなかったけれど、わたしには見えていた——ふたりで北カリフォルニアに住み、子供がたくさんいて、子供たちにタホ湖のそばでスキーを教えているところが。きっとワイナリーのそばに住んで、カリフォルニアの新鮮な野菜を食べ、ワインをたくさん飲むだろう。想像した将来は申し分《ぶん》なく思われたが、当時ほんとうに決めなければならなかったのはこんど友人たちとどのバーに行くかだけだったし、さし迫った問題は翌日が粉雪《パウダースノウ》の日になるかどうかだけだった。

ワインのラベルに触れると、キャンドルの熱でほぼ乾いていた。アレクサンダー・バレー、クロ・デュ・ボワ、シャルドネ、一九八四年。白いテーブルの上でラベルはとてもきれいに見えた。バッグに手を伸ばし、スティックのりと手帳を取りだすと、まっさらなページにすばやくラベルを貼りつけた。手帳のページは、忘れたくないトニーとの思い出で急速に埋まりつつあった。一緒に行ったコンサートの半券や、贈られた花の押し花、それにふたりで飲んだワインのラベルがほかにもあった。

——コルクの抜けるポンという音がして、わたしの意識はボルダーからセント・マイケルズのレストランに戻った。ウェイトレスはワインを注ぐと、ボトルを慎重にワインクーラーに入れてテーブルを離れた。トニーの目を覗きこむと、まるで鏡を見ているようだった。空虚で、疲れた悲しい目をしていた。わたしはまたジョージィのいない世界に沈みこんでしまいそうだった。トニーもすでにそこにいるのがわかった。

悲嘆には波があるという話をよく聞く。わたしたちも数時間は楽しめたが、いまや時間切れとなり、悲嘆の波に打ち負かされていた。食事のあいだじゅう、雰囲気の悪いデートを乗りきろうとする若いカップルのように奮闘した。仕事のことでも、天気についてでも、子供たちのことでも、将来のことでも、なんでもいいから話をしようとしたが、ふたりのあいだにあるものはあまりにも大きかった。夫に手をさしのべたかった。トニーの心の痛みがわかったし、苦悶している様子も見て取れたけれど、わたしには助けることができなかった。自分が立ち直ることすらできなかったのだから。ジョージィが亡くなってわたしたちの暮らしは廃墟のようになり、相手をさらに深みに沈めてしまうかもしれないと思うと話をするのも怖かった。

食事がきたので、わたしたちは食べて飲んだ。それしかできることがなかった。しかしまったく味がしなかった。ワインは……もしかしたら、アルコール依存症になるのもそう悪いことではないかもしれない、とわたしは思いはじめていた。依存症患者が酒を飲むのはアルコールが苦痛を遠ざけてくれるからだ。率直にいって、それのどこがいけないのか。わたしたちは問題を抱えていた。わたしたちは苦痛を抱えていた。それなら、酒を飲んで何もかも忘れてしまったらどうだろう？

四杯めのワインを飲みほしたとき、ふたりだけでここにいるのはよくないと気づいた——少なくともいまは。家で子供たちと一緒にいて、こぼれた牛乳を拭いたり、単語のつづりを大声でいったり、昼食をつくったりしていたかった。子供たちと一緒にいなければ駄目だった。何かで気を逸らし、つねに体を動かしていることが必要だった。

デザートは断って店を出た。ホテルへの帰り道、わたしたちはほとんど口をきかず、ほんの少し何かしゃべったとしても無理やり沈黙を破ったようなぎこちなさが残った。ふたりとも自分だけの考えや苦痛に溺れていた。

その晩、ベッドでトニーの隣に横たわり、もしかしたら一緒にいること自体が危険なのかもしれないと思った。子供をなくした夫婦は離婚することが多い。ベッドに横になったまま、べつの男性と一緒にいるのはどんな感じだろうと思った。わたしのように弱っていない男性。愛する娘を失った悲嘆と無縁な男性。わたしのことだけを心配してくれる男性。

涙を流しながらトニーのほうを向いていった。

「朝になったら家に帰れる?」

「朝一番に帰ろう」トニーの腕に包まれ、わたしは目をとじた。

翌朝目を覚ますと、トニーがいなくなっていた。わたしはトイレに駆けこんで戻したが、そのあいだも頭がズキズキしていた。アスピリンを何錠か飲み、昨夜トニーもわたしとおなじことを考えていたのだろうかと思った。トニーが美しい女性と――幸せで、強くて、毎日彼の世話を焼いて立ち直らせてくれるような女性と――一緒にいるところを想像した。もしかしたらトニーは早朝のバスに乗って、どこかわたしから遠く離れた場所に行ったのかもしれない。もしそうだとしても、彼を責められなかった。濡れたタオルを額に当て、這うようにしてベッドに戻り、目をとじた。

ドアのひらく音がして、コーヒーの入ったカップをふたつ持ったトニーが入ってきた。

「外はいい天気だよ。サイクリングに行こう。コーヒーショップの店員もいっていたよ、ほんとうにいい眺めだって。行こう、きっと少しは気も晴れるから」

「無理。いま戻したばっかりで、頭も痛いの」

「大丈夫、すぐによくなるよ。とにかくコーヒーを飲んで。ベーグルとクリームチーズも買ってきた。着替えて。ぼくは自転車を出しておく」

縁石に腰かけ、トニーがレモン・バイシクル社の黄色い自転車のタイヤに空気を入れるのを眺めた。自転車は誕生日にトニーからもらったものだった。前回自転車に乗ったときのことを思いだす。秋が終わろうとするころだった。ジョージィは一歳二カ月だった。

自転車に乗ってこぎはじめ、トニーの青いシャツを追いかけることに気持ちを集中した。後輪にぴたりとつき、風を切るのは彼に任せて風圧を避けながら走った。町、松の木、農場とその家族やその暮らしが流れ去っていき、太陽がじりじりと背中を焼いた。

意識が内にこもっているときは怒りと悲しみの暗い穴に落ちてしまいそうになるのだが、より強くより速く脚を動かせば動かしただけ、穴のそばに立って怖れることなくなかを覗きこめるようになった。トニーがペースをあげ、わたしもついていくためにさらにこいだ。わたしはまた病院にいた。助けを求めていた。誰も耳を貸さなかった。ジョージィが腕のなかで死にかけていた。わたしは心のなかで叫び、それが自転車をこぐ力となって何キロも進んだ。

栄養補給食のエナジーバーをつかんで、二、三口かじった。トニーに並んで半分を渡し、追越してまえに出た。涙と汗が顔から滴りおちた。それをまとめて拭《ぬぐ》い、あらんかぎりの力でこいだ。行き先はどこでもよかった。

ティルマン島へとかかる小さな鋼鉄の橋を渡った。三六〇度海が見えるスポットでも止まらなかった。地元の消防署が蟹とトウモロコシのご馳走を用意しているのをじっくり眺めたりもしなかった。ティルマン島をぐるりと一周し、背中に追い風を受けながら、また先ほどの橋を渡って戻った。トニーに追い越されたけれど、後輪が離れていくのをただ見やりながら脚を休めた。トニーは走り去り、青いシャツがどんどん小さくなった。彼もジョージィのことを考えているにちがいない。悲しみがぶり返すとどっと疲れが出て、悲嘆《グリーフ》セラピーを長時間受けたあととおなじくらい消耗したように感じた。

遠くでトニーが止まっているのが見えた。追いつこうとしてこぎはじめると、自転車のほうに身を屈《かが》めているのが目に入った。

「パンクだ。余分のチューブを持ってる？」とトニーは尋ねた。

もちろん持っていなかった。そういう道具類についてはいつもトニーに頼っていた。

「きみはそのまま自転車でホテルまで戻るといい。ぼくはヒッチハイクでもするから」そういって、トニーは手についた油を拭いた。

「ううん、一緒に歩いて戻るほうがいい」

トニーをひとりにしたくなかったし、わたしもひとりになりたくなかった。わたしは自転車を降り、セント・マイケルズまでふたり並んで歩いて戻った。車が何台もそばを通り過ぎた。

自転車用の靴のたてる足音だけが響いていた。

「わたしたち、大丈夫？」とわたしはいった。「どうしたらこれを乗り越えられると思う？」

「大丈夫だよ。まえだけを見るようにすれば」とトニーはいった。「まえへまえへと進みつづければ」

帰宅して子供たちの顔を見るとほっとした。三人は楽しいことばかり――映画を観たり、ジャンクフードを食べたり、おもちゃ屋に行ったり――の一日を過ごしたようだった。両親が苦しむところを見ずにすんだ二十四時間。陽気な叔母と祖母にべったり甘やかされた二十四時間。三人にふさわしい時間だった。

わたしは悲嘆《グリーフ》セラピーを受けはじめていた。あるセッションでセラピストに旅行はどうだったかと訊かれた。ひどかった、と答えた。大失敗だった、ふたりきりになるとなおさらつらい、と話した。「ふたりでいても、もうお互いのためにならないのかもしれません。どちらにとっても苦痛が大きすぎて」

「ソレルさん、深い悲しみを経験した夫婦が離婚する原因は、まさにそういうことなんです。ふたりで沈んでいるときには、お互いに相手がライフジャケットを着る手伝いができない。ジョージィのことを考えてみてください。離婚を望むでしょうか？ ジャックとレリとエバは、すでに経験した悲しみに加えて両親の離婚まで乗り越えなきゃならなくなる。ジョージィがそれを望むと思いますか？ それに、離婚すれば悲しみは消えるんでしょうか？ 深く悲しむのは仕事のようなもの――つらい、つらい仕事のようなもので、決して逃げることはできません。つねについてまわるのです。だけどそろそろ、自分のことだけ考えるのはやめたらどうでしょう」

9　ジャックの願いごと

わたしたちの弁護士、ポール・ベクマン氏は、ジョンズ・ホプキンス大学病院を相手取った訴訟の準備に忙しかった。ベクマン氏のことはまだ信用しきれなかったけれど、訴訟はぜひとも進めたかった。自分が証言台に立つところをよく空想した。

「キングさん、あなたはジョージィの脱水症状について、医療スタッフに対しくり返し懸念を表明したと証言しました。また、べつの医師や看護師にも検査をするよう求めた、とも証言しました。さらに、午後一時のメタドンの投与をやめるよう要請し、医師からも投与を中止する旨、口頭で指示が出ていたと証言しました。まちがいありませんか？」

「はい、まちがいありません」

「午後一時に、何が起こりましたか？」

「看護師が、メタドンの入ったシリンジを持って現われました。わたしは、それをジョージィに飲ませないでくれといいました。メタドンの投与中止の指示が出ていることを話しました」

「それから何が起こりましたか？」

「看護師は、メタドンをジョージィの口のなかに噴射しました」

「それで？」

「ジョージィは心停止を起こしました」


陪審はそのまま信じるだろう。メディアもそのまま信じるだろう。ジョージィの死がどんなに馬鹿げていて、どんなに無意味だったか、世界中に知ってほしかった。ジョンズ・ホプキンスが苦しむところを見たかった。

しかし報道合戦など起こるはずもなかった。破壊的な行動は何もなし。実際にあったのは話し合いだけ。ジョージィの死から半年後、ジョンズ・ホプキンスの会議室でひらかれた会合だけだった。大きなテーブルの一方に病院のチームが座った。ジョージ・ドーバー小児センター長と、もちろんリック・キッドウェル弁護士も含めて。トニーとわたしはテーブルの反対側に、ポール・ベクマン弁護士とともに座った。

看護師長が、根本原因分析の調査結果を不安そうに読みあげた。彼女が書類の束をめくりながら、わたしたち全員がすでに知っていることばかりくり返すのを聞き、こんなことをしてなんの意味があるのだろうと思った。何が起こったか、わたしたちははっきり知っていたし、彼らだってそうだった。わたしは手をあげた。

「その報告のなかに、ジョージィの体重が二十四時間で急激に減ったことは書いてありますか?」

と尋ねた。

「はい、あります」

「そこに注意を払うのは研修医の仕事でしたね?」

「そうです」

「だったら、なぜ何もしなかったのですか?」

答えは返ってこなかった。

リック・キッドウェル弁護士が口をはさんだ。「研修医が気づくべきでした、でも気づかなかったのです」

「では、もうひとつ質問をしてよろしいですか?」

「どうぞ」とキッドウェル弁護士が答えた。

「火曜日の夜、何かがおかしいとわたしがいったときに、なぜ看護師さんは先生を呼ばなかったのですか?」

「ジョージィは大丈夫だと、看護師たちはほんとうにそう思っていたのです。バイタルも安定していましたし、看護師がいちばんに見ていたのはそこでしたから」

「もしあの夜の時点で先生が診察していたら、ジョージィは生きていたと思いますか？」

「確信を持ってお答えすることはできませんが、その可能性はあると思います」

トニーがいった。「投与しないという指示が出ていたのに、なぜジョージィにメタドンを投与したのか、私には理解できません」

「疼痛《とうつう》管理チームがジョージィを診察して、メタドンを投与すべきだと判断したのです」とキッドウェル弁護士は説明した。

わたしは唖然とした。いったいあの朝のジョージィのどこを見て、メタドンが必要だなどと思ったのか。

「メタドンの投与をやめるには、慎重に減薬計画を立てて監視することで、離脱に伴う下痢や胃部不快感などの重い合併症を避ける必要があります。これらの症状が、けいれん、神経障害をはじめとする、もっと深刻な合併症を招く恐れがあるためです。こうしたことがジョージィに起きてほしくありませんでした。とくにジョージィにはこの数日まえにインフルエンザに似た症状がありましたので」と看護師は説明した。

「つまり、心停止とメタドンは関係がないとおっしゃりたいわけですか？」とわたしは尋ねた。

「そうです、われわれはそう思っています」とキッドウェル弁護士が答えた。

「では教えてください、ジョージィの死因はなんですか？」とわたしは問い詰めた。

沈黙がおり、室内の緊張が高まった。トニーとわたしは顔を見あわせ、トニーは椅子の背にもたれて胸のまえで腕を組んだ。ポール・ベクマン弁護士はペンを置き、両手をテーブルのうえにのせた。わたしたち三人はキッドウェル弁護士を見て、回答を待った。

「それは」キッドウェル弁護士はいったん口をつぐんでからつづけた。「合併症でした」

わたしは即座にいい返した。「キッドウェルさん、ジョージィは脱水を起こしていたところに麻薬を投与されたから死んだんでしょう。そのふたつの組み合わせが原因だった。それというのも、あなたがた全員が人の話に耳を貸さず、注意を払わなかったせいです。わかっているくせに！」

「キングさん、ジョージィは亡くなるはずではありませんでした」キッドウェル弁護士はいった。

「そうです、おっしゃるとおりです。われわれがきちんと耳を傾けていれば、ジョージィはおそらく生きていたでしょう」

怒りが身の内で煮えたぎっていた。悲しみを上まわる勢いで強力なエネルギーを生みだしていた。立ちあがったら窓ガラスを突き破って外に飛びだしてしまうのではないかと思うほどに。わたしは椅子の肘掛けを握りしめた。

わたしが聞きたかったことをあの人たちはいった。けれども、それで充分ではなかった。

数週間後、ベクマン弁護士が家にやってきて、ジョンズ・ホプキンス大学病院からの公式文書をさしだした。和解案、と書かれてあった。理解しがたい考え方だった――娘の死を金銭で埋めあわせようとは。それを受けとる自分たちの姿を想像しただけでぞっとしたが、そもそも提示してきた相手も最低だった。あの人たちのお金なんかほしくなかったし、これを受けとれば向こうが責任を果たしたと認めることになるとも思った。そんなにたやすくことをすませるつもりはなかった。

考えさせてください、とトニーはベクマン弁護士にいった。

病院が示談の提示をしてきたあとの日々は、まさにどん底だった。家族や友人はもとの生活に戻り、トニーは仕事で忙しくして気を紛らわしていた。ジャックとレリとエバの学校もはじまった。わたしだけがジョージィのいない家に残った。

怖ろしい考えがいくつも浮かんだ。一時間半ほど車を運転して、ブルースファームに行きたかった。そして電気毛布でぬくぬくと温まりながら、特大ボトルに入ったアスピリンをすべて飲みこむ。それから目をとじて、眠りにつくのだ。ジョージィのところへ行くために。

ワトソン先生は、最初に紹介された大勢のセラピストのうちのひとりだった。わたしが先生を選んだのは、先生も子供をなくしていたからだった。よい聞き手になってもらえるだろう、共感してもらえるだろうと思ったのだ。彼女のオフィスに腰をおちつけ、机の上に立てられた子供の写真を見ながら、自分の悲しみや怒りについて話した。

ある日、正直な気持ちを彼女に話してみようと決めた。「ときどき、きれいさっぱりおしまいにしたらどんな感じかと思うことがあるんです」そういって、彼女の反応を待った。重度のノイローゼ患者のためのホットラインに電話するだろうか。一線を越えないでといってソファに駆け寄ってくるだろうか。しかし先生はそのどちらもしなかった。

自分も子供をなくしたときにおなじことを考えた、と彼女はわたしにいった。「どうやったらいいか書いてある本やウェブサイトはたくさんありますから」

自殺マニュアルをさしだしたも同然の言葉だった。本心では進みたくないと思っている道を無理やり歩かされたかのように感じながら、わたしはセッションの残りをなんとかやり過ごした。彼女がノートをとじるまで。それがセッション終了の合図だった。

車に戻り、いまさっきの奇妙な会話について考えた。先生はすぐれたセラピストとして、反心理学的手法をとったのだろうか。それともわたしの泣きごとに心底うんざりして、もう来ないでほしいと思ったのだろうか。ひとつはっきりしたのは、人生を終わらせたいと思うわたしの感情は自然なもので、ほんとうにそれを望むなら実行する方法を探せばよいということだった。現実を突きつけられて怖くなった。ほんとうに死んでしまいたいわけではないと気づいた。ここにとどまらなければ。

ジャックが七歳になったというのに、誕生パーティーの準備もほとんどできていなかった。家族全員でダイニングのテーブルのまわりに立ち、食料品店で買ってきたスパイダーマンのケーキに立てたロウソクの火をジャックが吹き消した。椅子を引き寄せてジャックの横に座りながら、また涙がわいてくるのを感じた。ジョージィもこの場にいたかっただろうに。きっとぽっちゃりした短い指をケーキに突きたてたり、ロウソクを吹き消したり、ジャックへのプレゼントをびりびりとあけたがったりしただろう——そう思うと、涙が頬を伝ってこぼれ落ちた。

「お願いごとは何にしたの?」とレリが尋ねた。

わたしは身を縮めた。ジョージィがうちに帰ってきますようにという願いごとならかなわない。それをジャックに説明したくなかった。トニーに視線を送った。

「願いごとは、話したらかなわなくなるよ」とトニーがいった。

ジャックはわたしを、次いでトニーを見た。「ママがもう泣きませんようにって」ジャックはケーキにナイフを突き刺しながらそういった。

その言葉が雷のようにわたしを打った。子供たちは小さな妹をなくしただけでなく、母親も徐々に失いつつあった。まさにその様子をまのあたりにしていた。わたしの痛みや悲しみが、母親が悲嘆してばかりいるひどい光景が、子供たちをさらに苦しめる原因になっていた。言葉もなく涙を拭いた。そしてスパイダーマンの皿をテーブルの全員に回した。「ときどき、コンタクトレンズのせいで涙が出るの」とわたしはいった。われながら見え透いた嘘だと思いながら。

ひとりでジョージィの部屋にいることもよくあった。階下《した》でグロリアが電話に出たり、洗い物をしたり、さまざまな雑用をこなしてくれている音が聞こえた。グロリアはトリニダード・トバゴ出身の五十歳の女性で、なめらかな丸顔にはしわひとつなく、髪は肩までの長さでサイドをうしろに流す、七〇年代に流行《はや》ったスタイルだった。ボルティモアに移ってきたときに、おちつくまでの手伝いにと雇ったのだ。最初はパートタイムのヘルパーだったが、いまでは家族の一員も同然だった。ときどきジョージィの部屋までわたしの様子を見にきた。

「さあさ、お嬢さん、そろそろ起きて階下に来てもいいころですよ。キッチンカウンターの天板を選んでもらわないと」

「あなたが選んでおいて、グロリア。黒っぽいものならなんでもいいから」

どっちにしてももうこの部屋を出てください、と彼女はいった。「階下に来て、ちょっと見てくださいな。それにもう昼食の時間です。一緒にスープでもどうですか」

わたしはグロリアのあとについて階段をおりた。彼女と建築業者のウェスがタイルを見せてくれた。黒を全種類見た。つやのあるものや、つやけしのものなど、いろいろとあった。

「どれにしたらいいかわからない。グロリア、あなたはどう思う?」

グロリアは磨きあげられた黒の花崗岩《かこうがん》を指さした。「これがきれいですね」

「それでいい」といって、わたしは階上《うえ》に戻ろうとした。

「一日中あの部屋にいては駄目ですよ」とグロリアは重々しくいった。「こっちに戻ってきて、お昼を食べてください」

ふたりで一緒にテーブルについた。幼児用のハイチェアに座ったジョージィがあいだにいたころからなんどもしてきたことだった。ときどき、天気がよくて暖かい日には、グロリアとわたしで昼食を外のテラスに運んだものだった。グロリアはタイサンボクの木陰に腰をおろし、わたしはジョージィと一緒に日向に座った。いまテーブルについたわたしたちのあいだにあるのは、からっぽのハイチェアだけだった。

「この椅子は片づけたほうがいいですね。午後にでも、ガレージに運んでおきますよ。そろそろ、これを見ずにいられるようにならないとね」グロリアはそういって、トマトスープをひと口飲んだ。

「そうね」とわたしは答えた。頬を伝って涙が滴りおちた。

「まえへまえへ、進まないと駄目ですよ」

「わかってる。ただ、あの子がいなくて寂しいだけ」

「いいものを買ってきました」グロリアは白い薄紙で包まれたものをさしだした。あけてみると、ピンクの花模様のついたブルーのサンドレスだった。「もうこの家から出てもいいころですからね。おしゃれでもして。ご主人と夕食に出かけたり、踊りにいったりするべきです」

もう何カ月も、家を出るのはどうしても必要なときだけ――学校やスポーツの練習に出かける子供たちの送り迎え、食料品の買出しなど――という生活がつづいていた。ワンピースを着て楽しみのために出かけるなんて自分とは無縁なことのように思えた。グロリアや家族と一緒に家にいて、あともう少しだけ世間から身を隠していたかった。

グロリアがあらゆることを代わってくれた。建築士や電気工からの質問を彼女が伝えにくるたびに、なんでもいい、わたし抜きで決めてくれていいと答えた。グロリアはあらゆる業者の相談役になった。彼女はこの家の主《あるじ》であり、意思決定者であり、わたしの心理療法士であり、世話係であり、友人だった。

わたしたちの話はいつのまにか伝説のようになっていた。まぎれもない事実ではあったのだが。バーモント州でスキーのリフトに乗ったとき、見ず知らずの人が〝ボルティモアの気の毒なご家族〟について話していた、と友人たちから聞かされた。

母がリッチモンドからやってきて、レリとエバをイースター用の服の買物に連れだした。わたしひとりでは行かないとわかっていたからだ。みんなで近所の子供用品店〈パイド・パイパー〉に行った。わたしは家に帰りたかった。安心できる場所、ふつうの人のふりをしなくていい場所に戻りたかった。母と娘たちがワンピースを見ているあいだ、二着でなくて三着のワンピースを買えればよかったのにと思いながら佇んでいた。

気がつくと、セーターのディスプレイのそばにいた若い母親がわたしを見ながら店員の女性に何か耳打ちをしていた。目が合うとすぐに顔をそむけ、買ったものの袋を残してドアの外へと駆けだした。わたしは母と店員のそばに行き、何があったのか尋ねた。

店員はわたしを、次いで母を見た。

「たぶんあなただとわかって悲しくなったから店を出たんでしょう」母はそういいながらわたしの肩に腕を回し、ヘアバンド売り場のほうへ引っぱっていった。

あの女性は荷物を取りに戻ってくるだろうかと思いながら窓の外を見た。いったいどうして泣いたりするのだろう？　あの人には泣く理由など何ひとつないのに。彼女は自分がどれほど幸運か知らないのだろうか？　わたしがこの馬鹿げた店に立っているだけですべてのエネルギーを使い果たしそうになっていることがわからないのだろうか？

わたしたちの暮らす国では、たいていの人々にとって死は珍しいできごとだ。いまやお産で命を落とす母親はめったにいない。子供が腸チフスやマラリアやコレラで死なないように強力なワクチンも開発された。餓死したり、冬に凍死したりするアメリカ人はほとんどいない。もっと昔、もっと死が身近だった開拓時代にでも生まれればよかったのかもしれない、と考えたこともあった。さまざまな病気で子供をなくしたほかの母親たちと一緒にいるところを思い描いた。一日じゅうバターの攪拌機《かくはんき》を回しながら悲しみをわかちあうのだ。そこでふと、どんな時代に暮らしているかは問題ではないと気づいた。どれほど多くのほかの母親たちと一緒にいたところで、わたしの心はやはり痛むだろう。ジョージィが戻ってくるわけではないのだから。

悲嘆について書かれた本によれば、愛する人をなくすと友人が変わるそうである。ときには、いい友人同士だった人、いざというときそばにいてくれると思っていた人が、あなたやあなたの不幸から逃げることを選ぶ。ときには、赤の他人が思いもよらない方法で助けてくれる。嘆き悲しむ母親のひとりとして、誰が、そして何が自分を助けてくれるかはすぐにわかるようになった。

ジョージィが亡くなって数週間たったある日の午後、玄関の呼び鈴が鳴った。友人のエリザベスが、一歳半の娘ケイティを連れてやってきた。ケイティを音楽教室に連れていく途中だが、まだ時間が早すぎるという。

「あなたがどうしているかと思って」腰の上でケイティを抱きながら、エリザベスはいった。

ふたりが玄関から入ってくるとき、ふとエリザベスの向こうを見ると、クロッカスやラッパズイセンがちょうど地面から芽を出しはじめたところだった。ほかのみんなの人生はつづいているのだ、地球だってジョージィが亡くなったからといって回転を止めたりはしないのだとゆっくり気がついた。冬が春に変わろうとしていた。

ふたりが入ると急いでドアをしめた。わたしが最後に見た一歳半の子供はジョージィだった。ケイティは、自分がわたしの苦痛の原因になっているとも知らずに、おやつの棚に向かってよちよちと歩いていき、手を伸ばした。

「あら、パックのジュースをひとつもらってもいい？」とエリザベスは尋ねた。

スローモーションでしか動けないように感じながら、以前ジョージィのためになんどもしたことをくり返した。手を伸ばして小さな緑のパックを取り、ビニールを破いてストローを取りだす。パックを強く握らないように注意しながら、ストローを小さな銀色の穴に刺す。手が震えた。涙をこらえることに気持ちを集中しながら、ケイティにパックを渡した。ジョージィを裏切っているような気分だった。ケイティはそれをひったくるようにして取ると、母親のところに駆けていった。わたしから、わたしの妙な目つきから遠ざかっていった。

エリザベスがわたしに話しかけるあいだ、わたしはきちんと聞こうと必死だった。大丈夫だからと話しながら、ケイティがジョージィの人形で遊ぶのを見ていると、ケイティの手から人形を取りあげたくなった。ときどき口ごもりながらぎこちない会話をし、しまいには、いまは頭痛がするからまたべつの日に、と彼女に話した。ふたりは帰っていった。わたしは友人にもその娘にも会いたくなかった。花が咲くところも、冬が春に変わるところも見たくなかった。世界に対してドアをとざしたかった。そもそも、ジョージィが亡くなったときに世界も止まるべきだったのだ。階段に腰をおろし、ほんの数週間まえにジョージィと一緒に座った場所に手を置いた。ジョージィはパックのジュースを飲み、わたしはコーヒーを飲んでいた。ジョージィはいつもパックを強く握ってしまい、ジュースをこぼした。わたしはたびたび身を屈《かが》めてそれを拭いた。自分がどんなに幸せか気づきもせずに。

友人が痛みをもたらすこともあるが、ときにはどこからともなく現われた、知り合いでもなんでもなかった人々が慰めや力になってくれることもある。建築業者のウェスは、体の大きい屈強な男性で、髪とひげは白くなりはじめていた。ジーンズを穿《は》いて、工具の入ったツールベルトをしていた。ウェスと部下ふたり——ジョーとデイブ——が緑の屋根のこの古い家の修理にかかわるようになってから数カ月が経っていた。三人が来る日の朝は、ポットにコーヒーを用意しておいた。ジャックとレリとエバが学校にいるあいだ、ジョージィは彼らがコンクリートを流しこんだり、ベニヤ板を切ったり、釘を打ったりするところを見ていた。巻尺や色鉛筆を遊び道具として貸してもらえると、ジョージィは笑った。

ところがある日仕事に来てみると、すべてが変わっていた。抱きあげるとかん高い声をあげて喜ぶ小さなかわいい女の子は亡くなり、母親は以前とは別人のようになっていた。三人はもうラジカセでハードロックバンドのAC／DCを大音量でかけることもなく、家の端から端まで届くような大声でしゃべることもなかった。グロリアがコーヒーを淹《い》れているあいだ、三人が静かに仕事をし、押し殺した声で話すのが聞こえた。ときどき、グロリアがわたしを階下《した》に呼んだときには、彼女とわたしが一緒にテーブルについているキッチンを覗いた。こちらへ来て一緒に座るようにとグロリアが合図するとやってきておしゃべりをし、わたしはそれを聞いた。

ウェスはずっとまえに亡くなった自分の母親の話をした。母親の手づくりのマカロニ＆チーズはとてもおいしかったという。

「きっとふたり一緒に天国にいると思う。心配ないよ」とウェスはいった。「ジョージィは大丈夫。うちのお袋がちゃんと面倒を見てくれるから」

天国があると信じているのかと、わたしは彼に尋ねた。「そりゃもちろん」とウェスは答えた。「きっとふたりはそこにいて、いまもマカロニ＆チーズを食べてるはずだ」

ジョーとデイブは同意してうなずいた。わたしも天国があると信じられたらどんなによかったか。ジョージィは大丈夫だと思えたらいいのに。わたしは三人に、音楽をかけるようにいった。わたしのまわりを忍び足で歩こうなどと思わないでほしいと話した。「まえとおなじようにしてほしいの」

それからまた日が過ぎて、三人はわたしを見かけると会釈をするようになった。ある日、わたしのいるジョージィの部屋にグロリアがジョーとデイブを連れてきた。そろそろ頃合いだから、とグロリアはいった。わたしはふたりがベビーベッドを分解するのを眺めた。バラバラになった部品は運びだされ、納屋にしまわれて、机の上にネジの入った袋だけが残った。「この部屋はきれいな色に塗って、エバ嬢ちゃんの寝室にしたらどうでしょうね」とグロリアが提案した。

当時彼らは知らなかったと思うが、ウェスとジョーとデイブはわたしが暗い日々をやり過ごす助けになってくれた。この大柄で屈強な三人の男性が——以前は知り合いですらなかった人々が——旧友であるかのようにわたしの面倒を見てくれた。彼らがかける音楽、彼らの話し声、彼らが階下で進めている作業のおかげで、ほかに考えることができた。聞こえてくる物音があったから、沈黙のなかで過ごさずにすんだ。

10　悲嘆《グリーフ》セラピー

日々はのろのろと過ぎていった。電話はほとんど取らなくなっていたので、よくメッセージが残されていた。たいてい「またかけます」と残っていた。あるいは「心配しています」とか、「何かしてほしいことがあったら知らせて」とか。知らない人からメッセージが入っていることもあった。自分も子供をなくしたという母親から、あなたがいまどんな経験をしているかわかると吹きこまれていた。母親たちはいつも電話番号を残した。わたしに心の準備ができたとき、こちらからかけられるように。

子供たちが寝たあと、こっそり階下におりてそういう見知らぬ人々に電話をかけた。自分のような人間がほかにもいて、その人たちは乗り越えたのだと思うとそれが助けになった。彼女たちは子供をなくして二年から十六年のあいだの人々で、わたしも連帯感を覚えるようになった。

アリスにはジェイムズという名の六歳の息子がいた。夫が操縦していたモーターボートの後方から落ち、ボートの下にはまりこんで抜けられなくなり亡くなった。わたしがアリスと話したのは、その悲劇があってから五年が経ったころだった。カレンの五歳の息子イーサンは白血病で亡くなった。ジョージィが亡くなる二年まえだった。ジーナはわが家から数キロのところに住んでいた。十六歳の娘ケイシーはキャンプ中の乗馬の事故で亡くなった。

いちばんよく話をした母親は西海岸の人だった。名前はレイチェル。ルーカスという名の三歳の息子のために、すばらしいベビーシッターを見つけたはずだった。レイチェルは知らなかったが、そのベビーシッターはギャンブル依存症だった。八月のある暑い日、ベビーシッターはルーカスを連れてスロットマシンのある店に遊びにいった。彼女はロックした車内にルーカスを五時間放置してギャンブルに耽《ふけ》った。ルーカスは重度の脱水と熱中症で亡くなった。

レイチェルと話をするようになったのは、彼女が息子をなくして三年が経ったころだった。何週かにいちど話をした。いまは幸せなのかと尋ねると、幸せだと答えた。心の底から幸せだと。「いつかきっとあなたもそうなるから」そんな言葉は聞きたくなかった。息子をなくして、どうして幸せでいられるのだろう？　それに、ジョージィがいないのにわたしが幸せになれるなんて、なぜそんなふうに思うのだろう？　そう考えると吐き気がした。それでも、彼女の言葉は頭の隅に残った。

レイチェルは宗教のこともたくさん話した。すべてを乗り越えるのに神が力を貸してくださった、という。あるとき、聖職者になるための勉強をしているのだと打ちあけられた。いつか州の刑務所に行って、自分の息子を死なせた罪で十年の懲役に服しているベビーシッターと一緒に礼拝をするつもりだ、あの人を許そうと思う、とレイチェルは話した。

「ソレル、聞いてる?」数千キロ離れた場所でショックを受けて座っていたわたしに、彼女は尋ねた。

わたしが思いついた言葉はこれだけだった。「あなた、どうかしちゃったの?」

それからしばらくのあいだ、レイチェルとは話をしなかった。どこからあんなことを思いついたのか、ひとえにそれが理解できなかった。息子への裏切りではないかと思った。

レイチェルとおなじく、わたしが話をしたほかの母親たちも例外なく神や宗教に慰めを見いだしたといっていた。彼女たちの言葉がつねに頭のなかで鳴り響いた。

「神が道を示してくださった」

「わたしの通っている教会はほんとにすばらしいのよ」

「信仰が救いだった」

「この教区に住んでいなかったら、乗り越えられなかったと思う」

「神に救っていただきなさい」

こうした女性たちはわたしが持っていない何かを持っていた。じつは神を信じていないの、というのはたいていい恥ずかしく、気まずかった。相手には、あなたとおなじものの見方ができたらいいんだけど、と話した。彼女たちと話せば話すほど、自分も神を見つけなければならないような気持ちになった。信仰がこの人たちの助けになったのなら、きっとわたしの助けにもなるはずだ。あとはその方法を考えればいいだけだった。

教会は子供のころに無理やり行かされた場所であり、わたしは大嫌いだった。すばらしい日曜日の朝に起きだし、いい服を着て車で町まで行き、一時間半もじっと座っていなければならないのが心底いやだった。日曜学校が最悪だった。わたしは牧師の娘のアニー・グレイと友達で、ときどきふたりでこっそり日曜学校を抜けだしてブロード・ストリートを歩き、近くのマクドナルドでポテトやシェイクを買ったりした。来週のお小遣いで返すからいいよね、といいあってユニセフの募金箱のお金を使った。

マクドナルドに行かないときには、アニーの手引きで彼女の父親のオフィスに忍びこんだ。大きくて美しい部屋で、きれいな庭に臨む窓があった。大きな机に革の椅子があり、緑色の革のソファがあった。壁は本で埋め尽くされていた。宗教、心理学、科学、死、詩の本だった。足音が聞こえると、わたしたちはソファのうしろに飛びこんだ。侵入者がやはり日曜学校の教室をこっそり抜けだしてきた友達のひとりだとわかると、ほっとして大きなため息をついたものだった。

教会が終わったあと、母をさまざまなおしゃべりから引き離すのに二十五分はかかった。こういうことにどんな意味があるのだろう。森のなかを歩きながら詩を読んだり、お祈りを唱えたり、讃美歌を歌ったりしたって、おなじことではないだろうか。自然は神の家ではないのか。神の創造物を享受することが神の願いにかなうのではないか。それに、いい服を着ることにどんな意味があるというのだろう？　わたしたちが何を着ているかなんて、神はほんとうに気にかけるだろうか。日曜日がくるたびに、こうした疑問を両親にぶつけた。ふたりがなんと答えたかは記憶にないが、自分がまったく納得しなかったのは覚えている。

やがてティーンエイジャーになり、大学生になり、ニューヨーク市に暮らす独身女性になり、それから妻になり母になったが、教会や信仰に対する気持ちは変わらなかった。神のことはよくわからないままだった。しかし確信は持てないながらも、ひとつだけはっきりわかっていることがあった――人間よりもはるかに大きな力のある誰か、あるいは何かが存在し、わたしたち一人ひとりに神の意志、つまり存在意義がある。わたしはそう信じていた。

信仰に関する自分なりの調査は、ボルティモアの自宅の近所の小さな書店〈アイビー・ブックショップ〉ではじめることにした。自己啓発本や宗教書の棚のある列を行ったり来たりして、シンプルで単刀直入に書かれた本を選んだ。まず、ディーパック・チョプラの『内なる神とつながる方法――真の自己という究極の神秘』を手に取った。それからカーラジオを宗教専門局に合わせた。宗教音楽を聞きながら運転すれば、何かが少しずつ吸収されて、いずれ救いが見つかるかもしれない。聖職者と会って話をするのも、ものごとを整理する助けになるだろう。

わたしが訪ねたのは地元の教会の牧師だった。若く見えた。おそらく三十代なかばだろう。わたしは半信半疑だった。オフィスに腰をおちつけ、話を聞いてもらった。涙が顔を流れおち、鼻水も出て、それをセーターの袖口ですっかり拭《ぬぐ》ったら濡れて湿っぽくなった。牧師はじっと座ったまま部屋の向こうからわたしを見て、わたしの話を聞き、あなたはジョンズ・ホプキンス大学病院を許せると思うかと尋ねた。そして、もしそれができれば気持ちが楽になるだろう、といった。それから、神が人間を——ご自身の御子であるイエス・キリストを十字架にかけた人間を——いかにお赦《ゆる》しになったかを説明した。

許すこと。これがわたしには理解できなかった。牧師が〝赦し〟について長々と話すあいだ、信じられない気持ちのまま座っていた。娘を死なせた人々を許すことをわたしに求める神なんて。いったいどうしたらそんな神を信じることができるだろう。

「おっしゃることが理解できません」わたしは涙を拭きながらいった。「そういうものの見方は、わたしにはできません」わたしは立ちあがり、ジョンズ・ホプキンスを破滅させるために自分にできることはすべてするつもりだと話して部屋を出た。

よくアメリカンジョークに登場するような賢明な白髪の老牧師は——戦争で兄弟をなくしたとか、妻をがんでなくしたとかいう、あの牧師は——どこにいるのだろう？　ああいう人ならティッシュペーパーを手渡してくれただろう。わたしの隣に座って、「あなたが怒るのも無理はありません」といってくれただろう。

二〇〇一年九月、ジョージィが亡くなった七カ月後、アメリカは九・一一という筆舌に尽くしがたい悲劇に直面した。事件のあとの最初の日曜日、わたしはほかの人々とともに信徒席に座り、牧師が通路を歩いてきて説教壇の向こうに立つのを待った。起こったことを理解するための言葉が聞けるはずだった。

あの日、三千人が亡くなった。妻が夫をなくし、夫が妻をなくした。子供が親をなくし、親が子供をなくした。わたしたちの苦悩をさらに深めたのは、この国で暮らす安心感と快適さが失われたことだった。死や破壊や不信がメディアを覆い尽くした。日が経つにつれてますます感情が揺らぎ、人々は必死になってすべてを理解しようとした。

ラジオのトーク番組やテレビのニュース番組は、悲しみや抑鬱《よくうつ》、心的外傷後ストレス障害（PTSD）などに関する情報をこぞって流した。死を悼《いた》んでいるのは、もはやわたしひとりではなくなった。

牧師が進みでて話をした。犠牲者やその家族についてではなく、テロリストについての話だった。牧師は会衆に向かって、テロリストも神の子であり、神はわれわれを愛するのと同様に彼らのことも愛していると説明した。またしても、自分が耳にしている話が信じられなかった。いったいどうしてあんなことがいえるのだろう？　ビルの百階から飛びおりることを余儀なくされたのが自分の子供でも、ビルに突っこんだ飛行機に自分の妻が乗っていたとしても、大量のコンクリートや金属類が降りかかるなかで人々を救出するためにビルの五十階までのぼっていった消防士が自分の兄弟でも、彼はおなじことをいうのだろうか？　どうしてあんな話ができるのだろう？　おそらく自分は何かを聞き逃したのだろう、あるいは神経が過敏になっているのだろうと思い、あたりを見まわした。隣席の人の耳に何かを囁《ささや》いている人もいた。会衆は首を横に振っていた。

わたしは教会のグループに参加した。週に一時間か二時間を〝魂に滋養を与える〟ことに使う女性のグループと一緒に過ごすのは、わたしにとってよいことかもしれないと思ったからだった。とりわけ年輩のメンバーに惹かれた。同年代のメンバーよりも、七十代、八十代の女性たちとのあいだに共通点が多くあるような気がした。年上のメンバーは気遣いがこまやかでやさしかった。彼女たちはわたしの話も、わたしがそこにいる理由も知っていた。

わたしたちは輪になってパイプ椅子に座り、会のはじめには毎回手をつないで歌を歌った。このときばかりはどんなに懸命にこらえても涙があふれてしまった。わたしは手を離し、部屋を出て、顔を埋《うず》めていられる空き教室を探した。そんなことが三週ほどつづいたあと、泣いたってかまわない、部屋を出ないほうがいいとリーダーにいわれた。わたしはうなずいて、女性たちが手をつないで歌うあいだ泣きながらその場にとどまった。歌のあとには小さなグループにわかれて意見をのべあった。きょうこそ何かがカチリと合って、神を見つけられるといいけれどと思いながら、わたしはほとんどの時間をただ話を聞いて過ごした。

ある日、小グループのセッションのときに女性のひとりが泣きはじめた。あの人とわたしには何か共通点があるのだろうかと思いながらその人を見た。もしかしたら、彼女も喪失に苦しんでいるのかもしれない。自分だけのものと思っていた孤独な世界を共有できるかもしれない。馬が死んだんです、とすすり泣きのあいまに彼女はいった。女性たちはみな立っていって慰めた。わたしは凍りついたように座ったままでいた。

会に参加したのはそれが最後だった。自分はまちがった場所にいるとわかったからだ。そこはわたしの居場所ではなかった。たとえ神を見いだしたところで、ジョージィはやはり戻ってはこない。わたしは悲しみに圧倒されていた。プロの助けが必要だった。

ワトソン先生のところにはもう通っていなかったので、ジョージィの家庭医だった小児科医のボーグ先生の勧めでサンドラ・フィンク先生に会いに行った。フィンク先生は地元のホスピスで働くセラピストだった。末期疾患の患者や、子供をなくした親、親をなくした子供など、相当数のセラピーを担当してきた。死を扱うことに慣れていた。

フィンク先生のオフィスはホスピスの地下にあった。コーラの自動販売機の明かりに照らされた暗くて長い廊下の先で、ドアの横に白いプラスチックの椅子が置いてあった。その椅子にどさりと腰をおろして待っていると、涙がこぼれおちた。床の掃き掃除をしていた管理人がこちらを見た。わたしのように哀れを誘う人たちが、このオフィスの外に座って泣きながら魔法のような治療を待っているのは、よくあることだったに違いない。

涙を拭いているとドアがひらき、わたしのまえの訪問者が静かに部屋から出てきてこちらをちらりと見た。彼女が暗い廊下へ消えてゆくのを見送りながら、どんな事情があるのだろうと思った。わたしとおなじく、何か深刻な問題を抱えているのはわかった。乳がんで余命を宣告された身なのだろうか。夫が亡くなったのだろうか。あるいは、彼女も子供をなくしたのだろうか。なんであれ、自分と何かしら共通するものがあるように思えた。

フィンク先生のことは、会った瞬間に好きになった。きれいな花模様のついたパステルカラーのワンピースを着て、それに合う薄いピンクの口紅をしていた。小麦色の肌に、髪は灰色がかったブロンド、前髪は切りそろえてあった。先生はわたしを招き入れた。「ああ、ソレルさん」そういって、腕をわたしの体に回した。

わたしたちは腰をおろした。窓のないオフィスには、白く塗られた籐《とう》家具と大きなガラスのコーヒーテーブルがあった。テーブルには浜辺で拾ったガラス片を入れたボウルと、きれいな園芸の本がのっていた。壁にはガラスのカバーのついた浜辺の写真がかけられていて、見る者に水辺のビーチハウスにいるかのような錯覚を起こさせた。

フィンク先生はわたしにジョージィの話をするようにといった。わたしがすすり泣きを抑えようとして話を中断するたびに辛抱強く待ち、ティッシュペーパーを渡してくれて、つづきを促すのだった。わたしは病院でのできごとばかり話した。話せば話すほどジョージィが死なずにすむ可能性が大きくなるとでもいうように。毎回そんなふうにはじまり、セッションが終わるころには泣き疲れて消耗していた。

ときどき、苦痛を感じなくなるような薬を処方してもらえないかと尋ねることもあった。短期的には助けになるような薬もあるにはあるけれど、長期的にはよけい悪くなるだけ、とフィンク先生はいった。悲しみには手っとり早い解決法などないのだ、と。

「深く悲しむのは、つらいつらい仕事のようなもの。下をくぐり抜けることはできない。避けて通ることもできない。まんなかを突っきって進むしかないのです」その歩みを容易にするような地図やマニュアルはないけれど、ひとつ提案ならできると先生はいった。「何か新しいことをはじめてみてください。そうすると、頭がほかのことに集中せざるをえなくなるから、いっとき悲しみから解放されます」

新しいことをはじめるという考えは、わたしにも理解できた。具体的なアドバイスであり、実行に移せるものだ。その日、先生のオフィスを出るときには、すでにひとつ計画があった。友人のローラに電話をかけ――ローラは、ジョージィが亡くなる半年前に死産を経験していた――フィンク先生の提案を話した。その日の午後、わたしたちは楽器店でおちあい、店を出るときにはローラはフィドルを、わたしはフェンダーのアコースティックギターを手にしていた。

家までギターのレッスンに来てくれる先生を探した。スケッチブックとパステルも買ってきて、子供たちにポーズを取ってもらい、顔を描いた。けれどもいちばん気に入ったのは、買ってあった未完成の家具にやすりをかけることだった。子供たちが学校に行っているあいだ、何時間もかけて、私道に運びだしたベッド二台と書き物机にやすりがけをした。全身の筋肉を使って作業をした。やすりをマツ材に当てて速く強く動かしていると、怒りが手から抜けていくようだった。背中や腕の筋肉が悲鳴をあげるまでやめられなかった。指から血が出るまで磨きつづけた。力をこめて長時間磨けば磨くほど痛む箇所は増えたが、体の痛みは心地よかった。心の空虚さ以外のものに気持ちを集中できた。

ジャックとレリとエバは学校から帰ってくると、わたしが身を屈《かが》め、顔に汗と涙を流しながら血だらけの手で猛烈にやすりがけをしている姿を目にした。「学校はどうだった？」とわたしは尋ねた。まあまあだったと子供たちは答えた。三人は、使い終わった紙やすりが私道じゅうに散らばっているのを見た。

「ジョージィがいなくて寂しいからこんなことしてるの?」とレリが訊いてきた。

ジョージィのことで悲しんでいる姿を子供たちに見せるのはかまわない、けれども以前とおなじ幸せな母親であるところも見せる必要がある、とフィンク先生からいわれていた。わたしは子供たちに紙やすりを渡しながらいった。「もちろんジョージィがいなくて寂しい。でもこれって楽しいのよ。簡単だから、やってごらん」

こうして、午後のあいだ全員でやすりがけをした。子供たちはその日のできごとを話した。わたしとちがい、子供たちの頭のなかはつねにジョージィで占められているわけではないようで、それがありがたかった。血と汗と涙の赤い染みのついたベッド二台は、いまもジャックの部屋にある。


書くことは、渦巻く思考を頭から吐きだす手段だった。ジョージィが亡くなったあとも紙にペンを走らせつづけた。問題と向きあう助けになった。死後一日めに日記帳を買ってきて、一日じゅうジョージィの部屋にこもって文章を書きつけた。病院でつけていた日誌とおなじく、月曜日、火曜日、水曜日といった曜日感覚はもうなかった。ただ数があるだけだった。一日め、二日め、三日め。ジョージィがいなくなってからの日数だ。

十日め。きょうは芝生を見て、あなたが駆けてくるところが頭に浮かんだ。わたしはあなたを抱きあげて、ぐるぐる回った。現実には、あなたはいない。もう二度とふれることができない。もう二度と姿を見ることもない。もう二度と「おやすみ」とか「あたしの、あたしの」という小さなかわいい声を聞くこともない。どうして逝かなければならなかったの。どうしてこんなことが起こらなければならなかったの。ジョージィ、あなたはとても勇敢で……

ノートに向かって書き物をしないときには、子供たちが寝静まるのを待って、夜中まで猛烈な勢いでコンピューターのキーボードを叩いた。書いていると気分がよかった。悪意に満ちた不快な言葉を書いても誰に聞かれるわけでもなかったし、何か生産的なことをしている気分になれた。

本も助けになった。子供をなくすことについて書かれた本は、見つかるかぎりすべて買った。おなじ悲しみを抱える母親と話をするのもよかったが、おなじように、いま自分が経験していることをすでに乗り越えた人々の話ならいくらでも読んでいられた。たとえば、妻と娘と母親を飲酒運転のドライバーに殺された男性の話。自動車事故で娘ふたりをなくした母親の話。登山中の事故で息子をなくした父親の話。本に出てくる人々の話が自分のことのように感じられた。彼らはわたしの友人となり、わたしは毎晩ベッドに入ってしばらくのあいだ、彼らの悲しみのなかに逃げこみ、彼らの痛みをわがもののように感じた。本を読むことで、共感できる人々の話を知っただけでなく、いつか自分もこの人たちとおなじように乗り越えられるはずだと思えた。

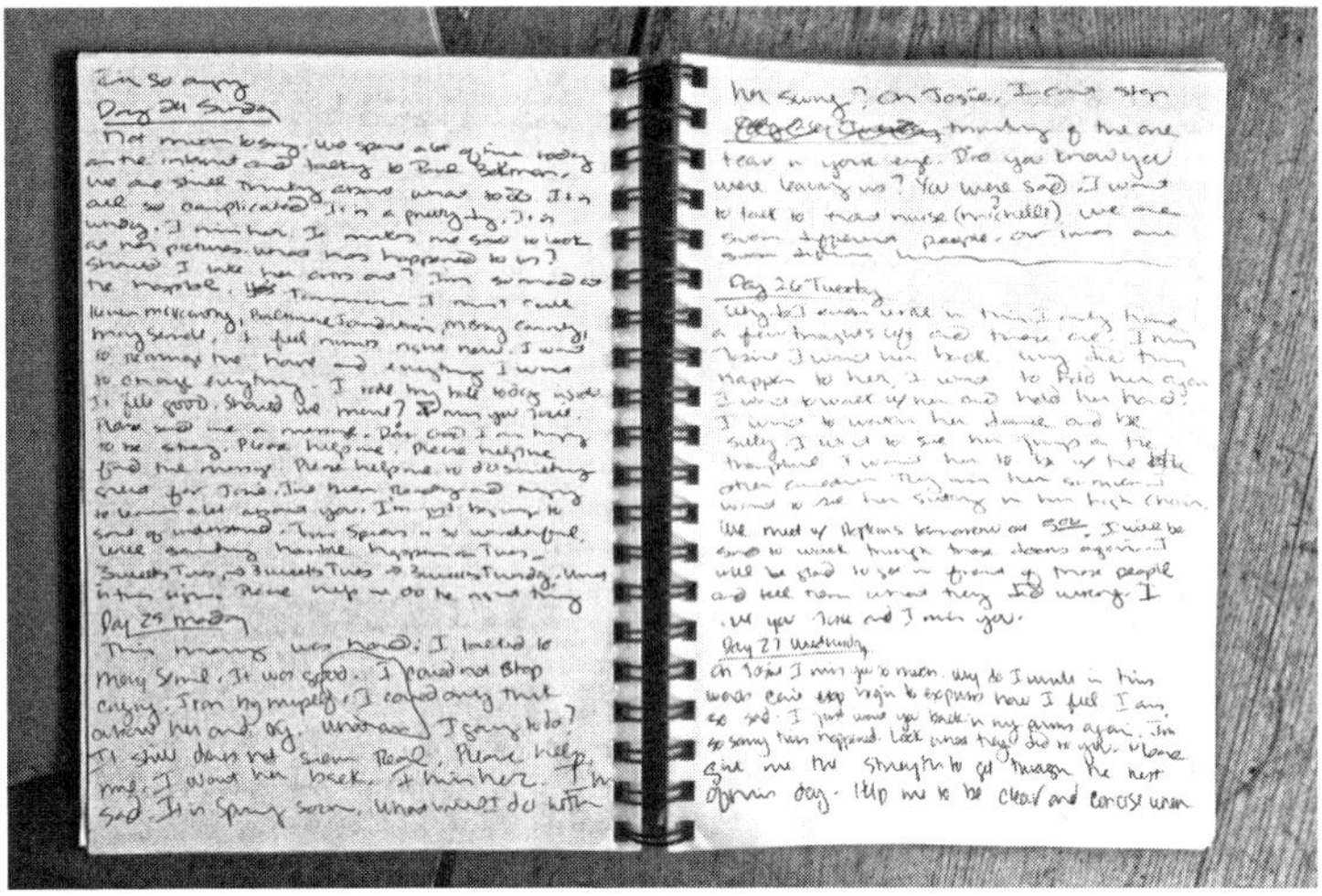

ジョージィ死後の日誌（「24日め」〜「27日め」）。
左上に「怒りがおさまらない（I'm so angry）」との記載も。

11 転機

ポール・ベクマン弁護士が心配しはじめた。ジョンズ・ホプキンス大学病院が和解案を提示してから何週間か経っていたが、わたしたちはまだ和解を受けいれていなかった。金銭を受けとるつもりがないというわたしたちの意向が現実になりそうだった。

八月のある日の夕方、ベクマン弁護士が家にやってきた。居間に腰をおろすと、和解案についてそろそろ決断するべきだと話した。「ジョンズ・ホプキンスは、これを無期限に提示しておくつもりはないんですよ」

「ジョージィの命はそんなお金とは引きかえになりません」とわたしは答えた。

「金額をつりあげることはできません」彼はもうなんどもわたしに説明していた。メリーランド州ではこうした状況における和解額に上限があり、それは百五十万ドルに少し欠けるくらいの額だった。これに精神的、肉体的苦痛――わたしとトニー、それにジョージィの苦痛――への補償が含まれる。もし亡くなったのがトニーだったら、和解額はこれよりはるかに大きくなるらしい。トニーには経済的な価値があり、賃金損失に対する補償も計上されるからだ。メリーランド州の法律からすれば、未成年者であるジョージィの経済的価値はそれより少ない。

医療過誤の補償上限や不法行為による賠償責任に関する入門書に書いてあることとおなじだった。ベクマン弁護士がこれを説明するたびに、意味がわからない、フェアじゃない、とわたしはいい返した。ベクマン弁護士は毎回おなじことをいった。

「法律ではそうなっているんです」

「何を提案されようと関係ありません。わたしたちはまだサインする気になれないんです」とわたしはいった。

「ジョンズ・ホプキンスにとってはバケツのなかの一滴の水、手首を軽く叩かれた程度のことなんだろうと思えてしまうんですよ。われわれが和解金を受けとったら無罪放免。それではあまりにも簡単すぎる」とトニーが説明した。

「法廷に持ちこみましょう」とわたしはいった。「勝てるはずだし、メディアだって大騒ぎするはず。そのときに病院がどうするか、見てみましょう」

「裁判になれば何年もかかります」とベクマン弁護士は答えた。「ひどい消耗戦になりますよ、あなたがたふたりにとってだけでなく、お子さんたちにとっても。ジョンズ・ホプキンスを叩きのめしたいのですか？　そのつもりで臨めば、向こうもあなたがたに対しておなじことをします。裁判に勝つことはまちがいありません。しかしそれでも、終わったときに手に入るのはすでに和解案で提示されている賠償金だけです。裁判をしても何も得るものはありません」

「あの人たちがしたことをみんなに知ってほしいんです。法廷に持ちこまなければ、メディアが話題にすることもないわけでしょう。ジョンズ・ホプキンスはできるかぎり隠して、それが起こったことすら忘れてしまうだけじゃないですか」とわたしはいった。

「メディアにならいますぐ電話をかけて、あしたの新聞に記事を載せることだってできますが、それでどうなると思いますか？　ひとつの悲しい話題としてローカル紙に載って、あとは忘れられるだけです」

「何もかもまちがってる」いままでの話のなかに和解金を受けとったほうがいいと思える要素は皆無だった。「あの人たちのお金なんかほしくないのよ」とわたしはくり返した。

「では、何を望むんですか？」とベクマン弁護士は尋ねた。

ジョージィを忘れないでほしい、ジョージィのことから何かを学び、二度とおなじことを起こさないでほしい、とわたしは彼に話した。「アメリカじゅうのすべての病院にジョージィの名前と、あの子がどうして亡くなったかを知ってほしい。そして病院関係者全員に何かを学んでほしいんです」わたしは怒りをぶちまけるようにそういった。

「では、それをしたらどうでしょうか？　和解金を使って。このお金は、放っておいたらどこかブラックホールのようなところに吸いこまれるだけですから」ベクマン弁護士はいったん口をつぐんで、和解案の書類を手に取った。「お金を受けとって、何かよいと思うことをするんです。何かジョージィのためになることを。悲しい話としてメディアに報道されるより、もっと大きなことができる。はるかに大きなものをつくりだせるはずです」

いわれたことを考えてみた。法廷で闘いたい気持ちはまだあったが、もしかしたらベクマン弁護士のいうとおりかもしれない。何年もかかるだろうし、ひどくつらいかもしれない。法廷での争いはセンセーショナルなニュースにはなるかもしれないが、それでどうなる？　わたしはトニーを見た。

「ベクマンさんのいうとおりだと思う。和解金を受けとって、それで何かをするべきだ」とトニーはいった。

そんなわけで、わたしたちは和解金を受けとった。書類にサインをし、数日後にベクマン弁護士が小切手を持ってきた。

わたしはローランド・アベニュー沿いの地元の銀行に行った。以前も通っていた場所だ。たいていは抱っこひもでジョージィを抱き、〈ストーン・ミル〉のコーヒーの入ったカップを手に持って。この日は小切手だけを持って列に並んだ。

「いらっしゃいませ。きょうはどんなご用でしょうか、キングさん？」窓口へ進むと、出納係のクリスティーが声をかけてきた。

小切手に署名をして窓口の向こうへすべらせた。彼女が小切手を見るのを眺め、ふだんの金曜日の出し入れとはちがうと気づくのを待った。このお金がどこから来たもので、わたしがどんな思いでいまここにいるか話したかった。この瞬間を何か意味のあるものにしたかった。わたしはクリスティーを見て、彼女が何かいうのを待った。けれども顔をあげたクリスティーはいつもとおなじことを訊いてきただけだった。

「いくらか現金を引きだされますか、キングさん？」

Part 3
変化

12　ジョージィ・キング財団

和解を受けいれてまもないころ、フィンク先生の言葉がわたしの悲しみ方を変えた。

「あなたの悲しみと怒りが発するエネルギーはすごく強い。そろそろ決断をしてもいいころじゃないでしょうか」とフィンク先生はわたしにいった。「悲しみと怒りが自分を蝕《むしば》むままにさせておくこともできる。一日じゅう家にこもって泣き暮らし、ジョンズ・ホプキンスや世間に対して憤っていればいい。あるいは、何もかもあきらめることもできる。それがいやなら、そのエネルギーを原動力としてまえに進んだらいかがですか」彼女は紅茶をひと口飲み、わたしを見た。「外に出ていって、その怒りを、その苦痛をなんとかするんです」

子供のころのことを――バージニア州のブルースファームで過ごした夏や、いまより幸せだったころのことを――思い返した。母がジーンズにビキニトップという格好で乗馬用の鞭を持って芝生のまんなかに立ち、乗馬を教えてくれた。「顔をあげて、踵《かかと》を落として」と命じる母の声を聞きながら、わたしたちはクロスバーを跳んだり、野原をギャロップしたり、石の壁を跳びこえたりした。誰かが落馬すると母が来て立たせ、涙を拭いて、骨が折れていないか確認したあと、ふたたび鞍《くら》に座らせるのだった。「馬から落ちたら、またすぐに乗らないと駄目よ」もうやめたいとわたしたちがいうと、母はいつもそういった。

その日はフィンク先生にいわれたことを考えながら帰宅した。神経内科医たちが、ジョージィはもう助からないといったときのことをふり返った。あのときは何かとてつもないことが起きようとしていると瞬時に悟った。ジョージィを取りあげられたからには何かすべきことがあるはずだと、最初からわかっていた。そしていま、わたしがするべきなのは一日じゅう家にこもって自己憐憫《れんびん》に浸ることではないとよくわかった。

先生のいうとおりだ。わたしは選択をする必要があった。もしかしたら苦痛や悲しみを涙以外のかたちに、もっとはるかに強力で生産的なかたちに変えられるかもしれない。神や信仰に救いを求めたり、痛みがなくなることを願いながら絵を描いたりギターを弾いたりするのをやめるべきときだった。ほかの何かを、ジョージィのためになる何かをするべきときだった。ジャックが望んだように、わたしは泣くのをやめたほうがいいかもしれない。グロリアがいっていたように、そろそろジョージィの部屋をあとにして、家から出る頃合いかもしれない。

トニーとわたしは和解金をどう使うか相談しはじめた。がんと闘う子供たちに寄付するべきだろうか？　新しいジョンズ・ホプキンス小児センターに遊戯室をつくる資金として提供したらいいだろうか？　子供と病院にかかわる何かをしたいというのははっきりしていた。だから日中トニーが働いているあいだにわたしはコンピューターのまえに座り、和解金の使い道についてヒントがないか探した。

とてつもなく大きなものにしたかった――国じゅうに、いや、それどころか国外にまで響くような、世界中を揺るがすようなものに。さまざまな選択肢を考えた。頭の奥にひとつの疑問があった。これに答えられる人物はひとりしかいなかった。

受話器を手に取り、リック・キッドウェル弁護士に電話をかけた。

キッドウェル弁護士はわたしの声を聞いてひどく驚き、ベクマン弁護士を通さずに直接連絡を取るのはまずい、と話しはじめた。もう終わったことだからとわたしはいった。わたしたちは書類にサインをしたから、と。

そのまま少し待っていてください、と彼はいった。

受話器を持ったまま座って待った。ポール・ベクマン弁護士に電話をかけて〝キング夫人が完全におかしくなったわけではない〟ことを確認しているのだろう。

わたしとの電話に戻ってきた彼はまるで別人のようだった。ジョージィの死について謝り、法的な手続きが苦痛を与えてしまったのならほんとうに申しわけなかった、とわたしにいった。

その謝罪に不意を衝かれたので、単刀直入にこう質問した。「ジョージィの死は不測の事態で、雷に打たれたようなものでした。ああいう医療過誤はしょっちゅう起きるわけではないんですよね？」

「じつのところ、毎日多くの人々が医療過誤でなくなっています。どこの病院でも起こっていることです。アメリカ国内の死因の上位を占めるという報告もあります」

衝撃的な事実だった。

「医療過誤については、誰もあまり話したがらないのです。医師や看護師はその事実を公にしようとはしませんし、患者は亡くなっているか、あるいは泥沼のような法廷闘争のただなかにいます。家族は悲しみのあまり何もできないケースがほとんどです」とキッドウェル弁護士は説明した。

その日はいったん電話を切り、オンラインで情報を集めることにした。読めば読むほど、問題の大きさがわかりはじめた。

医学研究所〔訳注／米国医学院〕が一九九九年に発表した『人は誰でも間違える――より安全な医療システムを目指して』によれば、毎年四万四千人から九万八千人が医療過誤で亡くなっていて、これはジャンボジェット機が毎日墜落するのに匹敵する。そしてこの報告では、医療過誤は、がんやエイズ、糖尿病、心疾患と並ぶ、アメリカ最大の死因のひとつと結論づけていた。米国医療機関認定合同委員会――医療の安全と質を評価、認証する国内最高機関――によると、警鐘事象、すなわち死や重い傷害を招いた予期せぬ医療事象のうち七十パーセント以上が、コミュニケーションの断絶によって起こっていた。ジョージィの身に起こったのとおなじように。

毎晩、トニーが仕事から帰ってくると、わたしは医療過誤と患者安全についてわかったことをすべて話した。

わたしたちは財団を設立することにした。目的は、患者が医療過誤により傷ついたり死亡したりするのを防ぐことだった。財団にはジョージィにちなんだ名前をつけ、ジョンズ・ホプキンス大学病院からはじめることにした。


財団を機能させるには、わたしたちがやりたいと思っていることの価値を信じてくれて、血のにじむような思いで手にした和解金を信頼して預けることのできる人が病院の内部に必要だった。わたしたちと仲のよい友人で、たまたまジョンズ・ホプキンスに勤めていたデイビッド・クロムウェルという医師が、まさにうってつけの人物を知っているといって電話をかけてきた。ピーター・プロノボスト、父親を医療過誤でなくした麻酔科医であり、患者安全に情熱を燃やしている。

自分はちょうど患者安全に関する定例会議に出席したばかりなのだが、そこでプロノボスト先生が講演していた、とデイビッドはわたしに話した。彼の説明によれば、こうした会議はふつうは無味乾燥な統計やパワーポイントを使った長たらしいプレゼンテーションばかりで、はっきりいって退屈なことが多いらしい。「だけどこの会議はそうじゃなかった」とデイビッドはいった。

「プロノボスト先生が話したときには、みんなラップトップをとじて、携帯電話をしまった。話をちゃんと聞いていたよ。先生の話は心を打つだけでなく、聴衆を奮い立たせるんだ」

次の日、わたしはプロノボスト医師に電話をかけた。わが家までトニーとわたしに会いにきてくれるという。数日後、彼はドアロに立っていた。デイビッドは何もいっていなかったが、ピーター・プロノボスト医師は二十歳そこそこに見えた。

「電話でお話ししたときにはもっと年輩のかたかと思いました。ジョンズ・ホプキンスの若い先生とは、もうどなたともお付き合いしたくないのです」わたしはおずおずといった。

私はソレルさんと同い年ですよ、と先生は明かした。わたしは彼を家に招き入れた。

プロノボスト先生は医療の質と安全の分野では一流の研究者で、包括的ユニット別安全プログラム（ＣＵＳＰ）をつくった人物だった。先生はＣＵＳＰについて詳細に語り、その興奮はこちらに伝染した。「患者安全は文化の問題なんです。大切なのは、医師と看護師が互いの話に、そして患者さんと親御さんの声に耳を傾けることです。インシデントに発展する前に問題を解決して、チームワークを改善する――コミュニケーションの問題なんです」

〔訳注／患者安全領域でいう「インシデント」は〝患者に不必要な害を及ぼす可能性があったか、実際に害を及ぼした事象または状況〟を指す。「文化」は、〝特定の集団または組織の姿勢や考え方〟を指し、組織経営学でいう「企業文化」がもとになっている〕

ＣＵＳＰは六つのステップからなるプログラムで、まさにこうした問題に対処するためのものだった。第一のステップは病院文化の評価である。これは部門ごとに、患者安全について質問をすることで評価できる。質問は例えば以下のような内容だ。チームワークは有効に機能しているか。人員の配置に問題はあるか。管理部は患者安全に関する懸念に対処しているか。この調査で介入まえの有効性が評価できる。「目標を定めるには、現状をしっかり理解する必要があります」とプロノボスト先生はいう。第二のステップは、安全の重要性を医療従事者に教育することだ。第三のステップは問題の特定。ここでも各部門に簡単な質問をする。「この患者さんに起こりうる害は何か」。第四のステップは、これらの問題を取りあげて優先順位をつけたうえでの、多職種連携チームによる問題解決のための計画策定である。問題を解決できれば成功事例となる。第五のステップは、この成功事例——学んだ教訓と、医療の安全と質を改善するためにおこなったプロセスの変更——をほかの部門ならびにほかの病院と共有することだ。そして最後のステップが当該部門の再評価である。

プロノボスト先生のプログラムは理に適っていた。トニーと一緒に話を聞くうちに、もしこういうプログラムがジョンズ・ホプキンスで実施されていれば、ジョージィはいまも生きていただろうと思えた。

わたしたちはプロノボスト先生が好きになった。とても熱心に自分の仕事に取り組んでいるようだった。家族についても話してくれた。エマという名前の娘がいて、ジョージィが生きていれば同い年だった。コーヒーテーブルの上に置いてあるジョージィの写真を見たとき、先生の目には涙が浮かんだ。

ドーバー小児センター長との金曜日の電話はつづいていたが、もう文句ばかり並べているわけではなかった。いまでは、医療過誤を防ぐためにジョンズ・ホプキンスとジョージィ・キング財団がどのように提携できるかを話しあっていた。わたしたちはプロノボスト先生と力を合わせ、半年後には和解金の大半をジョンズ・ホプキンスに戻すかたちになった。そのお金で、ジョージィが入院していた病棟でCUSPがふたつ実施された。これは〈ジョージィ・キング小児患者安全プログラム〉と呼ばれることになった。

患者安全の世界によちよち歩きで踏みだせたことはうれしかったが、これはジョージィのためにしなければならないことのほんのはじまりにすぎなかった。

リック・キッドウェル弁護士の言葉が頭のなかで響きつづけていた。医療過誤については、誰も、あまり話したがらないのです。

わたしは話したかった。医師や看護師のまえに立って、彼らにジョージィの話をしたかった。すべての医師、すべての看護師にジョージィの名前を知ってほしかった。受話器を手に取り、キッドウェル弁護士に電話をかけた。そして、ジョージィの話がしたいと彼に伝えた。

「そうするべきです。聞きたがる人はたくさんいる。みんな耳を傾けるでしょう」

ジョンズ・ホプキンスにとってはよごれた洗濯物を人まえにさらされるような話なのに、彼がゴーサインを出すとは意外だった。それどころか、キッドウェル弁護士はわたしのあと押しをしてくれた。しかしわたしがジョージィの物語を共有したいと思ったのは百パーセント善意からというわけでもなかった。もちろん医師や看護師にジョンズ・ホプキンスの間違いから学んでほしかったからだが、病院を責めつづけることができるから話をしたいという気持ちもどこかにあった。そう簡単に許す気にはなれなかった。

ひと月後、キッドウェル弁護士は、わたしがジョンズ・ホプキンスの症例検討会で話せるように手配してくれた。症例検討会は、多くの大学病院で定期的にひらかれ、通常は一時間程度の会議で、情報の共有や新しい処置の解説、新技術の紹介がおこなわれる。会議は医師、看護師、または病院の経営陣が実施し、その目的は病院スタッフの教育と情報提供である。

わたしはハード講堂の木造の演台のまえに立った。室内は円形競技場のようなつくりだった。バルコニーまでつづく座席を見あげると、空席はなく、白衣と手術着とスーツの海だった。いままでスピーチをしたことなどなかったが、きょうはまさにジョージィの死にかかわった人々をまえに話をするのだ。メッセージは懸命に練りあげてきた。ほんとうは金切り声をあげて、どんなに苦しんでいるか怒鳴りつけるように話したかったが、本心のままにふるまえばあの人たちは部屋を出て首を横に振り、ソレル・キングさんは正気を失っているといいあうだけだろう。それに、この苦痛を表現できる言葉などなかった。

代わりにジョージィの身に起こったことを、ジョージィへの治療がどのように崩壊したかを具体的に話した。科学の実験結果であるかのようにかみ砕いて説明し、互いの話に耳を傾け、患者の声に耳を傾け、患者の家族の声に耳を傾けるように心から訴えた。わたしに力をかしてほしい、わたしを助けてほしいと話した。

数日後、ピーター・プロノボスト先生から、一緒にボストンに行ってＩＨＩ会議で話をしませんかと持ちかけられた。わたしは躊躇し、子供たちを置いて出かけたくないと返事をした。ＩＨＩがなんの略かさえ知らなかった。

プロノボスト先生の説明によれば、医療の質改善研究所（ＩＨＩ）は、現行の医療制度の範囲内で医療の質と安全を改善するための組織だった。ドナルド・バーウィック医師――ボストン出身の小児科医――のほか、アメリカの医療の質を改善する必要があると考えた数名の医師によって一九九一年に設立された。彼らは患者のベッドサイドであまりにも多くのエラーが起こるのを目にしていた。たとえば航空、原子力、自動車業界では質と安全の向上に心血を注いでいるが、医療業界ではこれまでにそういう試みがなかった。

「彼らはあなたの話を聞くべきです。ジョージィの物語を」とプロノボスト先生はいった。「国じゅうから集まる三百人の医師や看護師、病院管理者のまえで話をするチャンスですよ」わたしがノーといえないことが彼にはわかっていた。ジョンズ・ホプキンスの壁の向こうまでジョージィの物語を届けたいとわたしがどれほど強く願っているか、先生は知っていたのだから。

ある調査によれば、人生の二大恐怖は、死と、人前での演説だそうである。わたしもよく覚えているのは、学校の授業で本の感想を発表することになり、席に座って自分の番を待っていたときに感じた恐怖だ。胃はむかつき、口は渇き、手のひらは汗でじっとりする。いおうと思っていたことを忘れてしまったらどうしよう？　単語の発音をまちがえたら？　聞くに堪えないひどい発表になってしまったら？　溶けて椅子に染みこんで、消えてしまいたかった。

ところがいまは、あまりにも悲しく、怒りも強く、ひどく疲れてもいたので、そうした恐怖の影響を受ける余裕がなかった。ここで頭の奥にある考えを三百人と共有できようができまいが、大型トラックに轢《ひ》かれようが、何も感じないような気がした。見知らぬ人々のためにジョージィの死を追体験しなければならなかったが、ジョージィの物語をジョンズ・ホプキンスの外へ届けそこねるとしたらそちらのほうがいやだった。

「……わたしは同情を求めているわけではありません」

演台の端を握りしめ、わたしは語った。

「皆様には、この壊れたシステムを直していただきたいのです。このシステムはジョージィのほかに、今年九万八千人もの人々を死に至らしめました。これを変えられるのは、いまここにいる皆様です」


強すぎるライトに目を細くしながら、国じゅうから集まった三百人の聡明な医師と看護師と管理者の目を覗きこんだ。こらえようとした涙はこぼれてしまった。

あの日演壇に立ったのは、良質なセラピーのような体験だった。わたしは話し、参加者は聞いた。聞いただけでなく、大きな関心を示した。彼らは立ちあがって拍手をした。演壇をおりると握手を求め、感謝の言葉を述べた。わたしを抱きしめて、自分自身の医療過誤の体験を囁《ささや》く人もいた。参加者自身やはり愛する人をなくしていたり、患者のベッドサイドで間違いを目撃したりしていた。あの日はひとりで泣かずにすんだ。

飛行機で家に向かいながら、ジョージィの物語は、まさに問題を解決できる立場にある人々の心の琴線に触れたのだと気がついた。彼らの反応を思いださずにはいられなかった。わたしの話を聞いたときの様子。涙を流し、秘密をうちあけてくれたこと。何かに飢えているようだった。それが何かはわからなかったけれど。もしかしたら、患者安全に異なる方向から目を向けたのがよかったのかもしれない。データや統計の話はしなかった。パワーポイントを使った長たらしいプレゼンテーションもしなかった。わたしはあちら側の人間ではなかった――ほんとうの話を抱えた部外者だった。

家に帰りついて、子供たちやトニーと過ごせるのがうれしかった。四歳のエバを膝にのせてコンピューターのスイッチを入れると、聴衆のなかにいた医師や看護師や管理者たちからの電子メールが山ほど届いており、信じられない思いでそれを見つめた。彼らはスピーチの原稿のコピーをほしがった。自分の病院に持ちかえって、同僚の医師や看護師と共有したいというのだ。がんの専門医で、患者安全に関する非営利組織のリーダーを務める人物がやはり聴衆のなかにいて、あの日たまたまビデオカメラを持っており、わたしのスピーチを撮影していた。名前はチャールズ・デナム医師、みんなからチャックと呼ばれていた。会議のあった数日後、彼から箱が送られてきた。あけてみると、わたしのスピーチをおさめたＤＶＤが二十枚出てきた。〈ジョージィの物語〉というタイトルとジョージィの写真が一枚一枚に印刷してあった。ＤＶＤをほしいといってきた病院にこれを渡し、代わりにジョージィ・キング財団に寄付をしてくれるように頼むといいですよ、と先生はいった。

「どれくらいお願いすればいいのでしょう？　十五ドル？　二十ドル？」

「医療業界は教育ビデオに多額の金を払うことに慣れていますから……そうですね、二百五十ドルというんです。喜んで財団を支えてくれますよ」

電子メールやＤＶＤの送付依頼とともに、さまざまな物語もやってきた。たいてい看護師からだった。みな、出身地だとか、どこの病院で働いているとか、自分のことを少し教えてくれた。子供のいる人もいれば、看護師になったばかりの人もいたが、多くがベッドサイドで医療過誤を目撃していた。ジョージィの物語を聞かせてくれてありがとう、とみながいった。おかげで自分の看護のしかたが変わった、とも。あの映像を同僚の医師や看護師にも見せたいといった。

一週間後、二十枚のＤＶＤを持って郵便局へ行き、国内のさまざまな病院へ発送した。デナム先生はさらに四十枚つくって送ってくれた。何日かのうちに、それもすべて発送してしまった。ゆっくりと、しかし確実に、ジョージィの物語はジョンズ・ホプキンス大学病院の壁を越え、わたしは自分なりに国じゅうの医師や看護師と個人的な関係を築きつつあった。

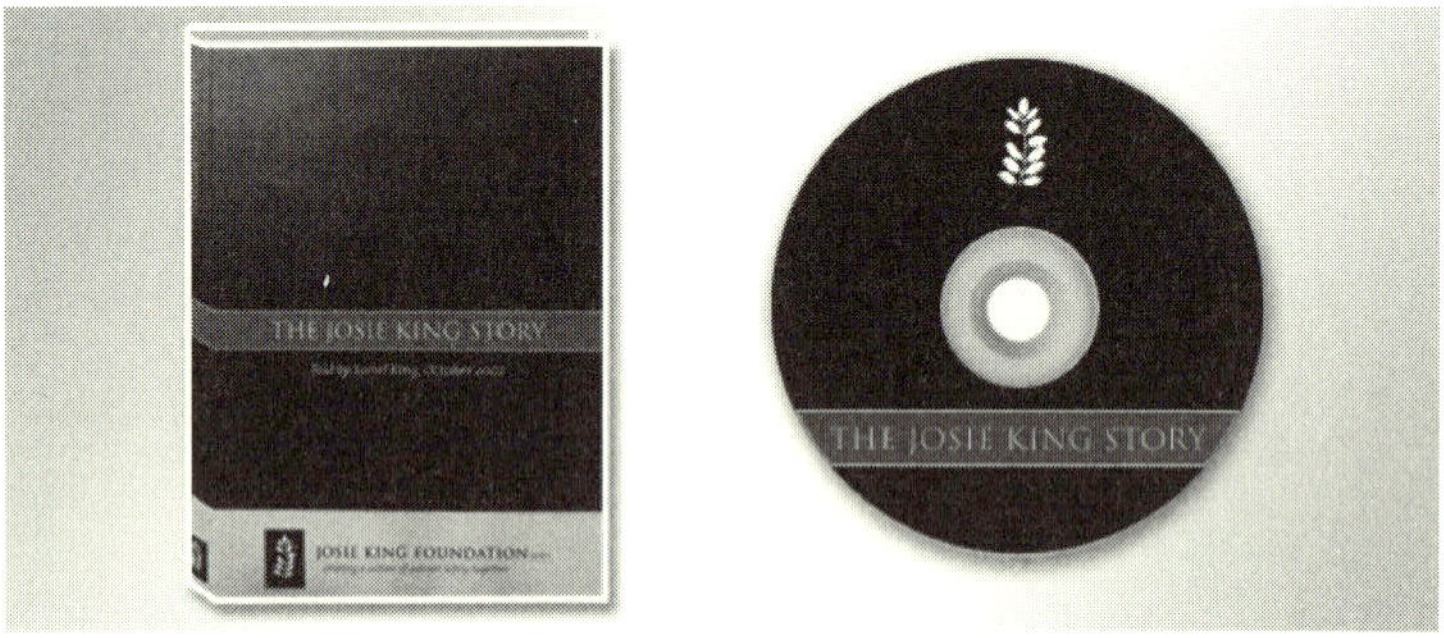

IHIでの講演が収録されたDVD〈ジョージィ・キングの物語〉。

13　動きだした活動

ボストンでのスピーチの噂が医療業界内に広まるにつれ、講演の依頼が舞いこみはじめた――全米患者安全基金（ＮＰＳＦ）や、米国医療研究品質庁（ＡＨＲＱ）、米国医療機関認定合同委員会からだった。どういう人たちなのか、何をしている団体なのか、わたしはまったく知らなかった。誰にアドバイスを求めたらいいかもわからなかったので、かつては敵対していたリック・キッドウェル弁護士にふたたび電話をかけた。

彼は質問に答え、患者安全の世界の主な登場人物をざっと教えてくれた。聞いているうちに、それ自体ひとつの業界のようなものだとわかってきた。

精神的に耐えられるならそういう組織でも話すべきだ、と彼はいった。「患者安全の概念は非情に複雑です。文化を変えるプロセスは実行がきわめてむずかしい。いままでに訓練されて身につけてきた思考方法や行動様式を変えなければならないのですから。医師や看護師は患者安全に関する情報を山ほど与えられているので、感覚が麻痺している場合もありますし。だから彼らはわたしたちのような弁護士からはそういう話を聞きたがらないんですよ。しかしジョージィの物語はちがいます。話そのものにも、あなたの話し方にも独特の力がある。患者安全について、人々に改めて考えさせることができるんです。彼らもあなたの話には耳を傾けるでしょう」

子供たちやトニーを置いて出かけるのは厳しかった。それに、わたしは飛行機に乗るのが大嫌いだった。トニーが行くなといってくれたらいいのにとたまに思ったが、キッドウェル弁護士とおなじく、彼もいつもわたしの背中をそっと押すのだった。これこそぼくらがジョージィのためにすべきことだよ、とトニーはわたしにいった。グロリアのほうを見ると、彼女もわたしをドアから押しだすようなしぐさをした。「行ってらっしゃいな」

どうやら子供たちも、じつはわたしが出かけるとうれしいらしかった。トニーは三人を学校へ送る途中に〈ミス・シャーリーのカフェ〉に寄り、子供たちはそこでホイップクリームののったストロベリー・パンケーキを注文した。学校から帰れば、グロリアがアニメを見せてくれたし、アイスクリームを食べさせてくれた。わたしだったら平日には許さないことを、ことごとくやらせてもらえるのだ。

キッドウェル弁護士とおなじく、プロノボスト先生も貴重な協力者だった。彼は人まえで話をするのが驚くほど上手だった。謙虚で、それでいてカリスマ性があった。ボストンでのスピーチの数週間後、プロノボスト先生とわたしはワシントンDCで全米患者安全基金（NPSF）の人々をまえに話をした。医療業界には患者安全文化が必要だと話した。わたしは患者の視点から、先生は組織の視点から。よくできたチームだった。〔訳注／「患者安全文化」は〝医療に関わるすべての人が安全を最優先し、組織ならびに個人としてその実現を目指す文化〟の意〕

その後まもなく、〈グッドモーニング・アメリカ〉というテレビ番組のプロデューサーから電話がかかってきた。わたしたちふたりに番組に出てもらいたいという。プロノボスト先生は乗り気だったが、病院側は躊躇した。ジョンズ・ホプキンスはわたしが医療業界の内部で病院の間違いについて話すことは受けいれたが、プロノボスト先生とふたりで組んで全国放送のテレビで話をするとなるとまたべつだった。

「病院は、僕を行かせないと思います」と先生はいった。「僕が出なければあなたも出ないと考えているんです」

わたしは病院の広報担当者に電話をかけた。担当者の説明はこうだった。病院内にはプロノボスト医師が番組に出ることをよしとしない人々がいる。ジョンズ・ホプキンスの利益につながるとはいいがたいからだ。

大事なのは病院の利益ではなく医療過誤を防ぐことだ、とわたしは主張した。「もし先生とわたしが全国放送に出れば、どこかの先生や看護師さん、そして患者のご家族がこの話を耳にするかもしれません。毎年九万八千人もの人々が亡くなっていて、それを誰かがなんとかしなければならないというメッセージが伝わるかもしれない。皆さんはわたしたちの財団からお金を受けとっておきながら、わたしが正しいと思うことをする手助けをしてくださらないのでしょうか。それはまったく恥ずべきことで、それこそジョンズ・ホプキンスの不名誉というものでしょう。わたしは来週、チャーリー・ギブソンの隣に座るつもりです。その隣に病院の関係者がいたほうが、はるかにましに見えると思いますよ」

一週間後、プロノボスト先生とトニーとわたしはニューヨーク市へ向かう列車に乗った。ジョンズ・ホプキンスの広報部から、代表者がついてきた。まえの晩の夕食はこの女性がご馳走してくれた。彼女はわたしのそばにいて目を離さず、壊れかけた大砲が火を噴く兆候がないか見張っていた。

翌朝、〈グッドモーニング・アメリカ〉のセットに到着した。照明は明るく、カメラはまっすぐわたしたちに向けられていた。わたしの上のスクリーンにジョージィの写真が映しだされていた。ダークブルーのシャツを着たジョージィ。一本だけ生えた歯の見える笑顔の写真だった。数百万人がジョージィの顔を見ながらわたしたちの話を聞くことになる。

ほんの数分の短いインタビューだった。しかも大半はジョンズ・ホプキンスの医療過誤防止の取り組みについて、プロノボスト先生がチャーリー・ギブソンに話すことで過ぎた。

結局のところ、ジョンズ・ホプキンスにとってもいい宣伝になった。病院側は喜び、わたしのほうは話が病院にとってうまく運んだことにうんざりする気持ちもあったものの、彼らがもっと安全な病院になることを全国放送の報道番組で――何百万もの視聴者のまえで――約束した事実を心にとめた。

番組のあと、トニーは仕事のため急いでニューヨーク市の支社へ向かった。わたしはプロノボスト先生と並んで列車の座席に座り、ボルティモアへ戻った。彼がラップトップで仕事をするあいだ、わたしは窓の外を眺めながら、家でジョージィがジャック、レリ、エバと一緒に待っていてくれたらいいのにと思っていた。気持ちがすべり落ちていくのがわかった。先生もそれを感じとったにちがいない。ラップトップをとじ、わたしの誕生日はいつかと訊いてきた。

「九月四日です」涙ぐんだ目を見られたくなかったので、視線を窓の外に向けたまま答えた。「先生は？」

僕の誕生日は二月二十二日です、と彼はいった。

人生にはときどき小さな偶然があり、そういう偶然は道しるべのように何かを示していることがある。止まれ、要注意。ここには何かがある。

「ジョージィの命日です」とわたしはいった。

先生とわたしの意見が一致した。これはただの偶然ではない。何かのしるし、わたしたちが正しい道を進んでいるというしるしであるはずだ。

一緒に働けば働くほど、プロノボスト先生のＣＵＳＰがほんとうにすぐれていることがよくわかった。下から変えていこうというのが全体を貫く哲学だった。看護師や最前線で働くスタッフに権限を与え、上層の管理者からの指示を待つのではなく、自分たちで問題を特定して、自分たちで解決できるようにする。このアプローチのすばらしい点のひとつは、問題が自分のものであるという意識を生みだし、全員を巻きこむところだった。こと患者安全に関しては公平な場が必要だ、上下関係が入りこんではならないと先生はよくいっていた。

生まれたアイディアやかたちになった企画、学び取った教訓の蓄積を見て、ＣＵＳＰを電子化するべきではないかと思いはじめた。そうすればほかの病院の人々もさまざまな成功事例を――学んだ教訓を――共有し、役立てることができる。しかしわたしにはそれをまとめあげる能力はなかったし、誰かほかの人にやってもらうとなれば何千ドルもかかるはずだった。たまたま、義兄のジェイが教育ソフトの専門家だった。ちょうど自分のソフト会社を売却したばかりで、新しい企画を探していた。わたしはジェイに患者安全についていままでに知ったことをすべて送った――本も、記事も、ウェブサイトのＵＲＬも。『人は誰でも間違える』も送った。これを次の仕事にしようとジェイに思ってほしかった。ジェイをピーター・プロノボスト先生に紹介したかった。

数カ月後、プロノボスト先生とわたしはボストンにある医療の質改善研究所（ＩＨＩ）でふたたび講演した。わたしは近くに住んでいたジェイをＩＨＩでの講演に招き、さらに――こちらのほうが重要なのだが——ホテルのバーで先生とわたしと一緒に飲もうと誘った。そして先生とジェイを引きあわせた。先生の熱意は伝染する。プロノボスト先生がCUSPについて長々としゃべるのを聞き、ジェイはすべてを吸収した。

一週間後、ジェイが飛行機でボルティモアまでやってきて、わたしたちはその日の午前中をプロノボスト先生のオフィスで過ごした。オフィスには紙をはさんだフォルダーがあり、ワード文書があり、電子メールがあり、スプレッドシートがあった。いたるところに情報が散らばっていたが、これらの情報は非常に有用なのだと説明された。CUSPはすばらしいが、その情報量が重荷で、扱いに人手がかかりすぎる。ぜひとも電子化する必要があった。ジェイが仕事に取りかかり、一年後、〈ジョンズ・ホプキンス患者医療の質革新センター〉の協力のもと、〈患者安全グループ〉を立ちあげた。

〈患者安全グループ〉は、プロノボスト先生のCUSPに基づくオンラインのプロジェクト管理ツール、eCUSPを提供する。これでもう、患者安全にかかわる問題がフォルダーにはさまれて机上に放置されることもない。インターネットの力で、複数の病院が自分たちの取り組みをほかの病院と共有できる。

ジェイが加わったのはほんとうによかった。頭がよく、いつもいいアドバイスをしてくれて、何より一緒に働いていて楽しかった。本物の兄のような存在であり、わたしとおなじくすぐに医療業界での仕事に没頭し、わたしたちのプロジェクトの重要性を理解した。

彼がジョージィ・キング財団の最初のウェブサイト（www.josieking.org）をつくってくれたおかげで、わたしの生活は信じられないほどシンプルになった。いまや病院の人々は、わたし個人に電話をかけたりせずに、ウェブサイトを見るだけでよかった。そこからスピーチの原稿をダウンロードできるし、ＤＶＤの送付を依頼することもできる。ジョージィ・キング小児患者安全プログラムに関する情報も、患者安全グループについての情報も載っていた。また、ジョージィ・キング財団について知ることも、患者安全について読むこともできた。わたしたちはゆっくりとまえに進んでいた。

まもなく、患者安全グループは全国の病院で活動するようになった。ＤＶＤ――すでにヘブライ語とスペイン語に翻訳されていた――のおかげで、ジョージィ・キング財団への寄付も絶えなかった。ジョンズ・ホプキンスではじめたふたつの小児患者安全プログラムもうまくいっていた。病院で半年にわたって会合があり、変化が起きてものごとがまえに進むところを直接見られたのはうれしかった。

ジョージ・ドーバー小児センター長がアイディアをひとつ出してきた。「小児センターに患者安全専任職員を配置するのはどうでしょう？　医療スタッフが耳を傾け、コミュニケーションを取り、患者安全に関する不安をきちんと報告していることを確認する。それだけを仕事とする職員です」

　わたしはそのアイディアがおおいに気に入った。ジョンズ・ホプキンスはより安全な病院になるだろうし、わたしがその患者安全担当者と協力できれば、財団のお金が正しく運用されていることがわかってトニーもわたしもさらに安心できる。

　マレーネ・ミラー先生は米国医療研究品質庁（ＡＨＲＱ）で働いてきた若い小児科医で、患者安全と医療の質について研究していた。先生のことは初対面から好きになった。小児科医で、幼い子供ふたりの母親でもあった。プロノボスト先生の妻でもあり、そこもいいと思った。夕食のときのふたりの話題は、患者安全やジョンズ・ホプキンスのことかもしれない。このふたりならきっといい結果を出せるだろう。

　ジョージィ・キング財団はミラー先生を雇用するための資金を提供し、先生はセンター長に直接報告をする。彼女やプロノボスト先生が取りあげる懸念はすべて、ジョンズ・ホプキンスが真剣に検討するはずだった。

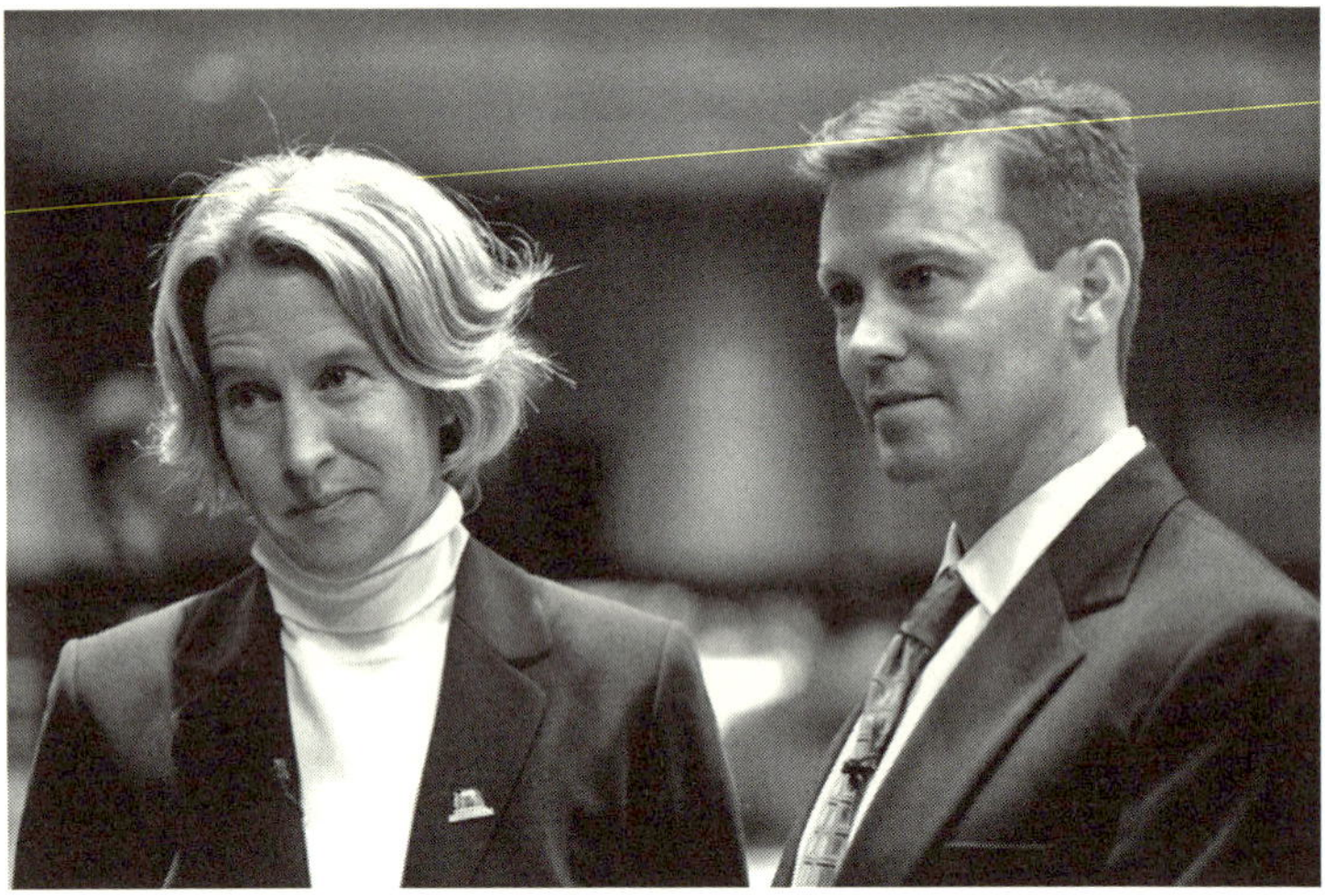

ソレルとピーター・プロノボスト医師。二人三脚で患者安全活動に取り組んでいく。

14　新しい命

　サンドラ・フィンク先生との毎週のカウンセリングもうまくいっていた。新しいことに挑戦するといいという彼女の勧めにずっと従っているため、ギターは上達し、〈エーデルワイス〉が弾けるようになった。悲しみを抱えたまま暮らす方法もわかってきた。人まえに立てたし、人と話もできたし、多少はまともに見えた。新しいことをしようとすると少しのあいだ深い悲しみから抜けださなくてはならず、そうしているうちに時間が過ぎた。絵を描くこと、やすりをかけること、書き物をすること。どれも悲しみ以外の何かに気持ちを集中しなければできないことだった。

　オフィスで座ると、フィンク先生はカウンセリングの冒頭でジョージィの埋葬について話すようにという。いまではもう、これがどういう課題かわかっていた。くり返し話すことが、そのできごとを自分のなかで処理する助けになるのだ。だからわたしは話した。みじめな詳細まですべてを彼女に話した。家のなかにジョージィの写真を飾っているかと先生は尋ねた。飾っていない、とわたしは答えた。

「何枚か飾っておくといいんじゃないでしょうか。ジョージィはいまも自分たちの生活の一部なのだと、子供たちもわかったほうがいいですから」

ときどき、ああしろこうしろといわれるのにうんざりすることがあった。わたしがどう感じているか知りもしないくせに、と思ってしまうのだ。ジョージィの顔や笑み、まだ生えそろわない歯、逆立った前髪を見たときの焼けつくような痛みなどわかるはずもない――先生は子供を失ったことがないのだから。いったいどんな目的でジョージィの写真を飾るのだ？　なぜわざわざ痛みをひどくさせる真似を？　もう埋葬の話もジョージィの写真の話もしたくなかった。

「子供を産むっていうのはどうですか？」とわたしは尋ねた。

彼女は驚いた顔でわたしを見て、ひとしきり講義をした。新しい家、新しい夫、新しい人生を見つけたほうがいいような気がすると話すたびになんども聞かされてきたお説教だった。「ほとんどのセラピストがおなじことをいうと思うけれど、痛手を受けたあとに大きな変化を起こすのは、一年待ったほうがいいんですよ」

それは本でも読んだことがあった。彼女のいうとおりだった。本に書かれていたのも、子供をなくして最初の一年が過ぎるまでは人生に変化を起こさないほうがいいというアドバイスだった。ちがう家に引っ越してはいけない。新しい部屋には悲しい思い出がないように思うかもしれないが、苦痛や悲しみはどこまでもついてくる。べつの街に移ってもいけない。新しいスタートを切ることが助けになると思うかもしれないが、苦痛や悲しみはそこにもついてまわる。そしてこの種の本がいちばんに強調するのが、すぐに子供をつくってはいけないということだった。その子供が痛みを消してくれると思うかもしれないが、新しく生まれた子供は亡くなった子供の代わりにはならない。苦痛や悲しみは、何をしようと、どこまでもついてくる。一年待つことだ。そのころにはもう少しものごとをはっきり考えられるようになっているはずだから。

トニーもわたしも、こうしたことはすべて考えた。全部置いて逃げだしたいと思ったこともあったが、すぐに現実が身にしみた。どこに行こうと、何をしようと、ジョージィのいない空白はずっとそのままだとわかった。

「でも」とわたしはいった。「いま妊娠七カ月なんです」先生は驚き、なんといっていいかわからない様子だった。数秒ののち、彼女は立ちあがり、近づいてきてわたしを抱きしめた。

トニーとも、もうひとり子供を持とうとわざわざ相談したことはなかった。ジョージィの代わりにならないことはよくわかっていたが、何かがほしかった。希望が。新しいはじまりが。水を飲んだり、食事をとったりするのとまったくおなじように、わたしが生き延びるには妊娠することが必要だった。

しかし今回の妊娠はほかのときとはまったくちがった。生理がこなかったときに喜んで跳びあがったりしなかったし、妊娠検査で青い線が現われても幸せではちきれそうにはならなかった。毎月の検診を楽しみにすることもなかった。それどころか、検診が怖かった。これから母親になるはずの若い人たちを見ながら待合室にいるのがとてもいやだった。わたしは彼女たちとはちがった。共通点など何もなかった。隅のほうに腰かけ、タイム誌のうしろに隠れて、涙をこらえながら文字を見つめた。ジョージィを裏切っているような気分だった。消毒薬のにおいをかぎ、金属のトレーや器具、白衣などを見ると、意識は急速にジョンズ・ホプキンスのPICUへと戻っていった。

わたしは怯えきっていて、医師が入ってくるのを待つあいだ、紙のガウンを着て冷たい診察台に座って泣いた。検診のたびに泣いた。医師はそれを承知で部屋に入ってきた。

ビタミンをとり、健康的な食事をしたが、それ以外は妊娠していることを完全に意識の外に締めだしていた。トニーともほとんど話題にしなかった。この子が生まれるまでは、悲しむという作業をつづけなければならない。そういう暗黙の了解があった。

七カ月めに入ると、トニーの大きなTシャツやセーターを着てもおなかのふくらみを隠せなくなった。そろそろみんなに話すしかなかった。あるさわやかに晴れた日、わたしは隣人の庭を横切って森へ散歩に向かった。隣人は庭で作業をしていて、こんにちはと声をかけてきた。わたしを見るときの彼女の顔はいつも悲しそうで、このときは目に涙を浮かべていた。妊娠についてはまだ誰にも――子供たちにさえ――話していなかったが、なんとなく彼女に話したくなった。隣人は軍手を放りだしてわたしを抱きしめた。そのことがあってから、隣人はまたうれしそうな顔でわたしを見るようになった。週が進み、月が進み、妊娠のことを友人や家族に話しはじめると、みんなこの隣人とまったくおなじ反応をした。

このころには週に一回か二回、ローラと森を歩くのが習慣になっていた。ローラは一緒に楽器を買った友人で、子供をなくすとはどういうことか理解していた。同病相哀れむとはよくいったもので、わたしはローラとの散歩を楽しみにしていた。彼女には以前から何回も出産前パーティー《ベイビーシャワー》のことを尋ねられていて、わたしはそのたびに今回はほんとうにやりたくないのだと答えた。もともとそういうたぐいのパーティーが好きなタイプでもなかったし、いまとなってはなおのことそうだった。

「いっておかなきゃならないことがあるの」十一月のある日の午前中、森のなかを歩いているときにローラがいった。「あなたの家に戻ったら、ちょっとしたサプライズ・パーティーが用意されているはずよ。あんまり不意打ちみたいになるのもいやだから先に話したけど、ちゃんと驚いてみせてね」

だから友人たちとグロリアがソファのうしろから飛びだしてきたとき、わたしは驚いたふりをした。友人たちはスターバックスのコーヒーと、ベーグルと、新鮮な果物を持ち寄っていた。わたしたちは陽当たりのいいキッチンにいた。悲しみのまっただなかにいたわたしに何カ月もつきあってくれた友人がみんないて、この日、このいっときだけはなんの気兼ねもなかった。将来だけを思い、もうすぐ生まれてくる子供のことだけを考えた。友人たちはわたしを囲んで座り、次から次へとプレゼントを渡してくれた。最後の贈り物はメアリー・エレンからだった。新生児のためというよりは、ジャックとレリとエバのためのプレゼント――三匹の小さなクマのぬいぐるみ――だった。カードにはこう書いてあった。

神様はドアをとざされても、どこかしら窓をあけておいてくださいます。

――〈サウンド・オブ・ミュージック〉より

たとえひとときでも幸せな気持ちにさせてくれる友人たちがいて、わたしは幸せだった。みんなが帰ったあと、グロリアとわたしはプレゼントの山を眺めた。グロリアが全部集め、次々とコメントした。「男の子だったらこれはすごくいいじゃないですか」とか、「これは新生児用のゆりかごに入れて使いましょう」とか、「職人のひとりに頼んで、このモビールを吊るすのを手伝ってもらわないと」など。まもなくこの子が生まれてくることに興奮した様子のグロリアを見ているうちに、もしかしたら幸せに思ってもいいのかもしれないと気がついた。両立できるかもしれない――ジョージィを思って悲しむべきときには悲しみ、生まれてくる子供を思って喜ぶべきときには喜ぶ。メアリー・エレンのカードに書いてあったように、ドアはとじてしまったけれど、窓を少しあけるときがきたのかもしれない。

それまで出産で苦労したことはなかった。四人産んだが、みんな予定日より少し早かったものの、問題が起こったことはいちどもなかった。だからストレッチャーに寝かされて手術室に担ぎこまれようとは思いもよらなかった。子供が危なかった。トニーはわたしの手を握り、きっと何もかもうまくいくからといった。紙のように白い顔をしていた。麻酔用のマスクをつけられながら、もしこの子が死産だったらわたしを目覚めさせないでくださいと神に祈った。横たわって、上にある白い明かりを見つめながら麻酔のガスを吸っていると、死ぬのも怖くなかった。開腹して、心拍数が急激に落ちこんだ子供を医師が取りあげているあいだ、麻酔科医は両手でわたしの頭を支え、顔から涙を拭いた。

サミュエル・マッコール・キングは二〇〇一年十一月二十日に生まれた。体重三千四百グラムの健康な男の子だった。初めて腕に抱いたときには喜びで胸がはちきれそうだった。以前から弟をほしがっていたジャックは、フットボール選手のカードを持って病院にやってきた。サムが生まれたのはレリの六回めの誕生日とおなじ日だった。レリにとってはこれまでで最高の誕生日プレゼントだった。学校に連れていって見せびらかしたいとはしゃいだ。四歳のエバは、この子をお人形さんみたいに抱っこしたいから大きいお姉さんになりたいといった。この日、家族六人でわたしの病室に集まったとき、重かったわたしたちの心を小さな息子がふたたび軽くしてくれた。

サムが赤ん坊のころには遠出を控えた。ジャックとレリとエバが学校に行っているあいだ、ゆりかごをコンピューターの横に置いて、サムが眠っているときには医療過誤の情報を集めた。サムを用心深く見守り、息をしているかどうかときどき確認した。八カ月のあいだ母乳で育て、強い免疫を獲得できるように精一杯のことをした。

サムが歩くようになると、母親と子供が一緒にレッスンを受けられる音楽教室に通った。クラスが終わるたびに必ず手を洗わせた。サムが風邪をひかないように。風邪をひいたら肺炎になるかもしれないし、入院すれば恐ろしい感染症にかかって死んでしまうかもしれない。満一歳の健康診断で小児科に行ったときには結果を聞くのが怖くて、息を詰めて待った。

この年、初めてジョージィのいない感謝祭とクリスマスを迎えたが、サムがいたおかげで気がまぎれ、楽しく過ごせる瞬間すらあった。それでもジョージィのいない寂しさが消えることはなかった。サムの青い目を覗きこみ、この子が何も知らないのはなんてすばらしいことなんだろうと思った。壊れた家族のなかに生まれてきたことなど、本人は知るよしもなかった。わたしはなるべく子供たちとジョージィの話をするようにした。フィンク先生が提案したように、ときにはジョージィの写真をテーブルに飾ることさえしたが、最後には笑顔の写真を見るのがつらくなって片づけてしまった。

居間のテーブルにジョージィの写真が現われたり消えたりしても、子供たちは何もいわなかった。けれども彼らの心には、わたしとおなじく、サムへの愛とジョージィがいなくて寂しいと思う気持ちが同居していたと思う。

サムが生まれてきても、ジョージィを思う気持ちに変わりはなかった。心の痛みが消えることはなかった。まだ日誌はつけていて、ジョージィに向けて書くこともあった。ジャックとレリとエバがどんなに寂しがっているか書いた。サムのことも書いた。ふたりが会えたらよかったのにという願いや、こんなことになってどれほど残念に思っているかを綿々と書きつけた。しかしサムが泣いたり昼寝から覚めたりすると即座に現実に引き戻され、鉛筆を置いて涙を拭いた。サムは悲しみに区切りをつけるタイマーの役割をした。

二月二十二日――ジョージィの二回めの命日――が迫り、ひどく不安になった。いくつかの点で、二年めは最初の一年よりつらかった。当初のショックは薄れ、人々はもとの生活をつづけていた。苦しみは家族だけのものになった。トニーとわたしは少し家を離れたほうがいいと思った。気晴らしが、気分転換が必要だった。そこでメリーランド州西部にある小さなスキーリゾート、ディープクリークの別荘を借りた。つらい週末になりそうだったので、わたしの両親とマーガレットの一家にも来てもらった。

二月二十二日の朝、わたしはひとりで自室に座り、サムがベビーベッドで眠っているあいだ、窓の外の凍った湖を眺めていた。階下のキッチンから、子供たちがたてる、食器のぶつかりあうカチャカチャという音が聞こえてきた。トニーと義弟のトムがパンケーキを焼いていた。わたしはキャンドルに火をともすのもいやだったし、ヘリウムガスの入った風船の束を空へ向けて飛ばすのもいやだった。ジョージィのことを話すのも、写真を見るのもいやだった。このひどい一日が早く終わってくれることを望むばかりだった。

テレビをつけ、何かいまこの場に意識を引きつけてくれるもの、最後にジョージィを抱いたあの日を追体験することから意識を逸らしてくれるものを探した。ケイティ・クーリックがいいだろう。彼女が伝えるニュースを聞いていると、ある話がわたしの自己憐憫《れんびん》を吹き飛ばした。

「……少女が死亡しました。高名なデューク大学医療センターでの医療過誤が原因と見られ……」

全国放送のテレビ番組で、ジェシカ・サンティリアンの事故が報じられていた。ジェシカはメキシコ出身の十七歳の少女で、心臓と肺が肥大し弱ってうまく機能しないため、ノースカロライナ州ダラムのデューク大学医療センターで治療を受けるためにアメリカに来ていた。心肺移植手術が終わりに近づいた時点で、執刀医が恐ろしい間違いに気がついた。ジェシカの血液型はO型だったが、移植された心臓と肺はA型のものだった。移植後すぐに体が拒絶反応を示しはじめ、病状は急激に悪化した。デューク大学は急遽《きゅうきょ》べつの臓器を探し、二月二十日に二度めの移植手術をおこなったが、まもなく合併症が起こり、体が弱っていたため回復できなかった。ジェシカは二月二十二日に亡くなった。

この最悪の医療過誤のニュースはすべての主要メディアで報道された。ジェシカの母親の映像を見ているうちに手をさしのべたくなった。この女性がこれからどんな経験をしなければならないか理解できる人間は、自分をおいてほかにいないと思った。彼女の助けになりたかった。

受話器を手に取り、番号案内サービスの411にかけた。次いでデュークにかけ、病院中をたらいまわしにされたあと、やっとのことで患者安全担当のカレン・フラッシュ医師と話をすることができた。フラッシュ医師はわたしの名を耳にしたことがあり、ジョージィの話を知っていた。何かサンティリアンさんの助けになる方法がないか、わたしは尋ねた。「もう遅いのです。サンティリアンさんは病院側から誰とも話さないようにいわれているため、連絡先が伏せられています。ジェシカの治療にあたっていた医師や看護師も、是が非でもサンティリアンさんと連絡を取りたがっているのですが」と彼女はいった。その声からは悲嘆とあきらめが聞きとれた。あとは法律の問題で、デューク大学は法的処分とメディアからの猛攻に備えなければならなかった。

ジェシカの母親を助けられなかったとしても、デューク大学を助けることはできるかもしれない。自己憐憫から抜けだせずにいるときには、困っている人を助けると少し気分が軽くなると、ずっとまえに母からいわれたことがあった。フラッシュ医師に、ジョージィが亡くなったあとの変化について話し、ジョンズ・ホプキンスの人々と話をしてみてはいかがですかと提案した。

その日の朝、ディープクリークで、ジェシカが亡くなったニュースを聞いてフラッシュ医師と話をするうちに、みじめな気持ちがおちついた。わたしを必要とする人がいて、わたしにはすべきことがある。ジョージィが亡くなったまさにその日に医療過誤でジェシカが亡くなるとは、なんて奇妙なのだろう。単なる偶然ではないように思われた。わたしにとってはひとつのしるしだった。しっかりしなければ。

サムがうたた寝から目を覚まし、背中を反らして伸びをしていたので抱きあげた。サムの小さくて温かい体を胸に抱き、スリッパを履いて、朝食の席に加わった。

みんなで何かしら活動することで、わたしたちはその日をやり過ごした。父が火をおこし、全員でゲームをしたり本を読んだりした。ジャックといとこのベンジャミンはトランプで家をつくった。母はレリとエバと、そのいとこのシーラとマーリーをお風呂に入れた。マーガレットとわたしは長い時間をかけて湖のまわりを散策した。

母は夕食に出したいからといい張って、バージニアから鹿の肉を持ってきていた。カウンターの上に凍った厚切り肉が鎮座しているのを、マーガレットとわたしは一日じゅう目にしていた。

〈ビッグ・レルの冷凍庫一掃料理〉はもうたくさんだった。

「それ、いつの？」厚切り肉の包みをひらいているマーガレットに、わたしは尋ねた。

「わからない。でも今年のじゃないと思う」そういって、マーガレットは冷凍焼けを指さした。

トニーとトムも家族になってそれなりに長いので、ビッグ・レルのキッチンでのお約束を心得ていた。まず、牛乳とヨーグルトはつねに日付を確認すること。肉となると、とくに狩りの獲物の場合にはビッグ・レル以外の誰かが確認する必要があり、その誰かはおじいちゃんでは駄目だった。父はそれがどんなに長いあいだ冷凍されていようと――そのあいだに何回か嵐で停電になって、解凍と冷凍をくり返していようと――自分で撃った獲物を食べるのが大好きだったから。父は獲物の肉をたっぷりのバターで焼き、塩とパン粉をいくらかふりかけ、様子を見て少々塩を足し、それから齧《かじ》りつくのだ。

「ううん、うまい、目ん玉が飛びだして胃袋が〝こんちは〟と挨拶するよ」みんなが見ていると、父はいつもそういった。それから赤ワインをぐっと飲み、さらに食べようとする。

トニーとトムが肉を確認した。

「付け合わせが要るね」とトニーはいい、棚のなかを探った。そしてドライトマトをひと袋と、リゾットをひと箱、ニンニクをひとかたまり取りだして料理をはじめた。そのあいだにトムは赤ワインの栓を抜き、それぞれのグラスに注いだ。

時間が過ぎてゆくにつれ、意識が過去にばかり向かうようになった。あの二月二十二日に起こったことは時刻までこまかく覚えていた――子供たちがさよならといった。ムラルカ先生が心音を聞いた。トニーとわたしはふたりでジョージィを抱いていた。

午後の遅い時間になると、また悲しみのなかへと落ちこみはじめた。階上の自室に行き、窓の外を見る。マーガレットが入ってきてわたしの横に立ち、ビッグ・レルと子供たちが橇《そり》遊びをしているのをふたりで窓から眺めた。

「ジョージィもあそこでみんなと一緒にいられたらよかったのに」とわたしはいった。

マーガレットは腕をわたしの肩にのせた。「きょうだけなんとか乗りきればいい」と妹はいった。

「あしたはきょうよりましなはずよ」彼女は姿見のほうに歩いていった。「こっちに来て。見せたいものがあるの」

マーガレットは百六十八センチというちょうどよい身長だった。高すぎもせず、低すぎもせず。焼けた肌に、ブラウンシュガーの色の目。けれどもいちばんの財産は豊かな髪だった。背中までまっすぐに垂れている。黒蜜の色ね、と母はいっていた。

わたしたちは姉妹としてこれ以上ないほど仲がよく、おなじ夢を持ったり、おなじことを考えたりすることもあった。双方の夫には知らせずに、おなじ時期に妊娠しようとしたこともあった。姉妹以上の仲だった。親友のようだった。ジョージィが入院していたときも励ましてくれた。泣きたかったときも、妹にしかできないやり方で笑わせてくれた。

ジョージィが亡くなったあとは、何日もボルティモアに残ってわたしと一緒にいてくれた。ワシントンDCの自宅に戻ってからも数時間おきに電話をかけてきてわたしの様子を確認した。心配をかけたくなかったので、マーガレットから電話があるたびにもう大丈夫といったのだが、妹は信じなかった。ときどきDCから車でやってきては、わたしがジョージィの部屋にひとりで座っているところに顔を出して、「森に散歩に行くわよ」と声をかけてきた。しかしあまりにも深く悲しみに沈んでいるときは、妹がいても何もする気になれなかった。わたしはもうあなたの知っている姉ではないのよ、と思った。ふたりで笑いあった日々は遠くへ行ってしまった。妹は必死で悲しみの暗がりへ一緒に分けいろうとしたけれど、それはわたしがひとりでするしかないと互いに承知していた。だから妹は何日もそばに座ってわたしの様子を眺めながら、時間が解決してくれるのを待っていた。

「きっとすごく気に入るから」そういって、マーガレットは鏡に顔を近づけながら自分の顎を指さした。

そばに寄って見るとわかった。一・五センチくらいの黒いひげが生えている。

ふたりとも大笑いの発作にみまわれた。一週間まえに見つけて抜こうとしたんだけど、姉さんを笑わせることができると思って残しておいたの、とマーガレットはいった。

笑いすぎて涙が出た。

「オーケイ、わたしの仕事は終わり。もうこいつに用はないわね」マーガレットはピンセットに手を伸ばした。

もうちょっとだけそのままにしておいて、階下《した》にいるみんなにも見せなきゃ、とわたしは妹にいった。

「姉さんのためだけにずっとこれを生やしたままジョージタウンの街なかを歩きまわっていたんだから、あと一日このままにしておくくらいなんでもないわ。それで笑ってもらえるなら」

わたしたちは涙を拭いて階下に行った。


子供たちにハンバーガーとホットドッグを食べさせるあいだ、マーガレットはテーブルの隅の席に座っていた。子供たちがみんなじっくりひげを見られるように。食べ終えた子供たちを居間に集めて映画を流し、こんどは大人の夕食のために席に着いた。いつもするように全員で手をつなぎ、父が食前のお祈りを口にした。父はジョージィのためにも短いお祈りを捧げ、トニーが〝大丈夫だから泣かないで〟というようにわたしの手をぎゅっと握った。母が鹿肉を盛りつけ、全員がふだんの倍くらいよく噛んで食べた。それから各自トニーのリゾットをいっぱいによそった。

翌朝、地面は薄い氷に覆われており、両親は道路が混まないうちに早めに出発することにした。

残ったわたしたちは二台で連なって帰り、昼食を一緒にとることにした。トニーはサバーバンを四輪駆動に切り換え、凍りついた急な私道をのぼるのに充分なガソリンを入れた。坂の上で待ち、トムのミニバンがのぼってこようとするのを上から見ていたが、バンのタイヤは空回りしてしまっていた。わたしたちは車を降り、手伝おうと下まで行った。塩も砂もなく、勾配が急で滑るので、うしろから押すこともできなかった。

子供たちは私道の脇に立ち、いとこと一緒にいられる時間が延びたことに大喜びしながら、大人がタイヤの下に新聞を敷いたり、木のかけらを当てたり、砂利を敷いたりするのを見物していた。タイヤがかんで車が動けるようにあらゆるものを試したが、どれもうまくいかなかった。トムとトニーは家に戻って、ほかに何かタイヤの下に敷けるものがないか探した。

「あれは何？」とマーガレットがいった。家から出てきたふたりが、何か赤茶色のものを新聞紙にのせて運んでくるのが見えた。

「鹿肉だと思う」とわたしはいった。

ふたりが残り物──革のようになった厚切り肉──を四本のタイヤの下に置くのを見守った。それからマーガレットが運転席に乗りこみ、トニーとトムとわたしは脇から車をまえへと押した。タイヤが肉をとらえ、氷を乗りきった。子供たちが歓声をあげるなか、バンは坂をのぼった。わたしたちはそれぞれの車に乗りこみ、鹿肉はおなかを空かせたキツネのために残して、昼食の待ち合わせ場所へ向かった。

なんとか週末を乗りこえた。ジョージィのいない年をひとつ乗りこえた。

以前、短期間参加していた教会のグループにいた女性から、神があなたを救ってくださっているといわれたことがあった。

「そうは思えません」とわたしは答えた。

その女性は両手をお椀のかたちにしていった。「友人や家族、それに直接は知らないような人も、みんながあなたを支えています。今回のことを切り抜けられるように助けています。それが神なの」

あの日、ディープクリークから車で家へ向かいながら、家族に支えてもらっているのを実感した。妹はひげを生やし、母は手料理をつくり、父は暖炉の火にずっと気をつけていた。あの週末のあいだ、わたしたちが悲しみのなかに落ちていくことのないようにそばで支えてくれた。

わたしは月曜日の朝一番にマレーネ・ミラー先生に電話をかけ、フラッシュ先生と話をしたと伝えた。ふたりは直接連絡を取りあい、その後すぐに、ミラー先生がフラッシュ先生やデューク大学の医療スタッフに会いにダラムに飛んだ。ジョンズ・ホプキンスはデュークがこの困難な時期を切り抜けられるよう力を貸し、ふたりの医師はやがて友人同士になった。患者安全の向上という おなじ目的を達成するために力を合わせることになった。自分たちの病院で学んだことを共有し、ほかの病院まで広げることになった。

ジェシカ・サンティリアンが亡くなったあとの何週間か、わたしもたびたびフラッシュ先生と話をした。ジェシカの治療にあたっていた医師や看護師の多くがカウンセリングを求め、セラピーに参加していると先生はいった。優秀な医師や看護師のなかに、悲しみと心の痛みのせいで仕事を辞める人が出てくるかもしれないと、フラッシュ先生はとても心配していた。ぜひとも遺族と連絡を取りたいと誰もが思っていた。どんなに申しわけないと思っているか伝えたかったからだ。しかし連絡手段はすべて遮断されていた。

医療過誤が起こった際の医療従事者の苦しみについては、あまり考えたことがなかった。自分の悲嘆だけで手いっぱいで、向こうの立場に身を置いてみることができなかった。フラッシュ先生の目を通すことでそれが初めてわかり、気の毒になった。彼らは長いあいだ患者を助けようと働いてきた人々であり、誰もジェシカを死なせようとは思っていなかった。誰も、ジョージィを死なせようとは思っていなかった。

15　医師たちの苦悩

プロノボスト先生から電話があり、ジョンズ・ホプキンス大学医学部の二年生に講義をするつもりがあるかどうか尋ねられた。医学生を相手に話をしたことはまだなかったが、若い頭脳に影響を与えられると思うといくらか興味がわいた。車で行けばすぐで、家を空ける時間は二時間だけ。やってみたい、とわたしは先生にいった。《ボルティモア・サン》紙の記者が講義の取材をしたがっているのだが、彼女がいてもかまわないでしょうか、と先生はいった。

ジョージィが亡くなった直後の何カ月かのあいだ、怒りと悲しみに駆られ、ジョンズ・ホプキンスがメディアに叩きつぶされるところをよく空想したものだったが、プロノボスト先生はわたしにそんな時期があったことを知らなかった。そのころにはなんどかボルティモア・サンに電話をかけ、医療問題の担当者を出してほしいと伝えるところまでしたのだが、ポール・ベクマン弁護士の忠告がつねに頭をよぎった――「もしいまメディアに持っていっても、単なる悲しい話として報道されるだけで、すぐに古いニュースになってしまいます」それで誰とも話さずに電話を切ったのだった。

和解書に署名し、一応の決着がついても、わたしはメディアから距離を置いたままでいた。それなのにいま、プロノボスト先生はわたしが長いあいだ求めていたものを何も知らずにさしだした――記事を書くつもりのある記者を。

しかしもうどちらでもよかった。わたしはまえに進んでいた。ジョンズ・ホプキンスやほかの病院との仕事で忙しかった。ジョージィの物語を共有し、それが人々に与える効果をまのあたりにしていた。わたしのなかではすでに変化が起こっていた。ジョンズ・ホプキンスを破壊してやりたいというとり憑かれたような思いは、ジョンズ・ホプキンスのみならず医療業界全体をより安全にしたいという強い思いにかたちを変えていた。もう闘いたいとは思っていなかった。

ベクマン弁護士がいったことを思い返し、この記者はわたしが新しいゴールに到達する助けになってくれるだろうかと思った。新しいゴールとは、認識を高め、問題を解決することだ。

講義をする建物のロビーに着くと、プロノボスト先生とエリカ・ニドウスキー記者がおしゃべりしているのが目についた。彼女はまさに絵に描いたような新聞記者だった。二十代なかば、黒いメッセンジャー・バッグを背中にかけ、手に小さなノートを持っていた。飾りけのない美人だった。記事を書くためにコーヒーで目を覚ましつつ、毎晩遅くまで仕事をしているのだろう。

上へ向かうエレベーターに乗ったときも、ふたりは旧友同士のようにおしゃべりをして笑いあった。プロノボスト先生はジョンズ・ホプキンスで進行中の驚くべき取り組みをいくつも彼女に披露していた。わたしもその場にいて、感心したようなふりをしようとしたが、すぐに自分に腹が立ってきた。すでにジョンズ・ホプキンス側の人間のようなこの記者と会うことに同意したなんて。プロノボスト先生が勤める全能の病院がわたしの娘に何をしたか、この記者はほんの少しでも知っているのだろうか。

黒ずんだ灰色のエレベーターからさっさと出ていきたかった。先生と記者から、ふたりの会話から離れたかった。ドアがひらくと、涙を隠しながら急いで洗面所へ向かった。水で顔を洗い、鏡を覗いた。どうしてこんな馬鹿馬鹿しい仕事を引きうけたのだろう?

茶色のセーターの下に手を入れ、金色の小さなペンダントを引きだした。数週間前に父がくれたロケットだった。体温で温まっていた。

「最近はロケットをつけている人をあまり見ないね」といいながら、父はこれをさしだした。わたしの曾祖母が息子のジャックをなくしたあとやはりロケットを身につけていたことを、父は教えてくれた。「心臓のそばにつけておけるからいいんだといっていたよ」ジャックは一九一八年に亡くなった。スペイン風邪が国じゅうの小さな町で猛威をふるっていた。リッチモンドでも多くの通りから人が消えていた。致死性のウイルスに接触しないように、親は子供を家から出さず、公共のプールも映画館も閉鎖された。けれどもボーイスカウト団員だった十六歳のジャックは、親に内緒で夜中に家を抜けだしては病人たちを家から病院へ、あるいは病院から家へ運ぶのを手伝っていた。ジャックの両親は、息子の死から完全に立ち直ることはできなかった。

幼い少女だったころ、教会で母と祖母にはさまれて座り、たびたびステンドグラスの窓を見あげたものだった。窓のうち一枚は、大おじのジャックがひざまずき、まばゆい光を見あげている図柄だった。

わたしはジャックというこの少年について、どんな人だったのだろうと夢想した。恋人はいただろうか？　どんなスポーツが好きだったのだろう？　きょうだいであるわたしの祖母とおなじように、おもしろい人だったのだろうか？　最後まで頭を離れなかったのはこの疑問だった――わたしだったら、誰かのためにジャックとおなじことをして自分の命を危険にさらしただろうか？

ペンダントに意識を戻し、絹のように手触りのなめらかなロケットのふたを撫でる。この感触が気にいっていた。何十年もまえの母親が、やはり悲嘆にくれながらロケットの表面をなんどもなんども指で撫でる姿が頭に浮かんだ。

ロケットをひらき、ビーチにいるジョージィの笑顔の写真を眺めた。思ったとおり、宝飾業者はジョージィの髪の房をロケットの反対側につけるのではなく、写真の頭の上につけていた。まるで帽子をかぶっているようで、ちょっと間が抜けて見えた。パチリとロケットをとじ、セーターのなかに戻した。肌にあたると冷たかった。

　プロノボスト先生がわたしを紹介するあいだ、わたしは学生にまじって座っていた。記者のエリカはメモを取りながらうしろのほうに座っていた。立ちあがって教壇に進み、ジョージィのことを話しはじめた。変化が起こるのが見て取れた。ざわつきがぴたりとやんだ。学生たちはペンを置いてテキストをとじ、話しつづけるわたしを真剣なまなざしで見つめた。ジョージィの物語が心に届いていた。教壇をおりるまえに、『人は誰でも間違える』という米国医学研究所（ＩＯＭ）〔訳注／米国医学院〕の報告について聞いたことのある人はいますかと尋ねた。

　わたしは立ったまま待った。手はひとつも挙がらなかった。

　ＩＯＭが一九九九年にまとめた結論を説明し、毎年四万四千人から九万八千人の人々が医療過誤で亡くなっているのだと話した。「だから、この物語が唯一の例外というわけではないんです。これは毎年亡くなっている大勢の人の物語なのです」大学で医療過誤について話しあうことはありますか、とわたしは尋ねた。ひとりの学生が手をあげ「いままで医療過誤のことを教えてくれた教官はいませんでした」と答えた。「倫理のクラスでいちど話に出ましたけど、それだけです」

　教壇をおり、次の話し手が講義をするあいだ、プロノボスト先生の隣に座っていた。ここにいる未来の医師たちは、病気を治す方法や折れた骨を接ぐ方法は教わっているかもしれないが、四番めに多い死因についてはほとんど知らなかった。わたしはその事実に動揺した。先生のほうに身を乗りだし、どうしてこれがカリキュラムに入っていないのかと小声で尋ねた。

「わかりません。だけど事実です」と彼は小声で答えた。「だからこそ僕たちがつづけていかないと。それが学生たちのためにもなると思います」

講義の最後に、数人の学生がお礼をいいにきた。医学部に来ていちばん目をひらかされるようなお話でした、と彼らはいった。「ジョージィの物語はぜったいに忘れません。医師として働くようになったら、ずっと心にとめておきます」

午後の冷たい空気のなかに踏みだすと、講義室を出て家に帰れるのがうれしかった。学生たちが医療過誤の話題に触れる機会がないことを、わたしは不満に思った。まるで秘密にされているかのようだった。医療過誤の問題は思ったよりずっと根が深かった。病院に潜んでいるだけでなく、医学部や看護学校ですでに芽吹いていた。

駐車場へと歩いていると、ノートを握りしめたエリカがこちらに走ってくるのが見えた。ジョージィのことはお気の毒でした、と彼女はいい、来週少しお時間をいただけませんかと尋ねてきた。

「昼食でもご一緒して、一時間か二時間くらいお話しできればうれしいのですが」

「なぜ？　きょうの講義のことを話すんですか？　それなら電話でもできると思いますけど」少しきつい口調になった。ジョンズ・ホプキンスの取材に浮かれた様子の彼女に対し、まだ苛立ちを覚えていたからだった。彼女は、医療過誤について掘りさげた記事が書きたいのだといった。

「ジョージィとジョンズ・ホプキンス大学病院のこと、そしてあなたと病院のあいだに築かれた協力関係のことを中心に据えて書いてみたいのです」

あの肌寒い午後、わたしはそこに佇んで彼女の話を聞いた。ベクマン弁護士との会話が思い返された。だがこれなら、単なる悲しい話を超えたものになりそうだった。

エリカとは次の週に会った。そしてその次の週も、またその次の週も。わたしたちは何時間も話しこんだ。彼女が質問をし、わたしは答えた。彼女は家まで来て、トニーと子供たちに会った。わたしの日記を読んだ。ジョージィの診療記録と死亡診断書を見た。わたしが出席する会議や会合についてきた。エリカはわたしの世界の一部になり、いつも聞いたり書いたりしていた。

エリカのことが好きになった。一緒にいて楽しかった。わたしたちは医療業界の裏表について同時に学び、よい友人同士になりはじめた。毎日のように新発見があり、毎日のように問題の重大さに改めて驚いた。エリカはひとりで大学病院で過ごすこともあったが、ジョージィの治療にあたった医師や看護師の一部が取材に応じないことを不満に思い、ときおりわたしに電話をかけてきた。広報室からしか話を聞けず、それでは充分ではないという。

わたしは受話器を取り、広報室に電話をかけて、エリカに協力するよう医師や看護師に声をかけてほしいと訴えた。「これについてはわたしを信じてもらうしかありません。病院叩きの記事ではないんです。認識を高めるためのものです。最終的にはジョンズ・ホプキンスにとってもプラスになることを、わたしが保証します」

自分で責任を持てないことを病院に約束してしまったと、気がついてはいた。エリカを信頼していたけれど、記事がわたしたち全員を粉々に吹き飛ばすようなものにならないと百パーセント確信していたわけではなかった。いままでこんなにも懸命に築いてきた信頼関係が破壊される可能性も皆無ではなかった。

病院も心配だったが、家族のことも心配だった。ふたたび古い傷がすべてひらくことになるだろう。人々はまたジョージィが亡くなった直後のころの悲しそうな表情でわたしたちを見て、こういうだろう。「ああ、あの気の毒なご家族ね」けれどもプライバシーを守りたい気持ちより、何かよい結果を生みだす可能性に賭けることのほうがはるかに重要だった。

ひとり、またひとりと、エリカの取材に応じる人が出てきた。取材を終えるたびに彼女は最新情報を伝えてきた。そしてそれを聞くたびに、ジョージィの死にかかわった人々について新たな事実がわかった。わたしはひとつの物語のべつの側面をまのあたりにしていた――ジョージィの死が、ジョンズ・ホプキンスの人々にどんな影響を与えたかを改めて目撃していた。

チャールズ・ペイダス先生への取材はうまくいった、彼はジョージィのことを話しながら感きわまった様子だった、とエリカはいった。インタビューの最後にペイダス先生は本棚まで行って

『コレリ大尉のマンドリン』をエリカに手渡した。わたしが贈った本だ。先生はわたしが書いた献辞もエリカに見せていた。

マッキー先生はニュー・ヘイブンに移り、イェール大学で働いていた。彼女はジョージィの件を詳細に語り、何時間もエリカの質問に答え、やはりときどき涙を浮かべていたという。

エリカはいくらか探偵顔負けの調査をして、ジョージィにメタドンを与えた派遣の看護師を見つけていた。電話をかけると男性が電話に出て、ブレンダはそのことについては話したくないそうだ、といった。

あの看護師には何があったのだろう。彼女の側の話が知りたかった。なぜジョージィにメタドンを与えたのか知りたかった。エリカにブレンダの住所を尋ね、家まで訪ねていってひとめ見るなり話しかけるなりしようとなんどか思ったが、やめておいた。

疼痛《とうつう》管理チームの医師にも取材をしようと、エリカはなんども調整を試みたが、毎回失敗に終わった。やっとのことでなんとかインタビューできたが、あまりうまくいかなかった。医師がジョージィの件について話したがっていないのは明らかだった。

ジョージィが亡くなってまもなく、アマル・ムラルカ先生は家族とともにノースカロライナ州チャペルヒルに引っ越していた。そしてノースカロライナ大学（UNC）医療システムで新しい仕事をはじめていた。わたしは電話をかけてエリカの企画について話した。彼は取材に応じると答え、さらに、自分とUNCのほかの新しい職員が出席を求められた研修についてわたしに話した。「百人くらいの医師や看護師と一緒に、大講堂にいたんですよ」と先生はいった。「映像を見ているうちに、スクリーン上で話をしている女性がソレルさんだと気がつきました。あなたがジョージィの話をしていたんです。またあなたと一緒に病室にいるような、あの恐ろしい一日をもういちど体験しているような気がしました」

ムラルカ先生はジョージィを治療したひとりであり、死にかかわったひとりでもある。わたしとおなじものを目撃していたし、わたしが先生に対して感じていた気持ちの結びつきは、ほかの誰に対するものともちがっていた。完全に付き合いが途絶えるのはいやだった。少なくとも新しく行った先で元気にやっていることを知りたかったので、また連絡が取れてうれしかった。患者安全に関するあなたのメッセージをノースカロライナ地域のほかの病院に伝える手伝いがしたい、と彼はいった。エリカのムラルカ先生への取材も、きっとうまくいくだろう。

三週間後、蒸し暑い八月のある日、夏休みの家族旅行から戻ったときのことだった。ジャックとレリとエバはクーラーのきいた家のなかに駆けてゆき、戻ってきて自分の荷物を運びなさい、とトニーに大声でいわれていた。わたしはサムをチャイルドシートから抱きあげ、手の届く範囲にあるマクドナルドのハッピーセットの残骸をかき集めた。早くエリカに電話をかけて、ムラルカ先生へのインタビューがどうなったか聞きたかったが、ちょうどかけようと準備していたときに電話が鳴った。プロノボスト先生からだった。外で電話に出た。

「どう話したらいいかわからないんですが……。先週、ムラルカ先生が亡くなりました」

外は暑くて、口がからからに渇いた。体が震えて吐き気がした。わたしは石の階段に腰をおろした。

自動車事故だった。タイヤがパンクし、車を制御できなくなった。夫人は後部座席に乗っていた。「即死だったそうです」

電話を切り、手を湿った冷たい石に当てた。この冷たい場所に顔を横たえて目をとじ、何もかも忘れたかった。ゆっくりと鳴きはじめたセミの声がだんだん大きくなるのが耳についた。夫人とふたりの幼い娘のことを思った。ご両親のことを思った。あんなにすばらしい人が、すばらしい先生が、こんなふうにあっけなく逝ってしまうなんて。

あとになってエリカから、先生が亡くなるほんの数日まえに話をしたと聞いた。「ジョージィは彼の人生と、医師としてのキャリアに大きな衝撃を与えたそうです」とエリカはいった。わたしにとって先生の存在がどんなに大きかったか、伝えることができたらよかったのに。

一年にわたる取材ののち、ボルティモア・サン紙はエリカの特集記事を二部に分けて掲載した。

エリカはすばらしい仕事をしていて、わたしが約束したとおり、ジョンズ・ホプキンスが悪者に見えるようなこともなかった。

最初の記事が載った翌日、新聞をひらくとジョージィの大きな写真が目に飛びこんできた。編集部への投書が下に添えられていた。デイ・ケア・センターを運営している女性が、わたしを児童虐待で刑務所に入れるべきだと書いていた。こういうことも起こるかもしれないと思ってはいたが、どうでもよかった。わたしの皮膚はいまや革のように厚くなり、少しのことでは痛みなど感じなかった。

思ったとおり、記事のせいで古傷がまたひらいた。お悔やみの手紙や花がふたたび家に押し寄せた。ただし、今回はまったく知らない人々からだった。子供たちにホットチョコレートをいれてくれるコーヒーショップの店員や、トニーがシャツを出すクリーニング店の店主は、わたしたち一家がそんな悲劇を経験したことなど知らなかったので、いまになって言葉を失っていた。ジョージィが改めて亡くなったかのようだった。しかし記事によって医療過誤への認識が高まり、ボルティモア・サン紙の大勢の読者がジョージィ・キング財団を知ることになった。わたしはそれで満足だった。

16　許すことの意味

ボルティモア・サン紙に記事が掲載された数週間後、ジョンズ・ホプキンスの疼痛《とうつう》管理チームの医師から手紙が来た。エリカの取材を拒否した医師だ。

親愛なるソレル様

私はジョージィが亡くなるまえにメタドン投与の指示を出した、麻酔と疼痛管理が専門の医師です。こんなにつらい手紙を書くのは初めてですが、あなたに知っておいていただきたい話なのでペンをとりました。

本題に入るまえにどうしてもお知らせしておきたいのは、とても言葉にできないほど私が申しわけなく思っていることです。ジョージィについてはよく思いだしますが、そのたびに目に涙が浮かびます。午前十一時ごろの回診のときにジョージィを診て、あまりにも状態が悪いのでショックを受けました。ＰＩＣＵにいたとき以来初めて診ましたが、目が落ちくぼみ、昏睡に近い状態でした。とくに、呼吸が非常に深く速いことに気がつきました。

あなたは覚えていらっしゃるかどうかわかりませんが、私は聴診器で呼吸音を聞き、呼吸器感染の徴候がないか確認しました。熱があるのは知っていました。しかし肺鬱血《うっけつ》はなく、呼吸音は完全にクリアでした。麻酔科医として、私はこうしたかすかな徴候を探し、鑑別診断をする訓練を受けています。ジョージィは呼吸性代償を伴う代謝性アシドーシスを起こしているのではないかと思いました。これを準集中治療室《ステップダウン》に来たばかりの外科の研修医と検討し、敗血症と脱水のせいでこのような症状が起こっているのではないかといったのですが、研修医は同意しませんでした。

それでもまだとても心配だったので、マッキー先生を探しました。そして状況を説明し、血中電解質検査の実施か、中心静脈カテーテルの再挿入を検討すべきではないかと尋ねました。マッキー先生はカテーテルの再挿入を非常に不安に思われていました。以前血液培養で陽性だったからです。メタドンについても話しあいました。ジョージィはオピオイド鎮痛薬を長いあいだ投与されていたので、禁断症状を起こす心配がありました。オピオイドの禁断症状には微熱や下痢などがあります。ジョージィはこの数日まえに下痢を起こしていたので、これを悪化させては体がもたないと思いました。私はここで決断をしなければなりませんでした――メタドンの半量投与が最も安全な選択肢に思われました。禁断症状を予防し、不必要な鎮静作用も避けられるはずでした。

心停止が起きたときには茫然としました。ジョージィを、そしてあなたを助けられなかったのだと感じました。いまでもそう感じています。あれはメタドンのせいではありません。私は持てる限りの知識と経験を踏まえて結論を出し、指示箋を書きました。痛みを訴える子供たちの治療に携わって十年以上になります。正直にいって、あの指示箋を書いたのが大きな間違いだったのかどうか、見るべき文献はひとつ残らず調べました。そもそも心停止が起きるまえにメタドンは体に吸収されていたのだろうか？　あらゆる可能性を検討しました。ずっと気になっていたのは、ジョージィの状態が非常に悪かったことです。考えられる診断をすべて検討しましたが、耳を傾けてくれるよう、ほかのスタッフを説得することができませんでした。どうすべきだったのでしょうか？　ジョージィをさらうように抱えてＰＩＣＵに駆けこめばよかったのでしょうか？　病院の職員はみな、できることはすべてやった、といってくれました。でもそれでは満たされませんでした。

とても苦しいことではありましたが、ボルティモア・サン紙の記事を読みました。この週末は眠れず、子供たちにどうしたのかと訊かれました。

私はずっと子供の医療にあたってきました。自分の仕事を愛しています。悲劇も目にしてきましたし、最善を尽くしてもなお、不幸な転帰をたどる子供たちもいました。しかしジョージィはちがいます。ジョージィのことは決して忘れません。

ウェブスターの辞書によれば、「許す」という動詞の定義は「誰かに対する恨みや、罰したいという欲求を放棄すること、大目に見ること」だ。ジョージィが亡くなってひと月のころ、牧師が最初にこの概念を持ちだしたときには、わたしには理解できなかった。

二〇〇六年十月、ペンシルベニア州ニッケルマインズにあるアーミッシュの学校にひとりの男が侵入した。男は十一人の少女を縛りあげ、ひとり、またひとりと銃で頭を撃った。五人が死亡、ほかの少女も重傷を負った。それから一週間のうちに、アーミッシュの人々はこの男を許すといっているとメディアが報道した。殺されたある少女の祖父は家族にいった。「この男を邪悪だと思ってはいけない」

アーミッシュの人々はどうしてそのような考え方ができるのだろうと懸命に考えてみたが、わたしには理解できなかった。わたしなどには知りえない、何もかも超越した悟りのようなものがあるのだろうか？　それとも、ただわたしよりすぐれた人々であるというだけなのだろうか？

あの日、あの麻酔科医からの手紙を読んで、ようやく自分の悲しみから抜けだして、ほかの誰かの悲しみを内側から考えることができた。ジョージィの死によって影響を受けたのは自分だけではなかったのだと初めて気がついた。ジョージィの治療にあたったすべての看護師、すべての医師が、この経験によって変わっていた。

ジョージィの事例もそうだが、医療過誤は多くの場合、小数点の打ちまちがいとか、ひとりの看護師、あるいはひとりの医師のせいで起こるわけではない。ふつうはシステムの機能不全、コミュニケーションの断絶が原因で起こる。医療専門家は、こうしたシステムの機能不全をひどく恐れている。システムの末端で、まちがった用量の薬を投与したり、患者を取りちがえて治療したりする可能性は誰にでもあるからだ。どの患者ひとりをとっても、起こり得るエラーの数は膨大である。エラーが起きても患者に害が及ばないこともあるが、エラーが次々に起きて深刻な害や死につながることもある。〔訳注／「エラー」はいわゆるミスとは異なり、〝計画した活動を意図したように実施できないこと、または不適切な計画に基づいて行動すること〟を指す。機器や作業環境に関連して起きることもある〕

プロノボスト先生はこれを簡潔に説明してくれた。「僕らはスイスチーズ・モデルと呼んでいるんですが、たくさん穴があいたチーズを思い浮かべてください。エラーがこの穴を通過するとします。穴が偶然一直線に並ぶと、こちら側で起きたエラーがシステムのなかを通り抜けて、反対側にいる患者さんが死亡するんです」

ある日、森での散歩から戻ろうと丘をのぼって隣人の家のそばを通りかかったとき、業者がわたしの家の火災報知器を検査する大きな音が聞こえてきた。丘のてっぺんに着くとローリーの姿が見えた。ローリーはジョンズ・ホプキンスの看護師で、長期不在の家主のために住みこみで家の管理をしている。そのローリーが水の入った大きなバケツをふたつ持ち、水がはねて脚がびしょ濡れになるのをものともせず、わが家に向かって走っていた。それを見て、ローリーが独力で火を消そうとしているのだとわかった。わたしは彼女に声をかけた。ローリーはふり返り、わたしを見て、それから家を見た。

「火災報知器のテストをしているの」とわたしは大声でいった。ローリーは水の入ったふたつの重たいバケツを下に置いた。

「よかった」といって彼女は息をついた。

わたしは彼女に追いついた。「火を消そうとしてくれたのね？」わたしたちは顔を見あわせて笑った。

ローリーと知りあったのは、ジョージィが亡くなるまえの夏だった。子供四人とわたしは、彼女が管理している家のプールで泳がせてもらった。わたしはジョージィを膝にのせて座り、ジョージィは灰色の小さなプラスチックのサメを水のなかのジャック、レリ、エバに向かって投げていた。ローリーはジョンズ・ホプキンス大学で看護の学位を取ろうとしていたところで、小児腫瘍学を専門にするつもりだとわたしに話した。

何カ月かののち、出会ったときに黄色い花飾りのあるピンクの水着を着ていた幼い少女は、彼女が教育を受けていたまさにその病院の医療過誤が原因で命を落とした。わたしたちはしばらくのあいだ、べつべつの道を歩いていた。生活が劇的に変化したので、わたしはローリーのことを忘れていた。けれどもローリーのほうはジョージィとわたしを忘れなかった。毎日、仕事に出かけていっては、わたしたちを思いだした。人々は病院の廊下を歩きながらジョージィ・キングの話をしていた。七階の医療過誤で亡くなった幼い女の子。人々の頭のなかで鳴り響いていた疑問は、「どうして？」だった。どうしてジョンズ・ホプキンスでそんなことが起きたのだろう？

ローリーとわたしは、ジョージィが亡くなってしばらく経ってから偶然再会し、また親しくつきあいはじめた。わたしが医療業界への道を見つけ、患者安全にかかわる活動をはじめたころ、ローリーは小児腫瘍学の世界を深く探究していた。患者安全についても熱心で、十代のころに医療過誤に関する記事を読んだと話してくれた。医療業界が間違いを起こすこと、その間違いがときに人の命を奪うことを知って、大きなショックを受けた。「その記事がわたしの目をひらいてくれたの」と彼女はいった。「おかげで頭のなかに患者安全の枠組みができたわ」けれども、彼女がつねに患者安全に目を光らせる看護師に変わったのはジョージィのことがあったからだという。

小児腫瘍学専門看護師としての彼女の人生にはとても興味を惹かれた。彼女は幸せな話も、医学の奇跡の話もしたが、悲しい話も多かった。

「産科病棟で働くほうが楽しいんじゃない？」とわたしはいってみた。

ローリーはわたしを見て、ためらってからいった。「だけど笑い声だってあがるのよ。一緒に遊んだり、楽しいことだってあるんだから」子供たちは回復力に富み、こちらが励まされることも多い、と彼女はわたしに話した。「毎日笑わせてもらってる」

「だけど、ローリー、子供たちは亡くなることもあるわけでしょう？　どうやって耐えるの？」

「だって毎日、いろいろなストレスを少し減らしたり、痛みを少し軽くしたりして子供たちやその親御さんの役に立つチャンスがあるから」

ときどき見かける潜在的エラーはたいてい書き間違いだと、ローリーはよく話してくれた。用量や、小数点の位置がまちがっている。ローリーはエラーを報告するのが重要だと心から信じていた。エラーの報告がなければ、それを正すことができないからである。しかし現在の病院文化においてはエラーの報告は非常に困難だった。「報告すべきだとわかってはいるのよ」ローリーはいった。「でも大変なの」

二〇〇三年、ブリアナ・コーエンという名の五歳の少女が、ジョンズ・ホプキンスの小児センターで脳腫瘍の治療を受けていた。彼女は骨髄移植を受けたのち、自宅で療養するために退院した。在宅医療には、ジョンズ・ホプキンスの在宅医療部門の監督下でおこなう静脈栄養が必要だった。

ある日、輸液バッグをつないで注入したあと、ブリアナが反応しなくなった。両親は彼女を連れて最寄りの病院に駆けこんだが遅かった。ブリアナは十二月四日に亡くなった。ジョンズ・ホプキンスはブリアナの死の責任を完全に認めた。

検査によりブリアナの輸液に処方量の五倍のカリウムが含まれていたことがわかった。これが心停止を招いたのである。詳細な調査で、輸液バッグが充分に混合されていなかったことも明らかになった。さらにジョンズ・ホプキンスは、在宅医療部門と薬剤部の不充分なコミュニケーションがブリアナの死の一因であることを認めた。またもや、コミュニケーションの欠如がシステムの機能不全につながり、結果として子供がひとり亡くなった。

ローリーとわたしは、この事件がニュースになったすぐあとに話をした。彼女はブリアナの死を深く悲しんでおり、自分が毎日その一員として働き信頼しているシステムがうまく機能しなかったことに動揺していた。「システムはものすごく複雑なのよ、たくさんの部分にわかれていて、大勢の人が絡んでいて。でもお互いに信頼はしているの。いい仕事をするためには、お互いを信頼するしかないから」怖いのは避けられたかもしれない間違いを起こすことではなく、すべてのエラーが一列に並んで死亡事故が起こる、そのラインの末端にたまたま居あわせてしまうことだという。「いっそ料理の宅配の仕事をするのも悪くないって考えることもある」と彼女はいった。「料理人だったら少しくらい間違いがあっても平気でしょう。誰にも害を与えない」

そんなふうに思うことはあっても、ローリーはがんに罹《かか》った子供たちの看護をやめるつもりはなかった。「あの子たちはわたしの命なの」と彼女はいった。毎日必ず、間違いがないことをなんども確認した。ダブルチェック、トリプルチェックをおこなった。ささいなインシデントがエラーにつながって患者に害が及ぶのを防ぐために、できることはなんでもした。

ローリーのように患者安全に熱心な看護師に、これまで無数に会ってきた。そういう看護師が部屋を埋める医療従事者をまえに、病院をより安全な場所にする方法を教えるのを聞いた。患者安全に関する大きな会議で横に座ったこともあったし、看護師たちが全国の病院で働いているところも見た。ほんの短時間会うだけのこともあった。ひとこと交わしただけとか、いちど電子メールでやりとりをしたとか、ちょっと抱きあったりとか。けれどもジョージィの物語を聞いてわたしと握手をした看護師はみな、ジョージィを記憶に焼きつけてくれた。わたしはそう信じている。患者が質問をしてくるたびに、あるいは患者の母親が「何かがおかしい」というたびにジョージィを思いだすといっていたから。

人間がかかわるかぎりシステムが機能不全を起こすことはありうるし、間違いは起こるものだ。わたしはこの事実を受けいれるようになった。それでも、あの看護師たちがいる。「わたしが見ているまえでそんな間違いは起こしませんよ」といえるように、患者安全を徹底するためにどんな努力も惜しまない、あの何千人もの看護師たちがいる。

デュークやジョンズ・ホプキンスの医師や看護師、そして医療過誤の被害を受けたアメリカじゅうの人々を知れば知るほど、ますます興味がわいてきた。彼らはどこを頼るのだろう？　誰に話をするのだろう？　どう対処するのだろう？

ある日、一緒にエレベーターを待っているあいだに、キッドウェル弁護士にこの疑問をぶつけてみた。医師や看護師が医療過誤にかかわったときに行くのは医療安全管理者《リスクマネージャー》のところです、私のような人間ですね、と彼はいった。「もしも彼らがとんでもないことをしでかしそうだと思ったら――たとえば窓から飛びおりるとか――ほかの人のところへ送ります」

確かに、キッドウェル弁護士はカウンセリングや心理学は専門外なのだろう。わたしはデュークの医師や看護師のことを思った。あの疼痛管理チームの医師を思い、彼女が長いあいだずっと抱えてきた苦痛や罪悪感を思った。彼女が、いや、彼らが助けや支えを求めて頼れる場所をつくるべきではないだろうか？　似た経験を持つほかの医師や看護師と話をすることのできる場所。訓練を受けた専門家がいて、感情を整理したり本来の人生に戻ったりするのを助けてくれる場所。

ジョンズ・ホプキンスの疼痛管理チームの医師の手紙を読んで、予期せぬできごとがあったときに医療関係者を助けるために、ジョージィ・キング財団に何かできることはないだろうかと思うようになった。医療過誤にかかわった看護師や医師やそのほかの医療従事者が、〝忘れられた被害者〟に近い扱いを受けることが多すぎる。彼らは仕事に戻ること、おなじように勤務することを期待されている。何があったかを誰にも話さずに――あるいは病院の医療安全管理者《リスクマネージャー》か法務担当者だけに話して――もとどおり働くことを期待されている。

その後、わたしたちは〈医療者への支援《ケア・フォー・ザ・ケアギバー》〉という名のプログラムをつくった。ジョージィ・キング財団は、医療過誤にかかわった医師や看護師を手助けする方法を探すための調査プロジェクトに出資した。けれども疼痛管理チームの医師からの手紙を最初に読んだとき、ひとつすぐにできることがあると思った。

わたしは彼女に返事を書いた。ジョージィのことは忘れてまえに進んでほしい、悲しみや罪悪感にとらわれるのはもうやめるべきだ、と手紙に書いた。わたしからジョージィを奪った人々にこんなことをいえるとは思ってもみなかったが、なぜか言葉が出てきたのだ。いまになってふり返ると、あのときやっと許すことの意味がわかったのだと思う。ただそうなったのだ、としかいいようがない。とても自然なことだった。そして気持ちが楽になった。

17　感謝の詰まったバインダー

病院のシステムを変えたいと切に願ってはいたけれど、自分がしている病院の仕事がだんだん煩わしくなってきた。子供たちの弁当を詰め、学校まで送り、その足で空港へと急いで飛行機に飛び乗る。そして飛行機が無事に着陸するまで手に汗握り、着いたら着いたで会ったこともない大勢の人々のまえで話をしてジョージィの死を追体験し、それが終わると大急ぎで帰宅して子供たちにおやすみのキスをする。そんなふうに過ごす日が多すぎた。この仕事はもはや心を癒すものでも建設的なものでもなく、破壊的なものになりつつあった。移動だけでもかなりの負担だった。

ある晩遅く、凍えるほど寒いなか、ボルティモア・ワシントン国際空港の時間貸し駐車場をうろうろ歩いていた。物陰から殺人鬼が飛びだしてきたらすぐに緊急通報できるように、携帯電話を手に握りしめていた。やっとのことで自分の車を見つけ、乗りこんで内側からドアをロックし、ヒーターを〝強〟にすると、出口の標識へと急いだ。運転のおともにラジオをつけ、冷えた足を――一日じゅう履き心地の悪いハイヒールに詰めこんでいたせいで痛む足を――暖房で温めた。車内は散らかり放題だった。コーヒーカップにはまだ朝のコーヒーが入っており、床には前日からサムのチーズクラッカーが散らばったまま。後部座席にはエバが図書館で借りた本がまたもや置き忘れてあった。

　州間高速九五号線に入ると子供たちのことが頭に浮かんだ。どんな一日を過ごしたのだろう。それから意識は先ほどまでいた場所へと戻ってゆき、きょうあったできごとを復習しはじめた。医師や看護師と交わした会話を思い返し、見たこと、知ったことをすべて整理しようとした。暗いハイウェイを走りながら、体は大きなサバーバンを走らせていたけれど、意識は遠く離れたところにあった。赤信号に行きあたったので止まり、あたりを見まわすと、自分がどこにいるのかまったくわからなかった。あまり安全な界隈でなさそうなことだけはわかった。携帯電話を手に取り、トニーにかけた。

「迷子になってるって、どういうこと？　二九五号線を走ってるんじゃないの？」

「ちがうと思う。標識にはケニルワース大通りって書いてあるけど、ボルティモアのケニルワース・モールのそばじゃないみたい」

「ケニルワース大通り？　やれやれ、きみがいるのはワシントンDCだよ」とトニーはいった。

　トニーが家までの道を教えてくれるあいだ、うしろのほうで子供たちの声がした。「ママはまた迷子になったの？」

「そうだ、迷子になってる」とトニーが答えた。

ママはいつだって迷子よ、と思いながらハイウェイを北へ向かった。自分の馬鹿さかげんに腹が立って涙が出た。疲れきって朦朧としながら、すすり泣きのあいまに、もういやだ、何もかもいやになったからもうやめるつもりだ、とトニーにいった。

その年のクリスマスには、トニーと子供たちから最高のプレゼントをもらった——ガーミン社のカーナビゲーション。

「これを使えばもうぜったい迷子にならないってパパがいってたよ」とジャックがいい、わたしが小さな箱をあけるあいだ、子供たちがまわりに集まってきた。

もうぜったいに迷子にならないとわたしは思った。なんて素敵なプレゼントだろう。素敵で、天才的で、便利な、小さな発明品。

「どこにいても、〝自宅〟のボタンを押すだけでいい」とトニーがいった。「どっちに進めばいいかわかるから」

ひとつの場所からべつの場所に移動するときだけでなく、ふだんからよくわたしが迷子になったように感じていることをトニーは知っていた。ジョージィをなくして迷子になり、医療業界でも道を探して迷子になっている。小さな装置を手にしながら、このプレゼントにはもうひとつの意味がこめられているのだと気がついた。トニーは、わたしが道を見つける手助けをしてくれるつもりなのだ。

またちがうときの話だが、カトリック系の医療団体〈アセンション・ヘルス〉の人々をまえに長い一日を過ごしたあと、わたしは家へ向かう飛行機に乗ってシカゴの上空を飛んでいた。トニーと子供たちのことが頭に浮かび、家に着くのが待ちきれなかった。離陸して三十分ほど経ったころ、機長からのアナウンスが入り、機器に不具合が見つかったという話が流れた。主翼のフラップが動かなくなっており、このまま飛びつづけるのは安全ではないという。「当機はオヘア空港へ引きかえします。着陸時には多少の衝撃があるかもしれませんが、おちついてください」

もしかしたら機長の言葉を聞きまちがえたのかもしれないと思い、あたりを見まわしてほかの乗客の様子を探った。少しまえまで本を読んでいた人々や、iPodを聞いていた人々、隣席の人とおしゃべりをしていた人々が、いまは緊張した面《おも》もちで窓の外やお互いの顔を見ている。シートベルトを締めている人もいる。わたしは通路を見渡して客室乗務員を探した。コーラの缶をあけるときの軽快なプシュッ、シューという音を聞きたかったのだが、通路には誰もいなかった。カートもない。客室乗務員もいない。パニックに陥りそうになった。誰かと話をしたかった。目に涙をためて、隣席の男性を見た。

隣の男性はわたしより年上でおそらく六十代、ダークグレイのスーツを着ており、膝の上にはウォールストリート・ジャーナルがあった。こういうことはときどきあるんですよ、と彼は説明し、わたしを安心させようとしてくれた。「心配ありません。機長がうまくやります。どこか調子がおかしくても、きちんと着陸させますよ」

飛行機が着陸するまで手を握って話しかけていてもらえませんか、とわたしは懇願した。

彼は手をひらき、どこから来たのか、どこへ行くところかなどと話をした。この人が冷静なんだからきっと大丈夫だとわたしは思い、その目を見つめてパニックの色がないか確認した。

「客室乗務員は着陸準備に入ってください。それでは皆様、衝撃に備えてください」と機長がいった。

隣席に身を寄せ、額をくっつけんばかりにして老紳士の言葉に全神経を集中した。彼が窓のシェードをあげると、シカゴの街の灯が近づいてくるのが見えた。お子さんは何人ですか、おいくつですか、と彼はわたしに尋ねた。質問に答えることに集中しようとしたが、出かけるまえにもういちど子供たちに愛してるといっておけばよかったとしか考えられなかった。滑走路沿いに消防車や救急車が並んでいるのが見えた。燃えさかる炎からわたしたちを救いだすための準備だろうか。

「ああ、神さま、お願いですから安全に着陸させてください。子供たちをもうこれ以上悲しませたくありません」とわたしは思った。飛行機がゆっくりと高度をさげるあいだ、数列まえの女性が泣いているのが聞こえてきた。窓の外を見ながら、わたしは隣席の紳士の手をぎゅっと握った。

飛行機が着陸した――完璧な着陸だった。乗客はみな拍手をし、機長に歓声を送った。
一時間後、わたしたちはボルティモア行きの別便に乗っていた。先ほどできた新しい友人の隣に座り、一緒にワインを注文してプレッツェルを食べ、まるで何年もまえからの知り合いのようにおしゃべりをして笑いあった。けれどもわたしは心のなかで、もう子供たちを置いて出かけるのはやめようと誓った。

全国の病院で話をするためにあちこち移動するのはもうやめる、と誓ったのはこれが最初でも最後でもなかった。帰宅すると、聴衆のなかにいてジョージィの物語に心動かされたという医師や看護師からいつものように電子メールが届いていた。もっと耳を傾け、もっとコミュニケーションを取ろうという気持ちになったと書いてある。そうなると、いますぐすべてをやめてしまうことはないと思うのだ――すでに約束をしてしまった講演だけはこなして、それでおしまいにすればいい。

患者安全に関する会議でフロリダに行ったとき、ある医師と話をしていて、これを最後にするつもりだ、移動の負担があまりにも大きくなってきたからと相手にいった。すると彼は、いい戦略がある、これを聞けばあなたも考えなおすかもしれない、といいだした。

「どの講演を引き受けるか選べばいいんですよ。すべての依頼に応じることはないんです。聴衆が二百五十人を下まわる場合には断ればいい。直行便がない、もしくは日帰りできない場合にも断るんです。謝礼金はどれくらい受けとっているんですか？」

謝礼金？　ひどい間抜けになったような気分で、謝礼金ってなんですか？　とわたしは彼に尋ねた。

「講演者が受けとるお金です。ここで話をする人々はだいたい支払いを受けていますよ。業務の一部として話すのではなく、スピーチに対する追加料金です」

「お金を受けとるのはあまり気が進みません。自分がしなければならないと思うことをしているだけですから」

「直接受けとらなくていいのです。先方は謝礼金をジョージィ・キング財団に送ればいい。話をしてほしいといってくる団体に、寄付をしてくださいというんです。そうすれば、しなければならないことをしながら、同時に財団のためのお金がつくれます」

空港への行き来の際に自分で運転する必要もありません、ともいわれた。「経費はすべて先方が持ちますよ、空港への交通費も含まれます。運転手を雇ったらいいじゃないですか」

わたしは目を輝かせて聞いた。その考えはとても気に入った。「だけど、ジョージィの死をなんどもなんども追体験しなければならないんですよ。もう疲れました」

「それはできれば人に聞かせたほうがいいですね。しかし、人々はあなたが財団を立ちあげ、これまでしてきた活動のほうにも興味を持っていると思います。話の中心を、財団が何をなしとげたかに移したらいかがですか？　ジョージィの死をきっかけに改善されたことを話すんです。よいところをほかの人が真似できるように」

その日はそれからずっと、彼にいわれたことを考えていた。ジョージィの物語は最悪の悲劇というだけでなく、それを超えたものになりつつあった。ジョージィの死が変化を、本物の変化を起こしていた。財団は大きくなっていたし、驚くようなことがいろいろと起こっていた。そうだ、あの人のいうとおりだ。わたしがしたいのはそういう話だ。

ロンという名前の気のいい運転手を雇った。その後は足取りも軽く玄関を出てロンの赤茶色のセダンに乗り、空港まで送ってもらえるようになった。

メッセージも変わった。もうジョージィの死だけに焦点を合わせるのはやめた。財団のプロジェクトやプログラムについて話し、変化を起こせる人々の注意を惹きつける一方で、打ち明け話のようにほかの話題も織りまぜた。

「お金の問題ではないのです」と聴衆に向けて話した。「ほんとうのことを話して謝罪し、問題を解決することが重要なのです。裁判になることもあるかもしれません。しかし正しいことをすれば――そしてその結果として、ほかの人が害を受けることがなくなるのなら――被害を受けた家族もそれに応えてくれる可能性があります」これを何千人もの医療従事者のまえでくり返し話した。彼らがこのメッセージを理解して、ジョンズ・ホプキンスがわたしたちにしたのとおなじような対応を、患者やその家族にしてくれたらいいと思いながら。

講演と移動に新しい戦略を用いて、ひきつづき病院や業界のリーダーに向けて話をしていくことをトニーと一緒に決めた。シカゴ、ニューヨーク、ボストン、ワシントンDC、シャーロット、ナッシュビル、ロンドンなどの都市に行った。つねに、できるかぎり短時間で行き来した。旅行に興奮し、興味深い人々に出会い、すばらしい病院を目にした。それでもまだときどき——そう頻繁ではないにしても——不満を覚えることもあった。

クリーブランド・クリニックに招かれて話をしにいくことになった。飛行機ですぐに行けて、先方は寄付もしてくれた。それになんといっても、世界に名だたる大規模医療機関である。ただ、ひとつ問題があった——ジャックの十一歳の誕生日に家を空けることになる。トニーとジャックとわたしで話しあい、家族で二回お祝いをすることにした。一回はわたし抜きで誕生日当日に、もう一回は次の夜、わたしがいるときに。

三月の上旬で、飛行機がクリーブランドに着陸したころにちょうど吹雪になった。誕生日にジャックを置いて出かけてきたのにこのまま雪にとじこめられてしまうかもしれないと思うと腹立たしく、温かいコートを着てこなかった自分の判断のまずさにもいらいらした。唯一の明るい面は、フラッシュ先生とやっと直接会えることだった。ジェシカ・サンティリアンの死後にわたしが初めて電話をかけて以来、先生とはなんども話をしてきたが、まだ会ったことはなかった。この夜の会には一緒に出席する予定だった。

クリーブランド・クリニックは、《USニューズ&ワールド・レポート》誌の国内病院ランキングで上位四位に入っている。この病院は、手根管症候群の特定や、人工透析器の開発、高血圧と心臓病の関連の解明、心臓バイパス手術の大きな改良など、医学界に多大な貢献をしてきた。しかし最も目を引くのは、心臓病学の分野での画期的な業績である。クリーブランド・クリニックは、心臓病関係のランキングで十四年連続全米一位を獲得している。世界一だという人もいる。遠く離れた国々の国王や、アラブの族長《シャイフ》、世界の指導者、映画スターまで、あらゆる人々がクリーブランド・クリニックの優秀な医師や看護師の治療を受けにやってくる。

迎えの車の運転手が雪の降りしきるクリーブランドの通りを運転しながら、この病院はとても規模が大きくてホテルまで備えているんです、と話した。「あるアラブの族長が治療を受けにきたときには、家族全員を何カ月も最上階の部屋に泊まらせていましたよ。で、治療に非常に満足したといって医師と看護師全員にロレックスの腕時計を贈ったそうです。まちがいありません。ここは世界一ですから」と彼は誇らしげにいった。

窓から外を眺めていると、巨大な灰色のビルが次から次へと流れていった。「百四十エーカー

（十七万坪）の土地に四十棟ありますから」と運転手がいった。そこだけでひとつの街のようだった。

運転手はホテルを指さしていった。「あそこでほかの人たちが待っていますよ、キング先生」

キング先生という言葉の響きは気に入ったけれど、わたしは医師ではないんです、と運転手に告げた。

「では、どういうかたなんですか？」

わたしは一瞬口をつぐんでから答えた。「自分でもよくわかりません。病院をより安全な場所にしたいと願う一般人です」

大理石の床に高い天井、そこに新鮮な生花が飾ってある。クリーブランド・クリニックはアラブの族長が入院するのにぴったりな場所に見えた。ロビーでにこやかな女性に迎えられ、幹部との昼食のあとで院内をひととおりご案内いたします、と告げられた。

レストランに入り、テーブルのあいだを縫って歩く彼女についていった。抑えた照明のもと、グリーンの革の椅子が並び、白いテーブルクロスのかかったテーブルすべてにパンのバスケットが置かれていた。

カレン・フラッシュ先生がわたしに気がついて手を振った。テーブルを回って出迎えてくれる。長身で人目を引く女性だった。切りそろえた茶色い前髪と高い頬骨が、温かみのある青い目を美しく縁どっていた。ＥＲの医師には見えなかった。シャネルのスーツを着て、ニューヨーク市でファッション雑誌の編集をしている姿が頭に浮かんだ。

食事を注文し、フラッシュ先生やほかの医師が患者安全に関するさまざまな取り組みについて話すのを聞いた。

フラッシュ先生は患者安全について独自の視点を持っていた。しばらく看護師の仕事をしてから医学部に進学してＥＲの医師になっており、テーブルについた面々のなかでもリーダー的な存在だった。デューク大学医療センターで患者安全に関するプログラムを運営するのにふさわしい人物であるというだけでなく、ほかの病院に出かけていって話を広めることもできるように見えた。医師だけでなく看護師の心もつかめそうだった。

昼食のあと、フラッシュ先生とわたしは病院のなかを案内された。これまでにもずいぶんいろいろな病院を見てきたが、この巨大な複合施設はいままでに見たほかのどの病院ともちがった。病院内は動く歩道で移動でき、歩道はひとつの広場からべつの広場へとつながっている。長い廊下には通りの名前がついており、道がどこへ向かっているかを示す赤い矢印のついた地図がいたるところに掲示されていた。

病院内を移動しながら、フラッシュ先生とおしゃべりをした。先生は、デューク大学医療センターや国内のほかの病院で取り組んでいる患者安全にかかわる仕事について話した。いまの最大の課題は、病院上層部やＣＥＯを巻きこむことだった。「病院の上層部が立ちあがって、医師や看護師に患者安全が最優先事項であるといわなければ、いずれ行き詰まります」デュークとジョンズ・ホプキンスはほかの病院よりかなり先を行っていると思う、と彼女はいう。

「医療業界で何かをしようとすると、肥大したエゴの持ち主を相手にしなければならないことがときどきあります。だからこそ、医師や看護師がキングさんの話を聞くことがとても大事なんです。あなたはまったくちがった観点から話をしますから。ジョージィの話を聞けば彼らは心を動かされて、なんとかしなければと思わずにはいられません。彼らは必ずしも変化を嫌っているわけではないのです。ただ、つねに大量の情報にさらされているし、多忙であらゆる方向から引っぱられているような状態だから、ときどきおちついて患者さんの話に耳を傾けたり、お互いの話に耳を傾けたりすることが必要なんです。あなたが話すと、それがすごくうまく伝わる気がします」

文化、すなわち組織の姿勢や考え方を変えるには長い年月がかかるし、それがいちばんむずかしいと誰かから聞いたことがある。フラッシュ先生やプロノボスト先生やわたしがやろうとしているのはまさにそれだった。医師や看護師が、いままで働きながら習得してきた思考方法と行動様式を変えようとしているのだ。

その夜は、会議がはじまるまえにレセプションがあった。食べ物のテーブルやカクテルバーが大きな部屋のまんなかを占めていた。その周辺に二十の小さなテーブルが並べられ、さまざまな安全プロジェクトが展示されていた。それぞれの展示のそばには看護師がひとりかふたりついていて、患者安全に関する自分たちのプロジェクトを誇らしげに紹介していた。部屋のなかを歩きまわり、看護師たちと話をしながら、わたしは自分が目にしたものに驚いていた。プロジェクトは、院内感染を減らそうとするものからチームワークを改善するものまでさまざまだった。それなりに、なぜみんな食べ物とワインのテーブルのまわりに集まっているのだろう。なぜみんな、看護師たちが懸命に準備したプロジェクトの展示に——人の命を救うかもしれないプロジェクトの展示に——目を向けないのだろう？

展示用のどのテーブルにも、お菓子の入ったボウルが置いてあった。ハーシーズのキスチョコをつまみながら、どうしてこんなにお菓子を置いておくのかと看護師に尋ねた。思ったとおりの答えが返ってきた——人を引き寄せて展示を見てもらうためだった。以前からほかの会議でもさんざん見てきた光景だった。ミント・キャンディーやピーナッツバター・キャンディー、M&Msのチョコレートなどで人々をテーブルに呼びこむのだ。お菓子をつまむついでに、展示をひと目でも見てもらえるように。

お菓子の代わりに小物やプレゼントを見かけたこともあった。患者安全について学ぶことを楽しくするようなもの。そういうものを目にしたり、展示を雑に見て笑っているような人々を見たりすると身の縮む思いがした。テーブルの上に立って手を振りながらいいたかった。「聞いて、ちょっと話を聞いて。どうしてこれが大事なのか、話をさせてちょうだい！」もしわたしが何か展示をするなら、手づくりのキルトを用意するだろう。医療過誤で亡くなった患者の顔写真をつなぎあわせたキルトだ。わたしのキルトはこの広い部屋の床全体を覆うだろう。クリーブランド・クリニック全体を覆い尽くすだろう。

フラッシュ先生と一緒にひとつひとつプロジェクトを見てまわっているあいだに、いままでよくわからなかったこと――たとえば院内感染のことなど――を説明してもらった。それから、もし食事とワインがなくても人は集まるのかどうか訊いてみた。

集まると思う、だけどこういうことはひと晩では変わらないというのは理解してほしい、という答えだった。「進むのはほんの少しずつ。だからあなたもわたしも、いましていることをつづけていく必要があるんです」

部屋の中央に陣取った医師の一団を眺めた。ワインを飲み、ホットビスケットのハムサンドを食べながら談笑している。わたしは家にいるジャックを思い、息子がバースデイケーキのロウソクを吹き消しているところを想像した。

「わかっています。だけどわたしはカクテルパーティーのためにわざわざここまで来たわけじゃありません」

円形競技場のようなホールの最前列に先生と並んで座った。百人近い聴衆がいて、それでも半分ほど空席だった。空席についてはいつも考えてしまう。そこに座るはずだった人々はどうしたのだろう？　彼らにとってはどうでもいいことなのだろうか？　プロノボスト先生は、もっと投げる網を大きくする必要がある、私たちの話を聞いた人々が職場に戻って同僚に話すのを期待するしかない、といつもいっていた。

メモをちらちら見ながら役員のひとりが歓迎の挨拶をして、わたしを紹介するのを聞いた。彼はジョージィに起こったことを短く説明したあと、こういった。「神のお恵みにより、わがクリーブランド・クリニックではこうしたことが起こらないよう望みます」

わたしはその言葉を聞いて凍りついた。〝神〟と〝望み〟だけで医療過誤が防げるとでも思っているのだろうか？　そんなに単純な問題だったらどんなによかったか。現実には〝望み〟をはるかに超えるものが必要だし、問題を誰かほかの人の手にゆだねていてはどうにもならない。彼とこの病院の医師や看護師が問題を自分のものとして捉え、自分たちで解決する必要があるのだ。役員は階段をおり、演壇に向かう途中のわたしと握手をした。わたしは演壇にあがり、彼がそのまま後方へ進んでドアを出ていくのを見た。

一瞬、唖然として口がきけなかった。室内は静まりかえり、聴衆はわたしが何かいうのを待っている。

メモを見ながら、なぜあの役員は出ていったのだろう、なぜわたしが話すのを聞きたくなかったのだろうと思った。走って追いかけていって、あなたが聴衆に話せばいいじゃないですか、といいたかった。医師や看護師にやる気を起こさせ、この病院の安全を確保するのはあなたの仕事なんですよ、といいたかった。

不満と混乱を覚えつつ、今回はメモなしでいくことに決めた。言葉に詰まろうがしくじろうがかまわないと思いながら、メモをたたんでポケットにしまった。そして医師や看護師の目に気持ちを集中しながら話しはじめた。

「今夜は息子の十一歳の誕生日です。けれどもわたしは息子を置いてここに来ました。これから皆さんにお話しすることで、何かが変われればと願って……」

わたしはジョージィの話をした。自分たちの施設で起こらなければいいと望んでいるだけでは医療過誤は防げない、と聴衆に話した。プロノボスト先生がなんどもいい、先ほどフラッシュ先生と話したことも伝えた。「トップダウンの取り組みが必要です。それぞれの病院の指導者が立ちあがり、患者安全は最優先事項であると、そこで働く人々に伝えなければなりません」

いまあの夜をふり返れば、おそらく〝神のお恵み〟というのは単なる言葉のあやであって、文字どおりの意味で使われたものではなかったのだろう。役員がホールを出ていったのは、もしかしたら重要な会議があったからかもしれない。あのときのわたしは少しばかり過敏になっていた。けれどもあの夜はそうした言動を見逃せる気分ではなかった。何かいわずにはいられなかった。わたしは心底怯えながら飛行機に乗り、誕生日の息子を家に置いて出向いたのだ。もしわたしがこれからも何かを犠牲にしながら懸命に働かなければならないのなら、医療業界側もそれにみあったことをするべきだ。

わたしは患者安全に関する会議に数えきれないほど出席した。患者安全について書かれた横幕がはためくのも見たし、バッジをつけた人も見た。わたしがジョージィの話をしたあと、何が起こっただろう？　その瞬間だけ医師や看護師の心を動かして終わりだったのだろうか？　彼らは自分たちの病院に戻って以前とまったくおなじように働いているのだろうか、それともジョージィの話を聞いて実際に行動を変えたのだろうか？　もう犠牲を払うのはうんざりだった。何か見返りがほしかった。病院が言葉どおりに本気で取り組んでいると納得したかったし、それをこの目で見たかった。

あの夜以降、患者に対する医療をより安全なものにするために具体的に何をしているのか、それぞれの組織に尋ねるようになった。なぜわたしに話をさせたいのか、明確な説明を求めるようになった。単に気持ちを高揚させる演説家を必要としているのか。それとも本気で、心から病院を安全にしたいと思っているのか。

ミシガン病院協会（ＭＨＡ）は、ミシガン州の全病院が加盟する団体である。そのＭＨＡが州内のすべての集中治療室（ＩＣＵ）から医療過誤をなくすという目標を掲げた。これはきわめて大きな事業で、病院ごと、病棟ごとに真剣に取り組まねばならない。すべてのＩＣＵのすべての医師、すべての看護師が百パーセント責任を持ってあたらなければ達成できない。各病院にこの目標を強制することはできなかった。納得してもらう必要があった。そのための顔になる人物が、物語が、心に響く何かが必要だった。ＭＨＡはジョージィ・キングの物語を使った。百二十七のチームが協議会を結成し、〈キーストーンＩＣＵプロジェクト〉と呼ばれる二年計画のプログラムを立ちあげた。

ジョージィの物語にどれくらい影響力があったのか、正確なところはわからなかったが、このプロジェクトの進捗については断片的に耳にしていた。二年後、プロジェクトの締めくくりのためにミシガン州ディアボーンに招かれた。各病院の幹部が聴衆のまえに立って結果を発表していくあいだ、室内の感情の高まりが感じられた。プロジェクトは大成功だった。推定で千五百七十八人の命が助かり、患者の入院日数は八万一千二十日減少し、病院は一億六千五百万ドル（約百九十八億円）以上の費用を節約できた。キーストーン・プロジェクトの実施まえは、ミシガン州の中心静脈カテーテル関連血流感染症の発生数は国内平均とほぼおなじだった。ところがプロジェクト実施後には、ＩＣＵでの中心静脈カテーテル関連血流感染症は五十パーセント近く減少した。ミシガン州のキーストーンＩＣＵプロジェクトは多くの医学雑誌に載り、全国のメディアでも広く取りあげられた。

誇らしい気持ちで聴衆のなかに座りながら、この取り組みがほんとうに命を救ったのだという思いに圧倒された。クリス・ゴーシェル看護師がプロジェクトリーダーでほんとうによかった。火のような気性の持ち主で、二年にわたり各病院を叱咤激励しつづけてきたのだ。プロノボスト先生が陰から支えていたのも誇らしかった。けれどもいちばんすばらしいのは、二年まえにプロジェクトへの参加を選び、医療過誤を防ぐべく懸命に取り組んできたそれぞれの病院だった。

クリスから演壇にあがるように声をかけられて、わたしはひどく驚いた。壇上へあがり、クリスの横に立った。彼女は革のバインダーをひらいて手紙を読みあげた。

親愛なるトニーさん、ソレルさん
〈キーストーンＩＣＵプロジェクト〉はわれわれミシガン州のＩＣＵでの医療を改善するためのプログラムです。〈ジョンズ・ホプキンス質と安全研究グループ〉と〈ＭＨＡキーストーン・センター〉の協力関係が一周年を迎えるにあたり、わたしたちはともに働く百二十七のチームの献身を謙虚に受けとめ、その成果に畏敬の念を抱いています。
しかしながら、この仕事ははじまったばかりであり、ほんとうの課題がまだ先にあることもわかっています。これらのチームを海図のない海へ導き、安全に航行できるエリアをいかに広げつづけるか熟考するとき、わたしたちはここまでたどりついた方法に立ち返ります。

ジョージィの物語は、こうしたチームとともに進めるわたしたちの活動の中心にあります。しかしこの物語の影響力は、ジョージィの死につながった悲劇そのものを超える大きなものとなりました。この物語を伝えることで、おふたりは人として最善のありようを示し、わたしたちにも同様のものを求めました。エマソンの言葉が、あなたがたの示したものをうまくいい表わしています――われわれの能力こそが、互いの奥深くにある力を引きだす。それは持ちこたえる力であり、成長する力であり、世界をよりよい場所にする力である。

ミシガン・キーストーン・プロジェクト一同

バインダーを手渡されて聴衆のほうを見ると、拍手がスタンディングオベーションになった。ジョージィがこんなに大きくすばらしい成果の原動力となったことがうれしく、誇らしさに圧倒されて、涙をこらえるのに必死だった。

空港へ向かうタクシーのなかで、茶色い革のバインダーをひらいた。透明なビニールのポケットのなかに、三十を超える病院のチームリーダーからの手紙が入っていた。手書きのものも、タイプされたものもあった。

……看護師です。ジョージィの存在が誰にも想像できなかったほど大きな目的を持っていたことはわたしが証言できます。ジョージィは多くの人の命を救いました……プロジェクトの開始以来、非常に多くのことが進歩しました。わたしたち看護スタッフが問題や懸念や治療計画への疑問を、自分から医師にいえるようになりました……序列や〝医師の領域の侵害〟を気にせずにコミュニケーションを取っていいのだとわかりました……合併症を避け、患者さんの命を救えて、感謝の気持ちでいっぱいです……

ホランド病院より

……ジョージィの物語はひとつの州を――そしておそらくはひとつの業界を――行動へと突き動かしました。ガーバー記念病院では、スタッフが声をあげ、ものごとを変え、患者さんのために病院をよくする権限を与えられました。最善の医療につながるならば〝波風を立ててもかまわない〟と学びました。

ガーバー記念病院保健事業部より

……切迫した空気が生まれ、そのおかげで障壁が壊れました。医療の質と安全の改善において、わたしたちは大きく前進しました。この二年間に、病院全体で、過去十年間以上の改善がなされました。ジョージィの生と死がわたしたちの頭を離れることはないでしょう……

メトロ・ヘルス病院より

……ジョージィの物語はわたしたちに、文字どおり世界を変えようとする意欲を与えてくれました。いちどに患者さんひとりずつ……あなたの命が、ほかの多くの命を救っています……

聖マリア慈愛病院より

……ご自身の痛みや苦しみを、全国のＩＣＵの文化を変えるアイディアへと転換する勇気をお持ちくださり、ありがとうございました。スタッフは医療の質の評価について発言する権限を与えられ、患者さんへの医療の効率が上がりました……あなたは目指すべき方向を示し、すぐれた医療へのスタッフの情熱をふたたび燃えあがらせました……ジョージィは、世界中の救命医療の実践を変えた人として記憶されるでしょう。そしてあなたは、それを実現した母として記憶されるでしょう……

デトロイト医療センター、ヒューロン・バレー・シナイ病院より

……医療業界におけるソレルさんのご活動は、〝患者安全を確実にするために最も重要なのはコミュニケーションである〟という事実に光を当てました。当院が達成したことをいくつか挙げます。……人工呼吸器関連肺炎を根絶しました。血流感染もです。各部門の安全への懸念に対する上級管理者の認識が高まり、医療スタッフと医師、そして患者さんのご家族とのあいだのコミュニケーションがより円滑になりました。ソレルさんのご献身とジョージィの物語は、医学界が行動を起こすための刺激になりました。

デトロイト医療センター、ハーパー大学病院より

こんなふうに旅をするようになって以来初めて、ジョージィがほんとうに望ましい変化を引きおこしたのだという確かな証拠を手にすることができた。ジョージィの生と死が現実を変えつつあった。

夜遅く帰宅してベッドに入ると、隣で寝ていたトニーが、きょうの集まりはどうだった、と疲れた声で訊いてきた。

トニーにはわたしの仕事ひとつひとつに深くかかわる時間はなかった。家計を支えなければ

ならず、養うべき家族がいるので、わたしが行動をともにしている組織の詳細や、わたしの講演内容や、各所ではじまっているプログラムなどについてはあまり知らなかった。全体をぼんやりと把握しているだけだった。その夜、わたしはトニーに革のバインダーを渡した。わたしたちが——わたしたち三人、ジョージィとトニーとわたしが——変化をもたらしている証拠をトニーが自分の目で確認できて、わたしはうれしかった。

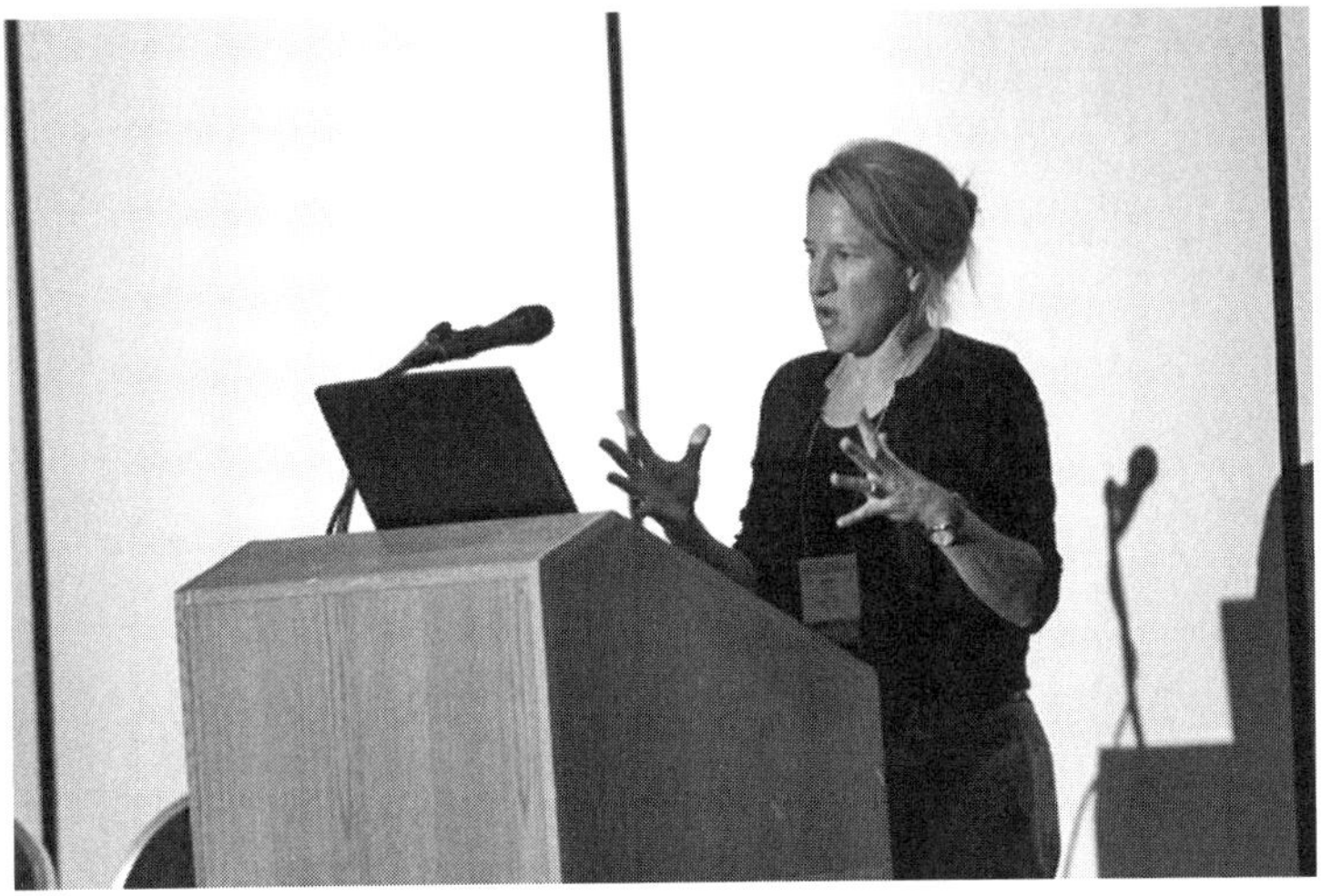

講演の様子(2009年)。
ジョージィの物語に加えて、財団の活動やこれまでに達成した成果を語る。

18　被害者たちの声

ジョンズ・ホプキンスを相手にわたしたちがどんな経験をしてきたか知る人が増えるにつれ、あなたたちは幸運だった、とたびたびいわれるようになった。医師の仕事をしている友人さえも、それは特別扱いだという。こうしたコメントには戸惑いと苛立ちを覚えた。特別扱い？　わたしたちが受けた扱い以外に、いったいどんな扱いがあるというのか。もし病院が間違いを起こしたのなら、家族にほんとうのことを話し、謝罪したうえで問題を解決するのは当然のことではないか、とわたしは思っていた。

しかしジョージィ・キング財団のウェブサイトや、〈グッドモーニング・アメリカ〉への出演のおかげで、医療過誤の被害を受けた全国の人々の話に接する機会が増えると、わたしたちが受けた扱いはほんとうに特別だったのだとわかってきた。わたしたち自身は回答を受けとり、問題を改善すると約束してもらい、謝罪も受けた。しかしながら、病院から回答を得られず、背を向けられ、いっさいを遮断される人々も多かった。

ジュリー・コールザーは、シャーロットという名の二歳の娘をカリフォルニア州フォールブルックのＥＲに連れていった。時刻は午後四時三十分、シャーロットは朝から嘔吐をくり返していた。待合室にいるあいだもシャーロットは吐きつづけた。ジュリーは水分を与えようとしたが、娘は液体を飲みこむことができなかった。医師に診てもらいたい、とジュリーは頼みこんだ。二時間後、やっとのことで診察室に通されたが、そこでも待たされた。シャーロットは重い脱水を起こしはじめていた。点滴をしてほしいと看護師に頼んだが拒否された。シャーロットは血を吐きはじめ、呼吸も困難になった。シャーロットの指や爪先が青くなりはじめると、ジュリーは助けを求めて悲鳴をあげた。医師がやってきて気管内チューブを挿入した。シャーロットの心拍数が急激に落ちこんだ。外傷専門チームが呼ばれ、正しく挿管できていなかったことがわかった。このときにはすでに低酸素状態が長時間続いたため、脳死状態に陥っていた。その夜の後刻、シャーロットは母親の腕のなかで亡くなった。

コールザー一家は説明を求め、回答を求め、謝罪を求めたが、病院は交渉に応じようとしなかった。弁護士を雇うことを余儀なくされ、時間も費用もかかる訴訟を二年半にわたってつづけたあと、病院側が和解を申しでた。コールザー一家が求めていた回答が提示されたが、最後まで誠意ある謝罪を受けることはなかった。

デイル・アン・ミカリッツィはジャスティンという名の十一歳の息子をニューヨーク州オールバニーの自宅近くにある病院へ連れていき、足関節にたまった水を抜いてもらおうとした。

スポーツ外傷と思われた。車椅子に乗せられて手術室に向かう息子にキスをして、すぐ終わるわよ、と彼女はいった。ジャスティンは二度と目覚めることなく、合併症で亡くなった。

デイル・アンとわたしは友達になった。互いの怒りと悲しみが理解できた。たびたび話をし、誕生日や命日や祝祭日のようなとくにつらい日にはカードを送りあった。身に振りかかったできごとは似ていたけれど、わたしたちが通ってきた道はこれ以上ないほど異なっていた。

ジャスティンが亡くなるはずではなかったこと、あの日病院で何かひどい間違いがあったことはわかっていた。デイル・アンは疑問をぶつけたが、答える者はいなかった。診療記録を請求して渡されたのは、判読不能の文書がごちゃごちゃに詰まった箱だけだった。

病院からなんの協力も得られなかったので、コールザー一家とおなじく、デイル・アンにも頼るべき場所はひとつしかなかった――法律だ。病院から回答を引きだすために弁護士を雇おうとしたが、デイル・アンはなんども断られた。弁護士は勝てないと思ったわけではない。勝てる訴訟になるはずだった。理由はお金だった。

医療過誤に関する法律は州によってちがい、ジャスティンとジョージィが亡くなった年には、コネチカットやフロリダやテキサスのように上限を設けていない州ならば、陪審の裁定次第で遺族は百万ドルを上まわる補償金を受けることができた。こうした数字は、弁護士が医療過誤の案件を引き受ける大きな誘因となった。しかし、ジョンズ・ホプキンス大学病院のあるメリーランド州もそうだが、多くの州で患者やその家族が受けられる補償には上限があり、その金額は州によって決まっている。ジャスティンが亡くなった当時のニューヨーク州では、金銭的損失に基づく決まりがあった。これは子供に関する特別な法律で、医療過誤によって亡くなったのが子供だった場合、補償金額はゼロか、きわめて限定されたものとなる。子供は経済的価値が低いから、という理屈だった。

もしジャスティンが成人であれば、補償額に上限はなく、弁護を引き受ける弁護士もいるはずだったし、デイル・アンは病院から回答を得られたはずだった。しかしこの金銭的損失に関する決まりのせいで、弁護士にはジャスティンのようなケースを引き受ける理由がなかった。仮に善意で引き受けたとしても、医療専門家に支払う費用やその他の経費が必要であり、それを負担する余裕のある弁護士はいなかった。デイル・アンはいままでの貯金をかき集め、時間単位で弁護士を雇おうとした。しかし数カ月で破産してしまうからやめたほうがいいといわれた。

わたしが病院や医師とともに患者安全に関するプログラムを立ちあげ、社会の認識を高めようとしている一方で、デイル・アンが長期にわたる法廷闘争に囚われ、息子の身に何が起こったかすらわからずに苦闘しているのはひどく不当なことのように思えた。

「状況は悪くなる一方よ」とデイル・アンはいっていた。「まるで車に当てられて強盗にあった挙げ句、救急車に轢《ひ》かれたような気分」

デイル・アンやジュリーの話が頭を離れなかった。すごいスピードでわたしの受信トレイにたまっていくほかのたくさんの話もそうだった。こうした話の多くに共通点があることに気がついた。〝病院が耳を貸してくれない〟という言葉だ。そういう患者や家族には頼るべき場所がなく、必死で支援や助言を求めてわたしのところに――法律の専門家でも医療の専門家でもない人間のところに――最後の手段としてたどりつくのだ。無力感を覚え、わたしはよくピーター・プロノボスト先生やリック・キッドウェル弁護士やポール・ベクマン弁護士に、この人たちへの助言をお願いした。話を聞いて闘いつづけるよう促すことのほかに、わたしにできることはほとんどなかった。

アメリカじゅうを旅しながら大勢の医療従事者に向けて話をするうちに、ジョージィの物語を伝えるだけでは気がすまなくなってきた。ジャスティンの話やシャーロットの話も聞いてほしかった。立ちあがって、あなたたちのシステムは機能不全を起こしているといいたかった。

医療過誤の被害にあった家族の話を次から次へ耳にする一方で、予期せぬ事象に対処すべく、新しい、より透明性の高いアプローチを試みる有力な医療関係者にも出会った。ミシガン大学医療システム（UMHS）は、医療過誤の被害を受けた患者が訴訟にいきつく理由を調査した。その結果、患者が問題を法廷に持ちこむのはほとんどが質問に回答を得られない場合、ほんとうのことを教えられていないと感じた場合であることがわかった。

二〇〇一年、ＵＭＨＳのリスク管理最高責任者リチャード・ブースマン氏は、患者安全への取り組みと情報開示に関する広範な方針を承認した。患者の状態について疑問があれば、間違いの有無にかかわらず、病院内の誰かが直接家族と話をし、何があったかを説明し、必要ならば謝罪するという方針だった。早くも翌年には賠償請求の件数が減りはじめ、以降毎年減りつづけた。四年間の実践のあとには半数以下になり、医療過誤への賠償請求に対処するための平均所要期間が二〇・三カ月から九・五カ月に短縮され、医療機関側の裁判費用も半分になった。ブースマン氏の目論見は順調に進んだ。ひとりひとりの患者がしかるべき待遇を受け、同時に医療機関が何百万ドルもの費用を節約できるモデルをつくりだしたのだ。

透明性を確保することは、患者にとっても、病院側が支払う費用の点から見ても理にかなっていたが、それだけではなかった。臨床的利益もあった。医師と看護師にエラーを報告するよう促すことで、診療改善委員会が当該エラーを調査して、類似のエラーの再発を防ぐべく手順を改善することができた。公表すること、隠さないことが、どの角度から見ても正しいと認識されはじめた。

ジョンズ・ホプキンス大学の医学研究者アルバート・ウー医師から電話があった。ウー先生は情報開示と透明性に関する研究をしていた。もっと詳しくいうと、コミュニケーション不足と不充分な情報開示が、患者とその家族だけでなく医療従事者に与える影響について研究していた。彼のオフィスで会い、研究結果を聞いた。わたしがすでにたどりついていた結論とおなじだった——医療従事者の多くは、予期せぬ転帰や間違いが起きたときに、患者とその家族をどう扱っていいかわからずにいるのだ。

お子さんはわたしたちが間違えたせいで亡くなりましたとは、どんなに善意あふれる病院関係者であってもなかなかいえるものではない。病院の奥に引きこもって、患者の家族とのコミュニケーションをすべて拒否するほうが苦痛が少なく、楽に思えることもあるだろう。ウー先生は、コミュニケーションの回路をひらいて家族にほんとうのことを話し、謝罪し、そのうえで問題を解決することの重要性を医師と看護師が認識するべきだ、その助けになるツールを開発したいのだという。医療従事者が正しいことをする助けとなるツールだ。手を貸してもらえないだろうかと尋ねられ、わたしはイエスと答えた。

ウー先生のホプキンスでの研究成果すべてと、ジョージィの物語と、わたしの〝患者の視点から〟のメッセージを用いて、わたしたちは〈傷害から侮蔑を取り除くために〉という名のプログラムを作成した。これはＤＶＤなどのツール一式でできており、医師と看護師、そしてその他の医療従事者を対象に、医療過誤が起きた際の患者や家族への対応の仕方を訓練するためのものである。

19　十万人の命を救えキャンペーン

医療業界内で、わたしの顔は有名になりつつあった。イメージキャラクターになったような気がすることもあった。医療事故を減らすために闘う顔、一種のシンボルだった。いろいろあってこの業界に出入りするようになり、理由はどうあれ、ただ受けいれられただけでなく奥へと招かれた。最初は場ちがいで自分の手に余るように感じ、おちつかなかった。しかしやがて使命を帯びた一介の母親というだけではすまなくなった。わたしの名前には〝患者安全の擁護者〟という新しいレッテルが貼られ、それが全米に知れわたった。

わたしには完全にべつのふたつの人生があった。ボルティモアでの母親としての人生は、ジャックとレリとエバとサムを車に乗せて学校やサッカーの練習やテニス、ラクロス、スキーチームの練習に連れていくあいまに、料理をし、掃除をし、夜になれば読み聞かせをすること――よい母親でいようと努めること――で成りたっていた。

それとはべつに、患者の擁護者としての人生があった。わたしの両親やきょうだいや友人たちは、相乗り送迎車レーンやラクロスのフィールドにいないときのわたしが何をしているかまったく知らなかったし、わたしのほうもこの取り組みについて話したいとは思わなかった。説明がむずかしく、わたしと医療業界のあいだだけのことだったたからだ。

二〇〇四年十二月、医療の質改善研究所（ＩＨＩ）の最高責任者であるドナルド・バーウィック氏は、〝アメリカ国内の病院での医療事故死を十万人減らすこと〟を狙いとする大規模なキャンペーンに着手した。これは〈十万人の命を救えキャンペーン〉と呼ばれ、全国的な運動にすることと、一年半のあいだにこの数字を達成することが目標となった。バーウィック氏とＩＨＩは、キャンペーンに参加してこれらの不必要な死を防ぐよう、医療業界全体に――国内のすべての病院に個別に――働きかけた。

フロリダ州オーランドで開催されるＩＨＩの年次総会で、情報開示に関する分科会をひとつ担当するよう依頼された。この会議にはここ何年かで数回出席してきたが、その成長の速さには目を見張った。第一回会議は一九八九年にひらかれ、参加者は二百八十七人だった。それが十五年後の二〇〇四年には、四十もの国からやってきた四千人の代表が現地での会議に参加し、さらに一万人が衛星中継を見ていた。純粋に数字だけから判断しても、医療業界が問題を自覚し、解決したいと思っているのは明らかだった。

バーウィック氏の人気は年を追うごとに着実にあがっていた。国内の医療関係者のあいだでおおいに敬意を集めているだけでなく、影響力は海外にも及んだ。この翌年、氏は英国の国民保健サービスの改良に貢献した功績で、女王からナイトの称号を授与された。彼は長年にわたり、持ち前の胆力と勇気で何千人もの医療従事者を不可能とも思える目標に向かわせながら、親切で謙虚な態度を保ってきた。

ホテルはざわついていた。ブルーのシャツを着たＩＨＩのスタッフがトランシーバーを持って走りまわっていた。わたしはチェックイン手続き中にそのうちのひとりに見つかり、バーウィック氏がすぐにお会いしたいそうです、といわれた。彼女のあとについて人混みのなかを歩いた。

ホテル内を急いで歩いていると、ここ何年かのあいだに知りあった人々が手を振り、挨拶の言葉をかけてきた。知った顔がいると心強かった。会議室に入り、医師や看護師のグループと話をしているバーウィック氏を見つけた。グレーの髪と少年のような笑みが印象的な五十代後半の男性だった。

バーウィック氏の案内で演壇のそばの椅子に向かった。腰をおろすと、彼は翌日のスピーチの説明をはじめた。彼がスピーチする際に、医療業界の主要なリーダーが何人か演壇に並ぶという。バーウィック氏は演台脇に並んだ七つの椅子を指さして、すらすらと名前を口にした。医師会のジョン・ネルソン会長、看護師協会のバーバラ・ブレイクニー会長、カトリック系医療団体アセンション・ヘルスの医務部長デイビッド・プライアー氏、医療機関認定合同委員会のデニス・

オリアリー会長、退役軍人省退役軍人保健局次官のジョナサン・パーリン医師、メディケア・メディケイド・サービスセンターの医療の質改善局のスティーブ・ジェンクス局長、そして国内最大の医療システムのひとつであるＳＳＭヘルス・ケアの会長兼ＣＥＯであるシスター、メアリー・ジーン・ライアン氏。

これがどういう人々かはわたしも知っていた。アメリカ医療界の重要人物であり、業界の巨人たちだった。「この人たちが私のキャンペーン演説のあとにひとりずつ立ちあがって聴衆に話をします」とバーウィック氏は説明した。「そこで、お願いがあるのですが……。壇上のメンバーに加わって、聴衆に話をしてもらえませんか？」

わたしは演壇を見た。次いで何千もの椅子で埋め尽くされたとてつもなく巨大な空間を見た。会場があまりにも大きいので、参加者が双眼鏡を使わずに話し手を見られるように、六十メートルごとに上からスクリーンがさがっていた。

「何をおっしゃっているのかよくわかりません。わたしはなんの準備もしていないし、あの壇上は自分のいるべき場所ではないと思います」とわたしは彼にいった。

「それはいいんですよ。即興でかまわない。心からの言葉で話してください。あなたはそれが上手だし、あの演壇はまちがいなくあなたのいるべき場所です」

翌朝、会場の空気は電気を帯びているかのようだった。ブルーのシャツの人々が開始まえの最後の準備に追われていた。座席は開始のかなりまえから埋まり、報道陣も集まっていた。〝十万人の命を救え〟と書かれた大きな横断幕が天井からさがっている。わたしはパネリストたちに挨拶をした。まえに会ったことのある人もいた。それから人の海を見やった。ひとつの空間にこんなに大勢の人がいるのは見たことがない。わたしたちは席についた。わたしの席は列のいちばん端だった。

バーウィック氏が口をひらいた。

「……だんだん堪え性がなくなってきました。年齢のせいかもしれません。あるいは、〝治療のここがおかしかった〟と書かれた電子メールを絶えず受けとっているせいかもしれません……。

そこで、私たちがすべきことについて、思うところをこれから述べます。私たちは十万人の命を救う必要があります。それも二〇〇六年六月十四日までに――つまりきょうから一年半のあいだに。〝何人か〟は数字ではありません。〝いつか〟は期限ではありません。ここでは数字をはっきりさせましょう――十万人です。期限もはっきりさせましょう――二〇〇六年六月十四日午前九時までです。

……このキャンペーンのテーマは〝どうやるか《ハウ》？〟です。昨年、ある医師が送ってきた辛辣な電子メールから拝借しました。メールの内容はだいたいこんなふうでした。〝わかったわかった、もうわかりましたよ。医療の質がどんなに悪いかとか、どれだけ改善の余地があるかなんてことは改めていわなくていい。何を達成すべきかはもういわなくていいんです。それは知っています。いま知りたいのは、どうやって達成するかなんです〟」

バーウィック氏がどうやるかを説明するあいだ、聴衆は釘づけになっていた。

「次に挙げる対策が成功への道となるでしょう。私は以下の六つの変革を――六つの対策のすべてを――これから一年のうちに導入してもらえるよう、国内千六百の病院にお願いするつもりです」

彼はその六つの変革を列挙した。

1. 急性心筋梗塞（心臓発作）に対し、確かな根拠にもとづく医療を実施する。
2. いわゆる人工呼吸器バンドル、すなわち人工呼吸器をつけている患者の管理に用いられる科学的に検証されたプロセスを利用して、人工呼吸器関連肺炎を予防する。
3. 中心静脈カテーテル挿入バンドルを利用して、中心静脈カテーテルへの感染を予防する。
4. 主として適切に選択された抗生物質を時宜を捉えて術前に確実に使用することで、手術部位感染を予防する。

5．主としていわゆる処方確認手順を用いることで、重篤な薬物有害事象を予防する。

医学知識のないわたしの頭ではよくわからない部分もあったが、大半は納得のいくものだった。そして六つめの対策は〈早期対応チーム（RRT）〉だった。ここ何年かのあいだにその用語を聞いたことはあったが、詳しいことは知らなかった。

「早期対応チームです。臨床スタッフ、たいていは看護師が患者さんについて懸念を覚えたときに、迅速に対応できるチームをつくってもらいたいのです。こうした懸念は直感だけにもとづくことも多く、これとはっきり指摘できなくても、何かがおかしくなっている可能性があるのです。通常のシステムでは、こうした懸念は長い時間――一日とか、二日とか、あるいはもっと――解決されず、対応されないまま放置されることがあります。そうこうしているあいだに、私たちの目のまえで患者さんの症状がどんどん悪化していく事態は珍しくありません。切迫した臨床反応は惨事が襲うまで起こりません――患者さんの心臓が止まり、緊急事態が叫ばれて初めて起こるのです」

わたしは一言一句洩《も》らさずに聞いた。この〝患者さん〟の身に起こったのは、まさしくジョージィに起こったのとおなじ事態だった。

「早期対応チームはすぐに駆けつけます。誰かが懸念を覚えたらすぐに患者のベッドサイドに現われます。看護師やその他の臨床スタッフは自分だけの判断でチームを呼ぶことができ、チームはすぐに来ます。患者さんの緊急性を評価し、印象をつかみ計画を立てるのです。あとになって──何時間後か、何日後かに──起こるかもしれない惨事を防ごうと努めます。そして実際に防げることがよくあります」

早送りのスライドショーのようにジョージィの死を思い返し、これが答えだ、と思った。早期対応チームがあれば、ジョージィは助かったかもしれない。

バーウィック氏の残りのスピーチに気持ちを集中できなかった。頭のなかがぐるぐる回っていた。そう、そうだ。これが答えだったのだ。まさにこれだ。病院の幹部が次々に立ちあがり、キャンペーンを支持する言葉や支援の約束を口にするあいだ、わたしはべつの世界にいた。

ジョージィと一緒に病院にいた。わたしはボタンを押した。わたしは早期対応チームを呼んだ。チームが来た。ジョージィは助かった。

バーウィック氏がわたしを聴衆に紹介し、マイクが回ってきた。

何をいうべきか、どこからはじめるべきか、まったくわからなかった。膨大な数の聴衆を見やり、バーウィック氏がいっていたとおりにすることに決めた――即興でかまわない、心からの言葉で話すのだ。マイクを引き寄せ、キャンペーンはわたしにとってはうれしくもあり悲しくもある、と聴衆に話した。「うれしいのは、多くの命が救われることがわかっているからです。悲しいのは、ジョージィが入院していた数年まえにこれがすでにはじまっていればよかったのにと思うからです」そして、別の視点から患者を評価する早期対応チーム構想を聞いて非常に興奮したと話した。

それから一瞬沈黙した。頭のなかを駆けめぐっている疑問を、口にするべきかどうかよくわからなかった。聴衆の多くが馬鹿げていると思うであろう提案をあえてする勇気が自分にあるかどうか、よくわからなかった。けれど、大恥をかいたってかまわないと思った。笑いものになったってかまわない、でもこれは訊かなければ。

「患者やその家族がボタンを押せるようにできますか？　誰にも話を聞いてもらえなくて頭がおかしくなりそうなほど怯えているときに、患者が自分で早期対応チームをベッドサイドに呼ぶことはできるんでしょうか？」

患者や家族にこうした権限を与えるというのは、医療業界ではまず聞いたことのない話だった。しかしわたしがそこに立っているうちに、聴衆におかしなことが起こった。ため息がいくつか聞こえ、次いでゆっくりと拍手が起こった。拍手が広がり、座席から立ちあがる人々もいた。わたしはこうつづけた。「もしあのとき早期対応チームを呼ぶことができていたらと、心から思います。娘は死なずにすんだでしょう。今年六歳になっていたはずです。そしてきょう、この場にわたしはいなかったでしょう」

室内はふたたび静まりかえり、わたしはマイクをバーウィック氏に返した。

その日の午後、わたしは先ほどの聴衆のごく一部——おそらく数百人——をまえにしておなじ演台に向かった。わたしのまえの話し手はリンダ・ケニーで、リック・バン・ペルト医師と一緒に演壇に立った。彼らは興味深い話で医療システムの欠陥のひとつを論証してみせた。

リンダは人工足関節置換手術を受けるためにボストンのブリガム・アンド・ウィメンズ病院に入院していた。麻酔科専門医のバン・ペルト医師は、リンダの膝から下に麻酔をかけるために薬剤を注入しはじめた。何分かのち、リンダは大発作痙攣を発症し、次いで心停止を起こした。そして心臓緊急チームによる何時間にも及ぶ開胸手術ののちになんとか持ちなおした。リンダが目を覚ますと、足首は治っておらず、代わりに喉もとから腹部にかけて三十五センチの傷ができていた。麻酔薬に対してアレルギー反応を起こしたのだと、心臓緊急チームは彼女に説明した。

バン・ペルト医師は眠れぬ日々を過ごした。薬剤アレルギーではなかったと知っていたからだ。

彼が間違えたのだ。薬剤を神経系ではなく、循環系に注入してしまったのである。

　彼はリンダに話し、謝罪したかった。しかし病院側がそれを許さなかった。何週間も経ったあと、病院の意向に背き、おそらく職を失うであろうことを百パーセント承知のうえで、彼はリンダに謝罪の手紙を書いた。ふたりは電話で話をして、半年後、バン・ペルト医師の助力により、リンダは〈医療により外傷を負った人々への支援サービス〉（ＭＩＴＳＳ）を設立した。ＭＩＴＳＳの目的は、医療によって外傷が起きた場合に、患者やその家族や臨床医の〝治療を支え希望を取り戻す〟ことだった。

　聴衆もこのふたりの話には否応なく心を動かされた。とくに若き医師バン・ペルトは、医師や看護師や病院管理者に人としてどうあるべきかを示してみせた。間違いを起こして、それを埋めあわせたいと思ったのだ。正道だ。ふたりが立ちあがって話をする勇気を持ってくれて、わたしはうれしかった。

　時計を見ると、バン・ペルト医師とリンダは気づかぬままに割当ての時間を超過していて、わたしに残された時間は十分もなかった。わたしは患者安全や情報開示について話すよりも、医療過誤の被害を受けた患者や家族からもらったメールについて話そうと決めた。

「この人たちがわたしにメールを書くのは、ほかに頼れる場所がないからです。彼らは必死に答えを求めています。けれどもわたしに何ができるでしょう？　わたしは医師でも弁護士でもありません。皆さんの助けが必要です」

聴衆の医師や看護師に、名前と電話番号と勤務先の病院名を紙に書いてくださいとお願いした。「こうすると、患者さんがわたしを頼ってきたときに、この紙のなかから合うものを探せます。もし合致するものがあれば、わたしから連絡をして一緒にその患者さんやご家族を助けることができます」

セッションが終わると、ドアのそばに立って物乞いのように手をお椀のかたちにして、参加者から紙切れや名刺や手紙を受けとった。全部は持ちきれなかったのでテーブルの上に置き、紙切れの山がどんどん大きくなるのを眺めた。全員が部屋からいなくなると、急いで小さな紙切れをめくり、デイル・アンの息子が亡くなったオールバニーの病院の名前がないか探した。見つからなかった。


一年後、わたしはまたＩＨＩの年次総会に出た。今回はデイル・アンもいた。彼女とはずっとやりとりがつづいていた。わたしたちはチームとなって、連絡をしてきた多くの家族をふたりで助けようとしていた。

クリスマス・ツリーのそばに立ったデイル・アンは、なんだか疲れて見えた。わたしたちはホテルの広いロビーのまんなかにあるソファに座った。医療業界に人生をくるわされた母親ふたり。

医師や看護師や病院管理者の海に囲まれた部外者ふたり。あなたのほうはどうなっているの、と尋ねると、バーウィック氏がオールバニーの病院に連絡をして仲裁を申しでてくれたけれど、まだなんの反応もない、という答えが返ってきた。

「病院はいっさい謝罪をしないし、何も認めないの」とデイル・アンはいった。バーウィック氏が彼女の唯一の希望だった。すでに五年が経ち、出訴期限は過ぎていた。デイル・アンにできることは何もなかった。

闘いつづけるようにといいたかったけれど、現実問題としては負け戦だった。だから大勢の人がわたしにいった言葉を――聞くたびに身の縮む思いのした言葉を――わたしもいうしかなかった。ものすごくいやな気持ちになった。とにかくまえへ進むのよ、とわたしは彼女にいったのだ。

翌朝、バーウィック氏が昨年〝十万人の命を救えキャンペーン〟開始を宣言したまさにその会場で、デイル・アンとわたしは隣り合わせに座った。今年も大勢の人が出席していた。バーウィック氏はジャスティンの悲劇を聴衆に明かした。デイル・アンの長い苦闘について話した。デイル・アンは目に涙を浮かべていた。わたしが手をさしだすと、しがみつくようにその手を取った。

「デイル・アンさん」とバーウィック氏がいった。「お詫び申しあげます。ジャスティン君本人にも謝りたかったと心から思いますが、その機会は失われてしまいました。しかしまだ、お母さんに私たちの謝罪の気持ちを伝えることはできます」彼は聴衆に向かっていった。「悲劇は私たちの目のまえで起こりました。現実にこの部屋にいる誰かが直接ジャスティン君の治療にあたったわけではないと思いますが、ジャスティン君や、治療によって傷ついた十万人の患者さんやご家族にとって充分に安全な医療をいまだ確立できずにいることについて、私たちは共同で責任を引き受けることができるし、また、引き受けるべきなのです。デイル・アンさん、ほんとうに申しわけありません。皆さん、医療業界の謝罪のしるしとして立ちあがり、黙禱しましょう」とバーウィック氏はいった。

わたしがほかの聴衆とともに立とうとしても、デイル・アンはわたしの手を離さなかった。聴衆が黙ったまま次々と立ちあがるあいだ、わたしは彼女と一緒に座っていた。バーウィック氏を見あげると、頭を垂れ、肩を落としていた。医師や看護師、経営者、病院管理者——何千人もの医療関係者たち——が、ジャスティンを思いながら黙禱した。ジャスティンの母親への敬意と哀悼と悲しみを表し、黙禱していた。彼女が何年も求めてきた心からの謝罪をさしだしていた。

この日、以前にもましてはっきりしたのは、わたしたち全員がより安全な医療システムを求めているという事実だった。わたしやデイル・アンのような人々だけでなく、医師や看護師や経営者もそうだった。みなが心をおなじくしていた。アメリカの医療は実際にいまより安全になるだろう。わたしたちが、ともに安全にしていくのだ。患者安全プログラムを通して、新しい技術を通して、ジョージィやジャスティンの物語を経てつくられた新しい文化を通して、船をよりよい方向に進めるのだ。

ようやく帰宅できたときには午後九時になっていた。運転手のロンにお礼をいって勝手口に向かうと、犬たちが駆けてきて出迎えてくれた。靴を脱ぎ、忍び足で階段をのぼった。荷物をおろして寝室を覗くと、子供たちがトニーと一緒にベッドに寝そべっているのが見えた。ジャックとレリとエバは自分で本を読んでおり、サムはトニーに『バーンスタイン・ベアーズ』を読んでもらいながら、眠りこみそうになっていた。

「ママが帰ってきた」エバがわたしに気づいた。

エバに投げキスを送りながら身を屈《かが》め、サムを抱きあげた。サムは青いレーシングカーの柄のパジャマを着ていた。腕をわたしの首に回し、頭を肩に預けてくる。洗いたての髪の甘い香りをかぎながら子供部屋へ向かい、ベビーベッドに寝かせた。それから夫婦の寝室に戻り、トニーとほかの子供たちと一緒にベッドに腰をおろした。

会合に出たときには、いつも何かしら小物を持ちかえった。ペンや鉛筆、袋、メモ帳、マグカップなど。病院について書かれた卓上用の大型豪華本や、スズ製のカップ、革のバインダーなどのすばらしい、有益なプレゼントを用意してもらえることもあった。子供たちを置いて出かけるのを嫌がるのは衆知のことなので、お土産にと動物のぬいぐるみや小さなプレゼントを持たせてもらうこともあった。ほかにも、協力への感謝の言葉の入った記念の盾をもらうこともあった。いままでに受けとったなかでいちばん印象深いプレゼントは、ペンシルベニア州アビントンの看護師グループが手づくりしたキルトだった。

このときは、赤色の重たいアタッシェケースに手を伸ばし、子供たちみんなにミニサイズの手の除菌ジェルと、ペンのついたストラップと、キーホルダーと、赤・白・青の患者安全バッジを渡した。

子供たちはお土産に飛びつき、手に除菌ジェルを出したり、患者安全バッジをバスローブに留めたりしながら、一日のできごとを話した。

父親と一緒にした、とても楽しかったことを端から全部しゃべろうとするのを聞いていると、離れていてつらいのは子供たちよりも自分のほうなのだとはっきりわかった。

子供たちをそれぞれのベッドに寝かしつけながら、きょうの旅行はどうだった、とトニーが訊いてきた。すばらしかった、とわたしは答えた。

「行ってよかった?」

「そうね、行ってほんとうによかった」そういってから気がついた。人まえで話をするのも、飛行機に乗るのも、家族を置いて出かけるのも大嫌いだけれど、それとおなじくらい、行ってよかったと思う気持ちもつねにあった。

ふたりで階下に行って明かりを消し、戸締りをした。きらきらと瞬くクリスマスツリーの小さな明かりが、古い居間全体に温かい光を投げかけていた。身を屈《かが》めて電源を抜こうとすると、トニーがいった。「ちょっとここに座って、ツリーを眺めよう」

トニーと一緒にソファに座ってクリスマスツリーを見ているうちに、何かがちがうと気がついた。ジョージィが亡くなった直後の数年に感じていたような、祝日へのひどい怖れがなかった。それどころか、クリスマスが来るのを――友人や家族と過ごす祝日のパーティーや、料理や、プレゼントや、独特の騒ぎを――楽しみにしていた。

「あなたにとっても、こんどのクリスマスはちがう感じがする？」足をコーヒーテーブルにのせながら、わたしは尋ねた。

「ああ、そうだね」とトニーは答えた。「ここ何年かでいちばんいいクリスマスになると思う」

トニーは立ちあがって、ツリーのスタンドの水の量を確認しにいった。

「それは時間が経ったから？　時間のおかげで楽になったの？」

「それもあるし、あとは、あの子なしでどう生きたらいいかわかったんだろうね」

トニーはまたわたしの横に座った。「パーティーをするべきだね。でっかいクリスマス・パーティーを」

この年のクリスマスには私道にトーチを並べ、すべての暖炉に火を入れ、家じゅうにクリスマスソングを流し、部屋の明かりは落としてキャンドルに火をともした。子供たちがオードブルやホットビスケットのハムサンドを配った。古い家が、またわが家と呼べるようになった。わが家は家族と友人で満たされ、笑い声で満たされた。

20　断絶にかける橋

タミ・メリーマン看護師から電話があった。ここ数年、ピッツバーグ大学医療センター（UPMC）で革新的な安全プログラムを先頭に立って進めている人物だ。「患者やその家族が早期対応チームを呼べるようにできないかとオーランドでソレルさんが疑問を投げかけたあの日、わたしも聴衆のなかにいたのです」とタミはわたしに話した。そしてまさにそれをするつもりだという――UPMCのシェイディサイド病院で、患者やその家族が呼べる早期対応チームをつくる予定だった。あの聴衆のなかの誰かが実際に患者や家族がチームを呼べるようにしようとするとは意外だった。大胆な措置どころではない。そんな話は聞いたこともない、という人もいるだろう。〝コンディション・ヘルプ〟または〝ジョージィ・キング・コール・ライン〟という名前にするつもりだという。ご協力いただけませんかと尋ねられ、わたしは引き受けた。

彼らの計画は、患者やその家族がベッドサイドから直接かけることのできる内線番号を設定するというものだった。病状に深刻な変化があったり、それを目にしたりしているのに、病棟のスタッフから充分な注意を払ってもらえない場合にかけることのできる番号だった。どの電話をどこにつなぐべきか熟知している病院のオペレーターが寄せられた心配事を聞き、早期対応チームに知らせる。チームは医師、看護師、患者サービス・コーディネーターで構成され、彼らが患者を評価して治療計画を考える。

スタッフが問題に対応し、情報を記録し、その結果を評価するのに使えるすばらしいツールも開発された。

タミや彼女のチームと過ごすうちに、さまざまな問題が起こった。ひとつは、患者や家族を巻きこむ際に大多数の医療機関が直面するはずの課題だった。患者や家族によるシステムの濫用をいかに防ぐかである。食事がまずいとか、リモコンを落としたなどという通報を防ぐにはどうしたらいいのか。

趣旨に反する利用を防ぐには患者や家族の啓発がいちばんだという結論に達した。方法はいくつも考えられるが、そのうちのひとつとしてパンフレットをつくることになった。コンディション・ヘルプとはなんなのか、いつ電話すべきか、いつすべきでないかを患者や家族に説明する冊子だった。このパンフレットをしっかり受けとめてもらえるように、表紙にジョージィの写真を載せることにした。この幼い女の子のように害を受けたり死亡したりする患者がもう出ないようにと設置されたのがコンディション・ヘルプなのだと、これでわかってもらえるだろう。そんなシステムを濫用できる人などいるだろうか?

もうひとつの問題は、懐疑的な医師やほかのスタッフをいかに巻きこむかだった。いつものことだが、ここはリーダーシップが頼りだった。タミはエネルギーに満ちた説得力のあるリーダーで、ユーモアのセンスもあり、患者安全にきわめて熱心だった。医療業界との関わりが深まるにつれ、いままで会ってきた安全活動のリーダーのほぼ全員がまさに彼女とおなじ資質を持っていたことに気がついた。タミは懐疑派でいっぱいの部屋で正面に立ち、患者さんにコンディション・ヘルプを提供することをどうか検討してほしい、なぜなら――彼女の言葉をそのまま借りれば――「それがなすべき正しいことだからです」と話した。ジョージィの話も用い、部屋に集まった人々をすぐに納得させた。

数カ月後、シェイディサイド病院はコンディション・ヘルプを試験的に開始した。試みは成功だった。病院のスタッフからも、患者やその家族からも評判がよかった。

シェイディサイド病院での導入後まもなく、おなじUPMC系列のピッツバーグ小児病院でもコンディション・ヘルプを設置することに決まった。ジョージィ・キング財団からいくらかの設備資金を得て、小児病院でも数カ月のうちにシステムが立ちあがり、稼働しはじめた。いまではジョージィのような患者やわたしのような親にとっておおいに役立つ手段がある――命を救う可能性を秘めた手段があるのだ。そう思うとうれしかった。

シェイディサイド病院の最初の試験的導入から一年半後、そして小児病院での導入からは一年後、UPMC系列のほかの十二の病院もこのプログラムを実施したほうがいいと思ったタミは、導入の提案を決意した。説明会の幕開けにスピーチをしてもらえないかと頼まれたので、前夜のうちに飛行機で到着し、タミやコンディション・ヘルプのリーダー何人かと夕食をともにした。看護師長のひとりに、あなたの病棟ではどんな具合ですかと話しかけた。とてもうまく進んでいますが、まだ〝一大事〟を経験していません、という答えだったので、どういう意味ですかと尋ねた。「つまり、〝わたしたちが命を救った〟という一大事がないんです」その晩は彼女の言葉について考え、〝一大事〟について思いを巡らせた。

翌朝、演台の奥に立ったときには、コンディション・ヘルプの価値を信じる理由をすべて話した。そして演壇からおりる間際になって、〝一大事〟について少し述べようと決めた。

「〝一大事〟があろうがなかろうがどうでもいいんです。実際には、それは決して起こらないかもしれません。もしあのときわたしが助けを呼べていたら、やってきたチームはジョージィを見てこういったかもしれません。〝この患者さんは喉が渇いているんですよ。水を与えてください。〟これは〝一大事〟ではないかもしれませんが、ジョージィは水分を与えられ、いまも生きていたことでしょう」

壇上にいるあいだに、自分にとってずっと混乱のもとになっていたもうひとつの問題を持ちだすことに決めた。医療業界では科学的なデータに非常に重きを置く。すべてが評価され、事実や数字、データによって裏づけられなければならない。だからコンディション・ヘルプについても、どう評価し、どう科学的なデータを集めるのかという疑問が以前から持ちあがっていたのだ。

科学的なデータの重要性はわたしも理解しているし、それを求める姿勢に敬意を払ってもいます、とわたしは聴衆に話した。「コンディション・ヘルプのようなプログラムを数値化したり文書化したりするのはおそらくむずかしいことでしょう。それは想像がつきます。助けられた可能性、、のある命の数を、どうやって数えるというのでしょう？　けれども、これはなすべき正しいことなのです。それだけで実行する理由には充分ではありませんか？　実際にこの権利を与えられることで患者やその家族がいまより安心できる、それだけでは足りませんか？　もしかしたら病院の文化を変えることにつながるかもしれない、それでも足りませんか？　〝何かおかしいんです、診てください〟という母親が次に現われたときに、医師や看護師が立ち止まってきちんと注意を払うようになるかもしれません――なぜなら、そうしなければその母親は早期対応チームを呼ぶだけだとわかっているからです。コンディション・ヘルプについて、費用対効果が適正かどうかはわかりません。成功が評価できるかどうか、医学雑誌に載せられるような科学的データが得られるかどうかもわかりません。患者がシステムを濫用しない保証もありません。ただ、確かにいえることがひとつだけあります。ご自分の組織を深く奥まで見つめ、患者や家族にこの権利を――この特権を――与えることを少なくともいちどは考えてみてください。そしてもしいい考えだと思うなら、それを実行する手だてを見つけてください。そうすれば多くの命を救うことができると、わたしは信じています」

コンディション・ヘルプはアメリカじゅうで知られるようになり、患者が呼べる早期対応チームを導入する方法を見つけるためにもっといろいろ知りたいという病院から、ジョージィ・キング財団やＵＰＭＣに連絡が相次いだ。そしてじつのところ、いくらかデータも出はじめた。ＵＰＭＣの報告によれば、コンディション・ヘルプに電話をした患者の九十パーセントが、必要と感じたときにふたたび電話を入れており、電話をした人の百パーセントがチームは期待に応えてくれたと感じていた。さらに、電話をした人の六十九パーセントについて、コンディション・ヘルプがなかったら状況が悪化していた可能性のあることが明らかになった。患者とその家族にこうした早期対応チームを呼ぶ権利を与えるべきかどうかという疑問は、多くの人々の頭から消えた。しかしデータとは無関係に、多くの病院がコンディション・ヘルプを実施していた。ひとえに、それがなすべき正しいことだからという理由で。

コンディション・ヘルプの成果には興奮した。患者だけでなく、医療業界の文化にも大きな影響を及ぼすことができたのだ。ある日、友人と話をしていて、ジョージィ・キング財団が病院の文化を変えるための、べつの小さな方法があるかもしれないと気がついた。友人の父親は脳卒中で入院していた。父親が可能なかぎり最善の治療を受けられるように自分は何をするべきだろうか、と彼女はわたしに訊いてきた。

よく注意を払い、すべてを書きとめることだとわたしは話し、小さなスパイラルノートを渡した。翌朝、森のなかでランニングをしているときに友人の話を思い返した。わたしがあげたノートを使ってくれただろうか。ジョージィが入院していたころには、書くことで考えが整理され、ものごとをコントロールできている感覚があったのを思いだした。そこで考えついた——ジョージィ・キング財団で患者や家族のための日誌をつくろう。

全速力で家に戻り、机のまえに座ってアイディアをおおまかに書きだした。ノートは小さくなければ——小型本サイズか、アタッシェケースのポケットに収まる程度に。そして三十日分のページがあるといい。毎日、見開きひとつを使って記録がつけられるように。屋根裏部屋に駆けあがり、お悔やみの手紙や診療記録を引っかきまわして自分の日誌を見つけた。記録を取っておいたさまざまなことがらを見なおした。駐車スペースの番号、その日の担当チーム、日々の目標、薬、手術、処置、質問事項など。これを記録の項目にするつもりだった。

名前は〈入院日誌《ケア・ジャーナル》〉にした。表紙はグリーン、希望の色。まんなかに小さな葉のイラストを入れよう――ジョージィ・キング財団のシンボルだ。

次の講演の仕事のときに、試作品を持っていった。看護師のグループと夕食の席につき、自分のアイディアを話しながら、得意になってグリーンの小さな入院日誌を回した。

「いいでしょう？　きれいだし、便利だし。患者さんたちもきっと気に入ると思うんです」とわたしは意気込んでいった。けれども看護師たちはノートを見て、お互いに顔を見あわせ、それからわたしを見ただけだった。医師や看護師は、誰かが病室の隅で書き物をしているのを見るとおちつかなくなることがあるという。「記録されているような気がするんです。訴訟の準備をしているように見えるんですよ」と看護師のひとりがいった。

「そういう人には〝落書き屋〟ってあだ名がつくんです」とべつの看護師がいった。

思いもよらない反応に混乱してしまった。訴訟？　わけがわからなかった。じゃあ、あなたたちの親御さんやお子さんが入院したらどうするんですか、とわたしは尋ねた。

「何もかも記録します。全部書きとめておきます」

それから侃々諤々《かんかんがくがく》の議論になった。

医療従事者と患者のあいだには断絶や不信があるという点でみなの意見が一致した。それなら、入院日誌をわたしやジョージィ・キング財団からでなく、病院から患者に渡せば断絶をなくす助けになるのではないか。

《ウォールストリート・ジャーナル》紙の医療担当編集者に郵便で見本を送った。一週間後にそれが記事になり、患者とその家族や、病院や、大規模病院グループから電子メールが押し寄せてきた。翌日、ペンシルベニアの印刷業者に連絡し、印刷をはじめてくれるように頼んだ。入院日誌が一万部必要だった。

ひと月のうちに、ジョージィ・キング財団と協力関係にあった十以上の病院で、入院日誌が患者の手に渡った。そのうちの多くに、病院から患者へのメッセージがはさみこまれた。

ようこそ、わたしたちの病院へ。わたしたちは患者の皆様や、ご家族からのご意見を尊重します。どうぞこの〈入院日誌〉をお受けとりください。情報を記録し、疑問が生じた場合に書きとめるために使っていただければ幸いです。皆様の治療における、わたしたちのパートナーになってください。

入院日誌はアメリカじゅうで使われている。これがただの小さなノートを超えるものであると、わたしは信じたい。コンディション・ヘルプとおなじく、患者やその家族と医療従事者のあいだの断絶をなくして病院の文化を変える、その助けとなるツールであると信じたい。

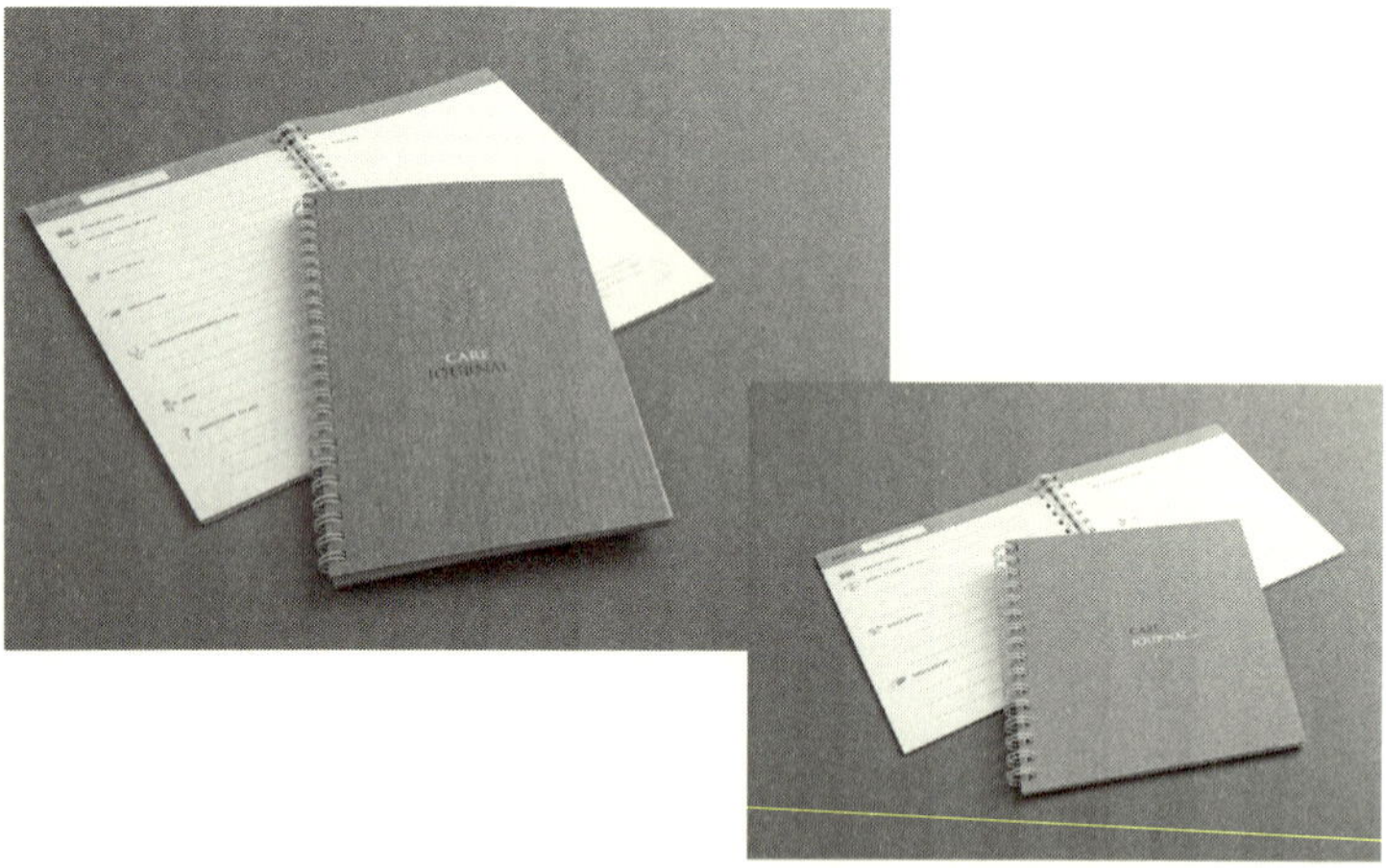

〈入院日誌(ケア・ジャーナル)〉。日別に駐車スペースや担当チームなど書きこめるようになっている。現在は表紙が緑色の30日用(左)とオレンジ色の7日用(右)の2種類を発行。

21　小さな町の奇跡

　子供たちを学校まで迎えにいくために家を出ようとしていたとき、電話が鳴った。電話の相手はマイク・フィンリーと名乗った。そしてテキサス州テクサーカナにあるクリストス聖ミカエル医療システムの医師ですと自己紹介をし、春になったら聖ミカエルまでお越しいただけませんかと訊いてきた。講演の仕事は減らしているんです、それにテキサスはちょっと遠いので、とわたしはいった。電話をしながらバッグにおやつを放りこみ、鍵を探していると、彼のいったある言葉が引っかかった。

「患者安全について話をするときに、看護師なら部屋いっぱいに集めることができます。しかし医師には話を聞いてもらえないのです」と彼はいった。「できることはすべて試しました」

　講演をしたときの聴衆と、ジョージィが亡くなって以来出会ってきた医療従事者の顔が次々と頭に浮かんだ。考えれば考えるほど、看護師ばかりだとわかった。聴衆の大半を占めていたのも、患者安全プログラムの導入に乗り気なのも、もっと安全なシステムを強く求めているのも、みんな看護師だった。看護師からは、看護師同士、そして医師とのあいだのコミュニケーションを改善したいと切望する声をくり返し聞いてきた。医師はどこへ行ってしまったのだろう？　忙しいのだろうか？　自分の問題ではないと思っているのだろうか？　相乗り送迎の約束には五分遅れて行くことに決め、フィンリー医師の話のつづきを聞くことにした。

医療過誤や、有害でなかったインシデント、いわゆるニアミスは頻繁に起こっています、と彼はいった。「たいてい、医師と看護師の単なる連携不足が原因です。問題になるのは、結局のところコミュニケーション不足なんです」

「それで、具体的にわたしに何ができるとお考えですか？」とわたしは尋ねた。

医師を相手に話をしてほしいのです、と彼は答えた。「この運動に加わってくれるように、あなたのご協力で医師をひとりでも納得させることができれば、事態はかなり変わってきます」

テクサーカナまでの直行便がないのは知っていた。一泊しなければならないだろう。けれども、フィンリー医師が大切なことのために苦闘しているのはよくわかった。それにいまは二月で、彼のいう五月はまだ何カ月も先だった。わたしは行くと返事をした。

患者安全グループの取り組みについて話ができるように、フィンリー医師に義兄のジェイと連絡をとってもらった。患者安全グループは誕生から三年が経っており、大きく前進していた。プロノボスト先生がつくった患者安全ツールの電子版ｅＣＵＳＰは、いまや国内トップレベルの小児病院いくつかを含む五十近い病院や長期療養施設で導入されていた。フィンリー医師はジェイに、わたしと一緒に聖ミカエルに来てチームと会い、患者安全ツールについて話をしてほしいと頼んだ。

テクサーカナは小さな田舎町で、テキサス州とアーカンソー州の境界線が、町の中心と、小ぶりな郵便局の建物のまんなかを貫いている。住人は大半がブルーカラーで、多くが製紙工場や農機具工場に勤めている。それ以外の人々は教師や弁護士として働いている。あるいは、小さいながらも総合診療をおこなう救急病院、聖ミカエルで働いている。

テクサーカナのこぢんまりした空港で、ジェイとわたしは聖ミカエルの管理者数名と、ジェフリーという名の飛びぬけて愛想のいい人物に迎えられた。ホテルまではジェフリーが車で送ってくれるという。今後二十四時間の予定も彼から説明された。フィンリー先生夫妻が六時半にホテルまで迎えにきてくれて、講演でのもうひとりの話し手であるレッド・デュークという医師と一緒に地元で人気のレストラン〈パーク・プレイス〉に向かうことになっていた。

デューク医師については何も知らなかった。それどころか、一緒にスピーチするというのも知らなかった。プロノボスト先生を除けば医師とともに壇上に立ったことはなかったが、一緒に話をしておなじメッセージを送ることができれば、そのほうが聴衆のなかの医師を揺さぶるのも容易になるかもしれない。

わたしたちがジェフリーの白いシボレーに荷物を積んでいるあいだ、ジェフリーは自分が足を引きずっている理由を大げさに説明した――ジェイもわたしも足のことにはまったく気づいていなかったのだが。裏庭を歩いていて、地下室用の採光スペースに落ちてしまったんですよ、と彼はいった。「家のなかにいたガールフレンドを大声でなんども呼んだんですけど、テレビを観ていて聞こえなかったみたいで。一時間くらい経ってからやっと聞きつけて、梯子をおろしてくれたんです」

ふつうに歩いていて、採光のための穴に落ちることなどあるのだろうか。わたしはすばやく後部座席に乗りこみ、ジェイは肘で軽くわたしを突《つつ》いてから助手席に乗った。

ホテルに向かって走りながら、テキサスのたいていの家に地下室がないのはなぜかを説明するジェフリーの話を聞いた。「地面が柔らかすぎるんですよ。それに海抜が低いから、雨が降るとムードゥーが生えるんです」

「ムードゥー？」とわたしは尋ねた。

「ほら、緑の細菌みたいなやつですよ、湿気が多いと生える」ああ、わかった、白カビ《ミルドゥー》ね、南部訛りが強いから耳を慣らさないと、とわたしは思った。

テキサスのムードゥーと穴に落ちた話の途中で、テクサーカナをひとまわりしてみたいかどうか尋ねられた。答えを返すまもなく白のシボレーは向きを変え、町の中心へと向かった。

窓をあけながら、レリの地理のテストはどうだっただろう、サムは初めてのサッカーの練習を楽しんだだろうかと思った。トニーはたぶん、夕食にケサディーヤをつくるだろう。ジェフリーは州境をまたいでテキサスとアーカンソーを行ったり来たりしながらテクサーカナの名前の由来を説明した。実業家のロス・ペローが育った場所や、音楽家のスコット・ジョプリンがレッスンを受けた場所にも案内してくれた。しかしどうやら最後には、フィンリー先生が迎えに来るまえにホテルに行ってチェックインをすませるべきだと思い至ったらしい。もとの道に戻りながら、あとひとつだけどうしても見せたいものがある、この町史上最高のレストランです、とジェフリーはいった。そして白のシェビーの速度を落とし、〈ブライスのカフェテリア〉を指さしながら、〝テキサスでいちばんの手づくりピーチパイ〟を出す店ですと説明した。

町外れの〈コンフォート・イン〉というホテルに着くと、ジェイとわたしはジェフリーにお礼をいって別れを告げ、それぞれの部屋へ急いだ。夕食に出かける支度がすむと階下に戻り、フィンリー先生が迎えにくるのを外で座って待った。暖かい晩で、日が傾きはじめるとハイウェイの向こうの小さなショッピングモールのネオンがついた。外に出てテキサスの暖かい風に吹かれているのは気持ちがよかった。駐車場を見やると、カウボーイ・ハットをかぶった男性がピックアップ・トラックの後部から荷物をおろすのに手こずって悪態をついていた。腹立たしげにぶつぶついいながらその男性がこちらに向かって歩いてくるあいだに、むさくるしい顎ひげと、少しばかりタイトにすぎる色褪せたリーバイスと、ライダージャケットが目についた。見たところ六十代、くたびれて枯れた印象のある個性的なハンサムガイだった。テキサスの本物のカウボーイで、テクサーカナのロデオに参加するために町に来たのだろうとわたしは思った。けれどもさらに近づくと、ジャケットに縫いつけられた名前が読みとれた――医学博士、レッド・デューク。「ああ、あなたがソレル・キングさんだね。DVDを観たからわかるよ」と彼はいった。「私はレッド・デューク。お目にかかれてたいへん光栄です」

すっかり予想を裏切られた。まさかこの人が外科医とは。カウボーイで農業を営んでいるとか、カウボーイで建築業者であるとか、あるいはカウボーイで教師というならまだわかった。しかしカウボーイで外科医とは、聞いたこともなかった。彼と握手をしながら、これからどんな展開になるのやら、と思った。

フィンリー先生とナンシー夫人が到着し、ジェイとわたしを〈パーク・プレイス〉まで乗せてくれた。デューク先生は現地で落ちあう予定だった。レストランまでの車中で、テクサーカナにお越しくださってとても感謝しています、とナンシー夫人がわたしたちにいった。「夕食にはほかにも何人か来ることになったのですが、かまいませんか?」とフィンリー先生がいった。「みんなあなたの話とあなたの活動がとても刺激になっているというもので。断ることができなかったのです」

デューク先生とわたしの席はテーブルの一方の端で、ほかに十五人ほどの医師、看護師、病院管理者が並んだ。聖ミカエルのCEOのクリス・カラム氏とミシェル夫人がわたしの向かいに座った。カラム氏は一年まえにCEOに任命されたばかりだった。三十五歳を超えているようには見えなかったが、人柄がよく頭も切れる男性のようで、その若さでもおおいに敬意を集めていた。ミシェル夫人は南部訛りのかわいらしい女性で、テーブル越しに身を乗りだしてわたしに耳打ちをした。「ジョージィの物語とあなたのご活動をずっと追いかけてきたんですよ。あなたの進む一歩一歩を、神がともに歩まれていると信じています」聖ミカエルに来てジョージィの物語を聞かせてくださることになってうれしい、と彼女はつづけた。「変化が起こると思います」

ジョージィの物語が看護師や医師のさらに向こう、CEOの夫人まで届いていることがわかったのは嬉しかった。いい仕事をする男性のうしろには必ずいい仕事をする女性がいるものだ、と母がいつもいっていた。ミシェル夫人はまさにそういうタイプの女性に見えた。CEOである夫が病院をより安全な場所にするという約束を守るのに、力を貸してくれるだろう。

テーブルの反対の端には修道女が座っていた。さまざまな慣習に従う本物の修道女だ。シスター・デイミアン、アイルランドのコーク出身だった。穏やかな話し方をする人だったが、みなが敬意を払っているのがわかった。まわりの人々は彼女の話すひとことひとことに熱心に耳を傾けていた。

デューク先生が到着すると、全員で飲み物を注文した。それからデューク先生はサラダバーまでエスコートするといいだし、わたしがビーツやクルトンを盛りつけているあいだ、自分が皿を持つといってきかなかった。ほんとうにそんな必要はありませんから、自分の皿くらい自分で持てますから、とわたしはいった。

「ダーリン、こまごましたことは任せて。あなたは座っていればいい」と彼はいった。サラダを食べるあいだ、彼はヒューストンのハーマン記念病院ではじめた外傷部門のこと、外科医としてアフガニスタンで暮らしたときのことを話した。このカウボーイ風の外科医がアフガニスタンにいるところを思い浮かべると、ますます謎めいた雰囲気が増した気がした。

デザートとコーヒーを注文し、デューク先生がCEOのクリス氏と大学フットボールの話題に熱中しはじめたので、わたしはこっそり席を離れ、テーブルの向こう端のシスター・デイミアンのところへ行った。椅子がなかったので、彼女の横に膝をついた。シスターはわたしの手を取り、あなたのしていることはとても立派だと思います、と強いアイルランド訛りで話した。それから目をとじてお祈りをはじめた。手を握られたまま、わたしはあまり信心深い人間ではないのです、と彼女に話した。「そうなれたらよかったとは思うのですが。努力したことはありました、でもうまくいかなかったのです。神はほんとうにいるのかもしれないと初めて思ったのは、ジョージィがもう駄目だと知ったときでした。ジョージィの身に起こったことがまったく信じられなくて、だから神の御業かもしれないと思ったのです」

シスターはわたしを見て、しばらく黙ったままでいた。それから口をひらいた。「ジョージィを奪ったのは神ではありませんよ。人間です。神の御業はいまおこなわれています。あなたとジョージィを通じてメッセージを送っていらっしゃるのです」

そんなふうに考えたことはなかった。神はジョージィの死を望まれたわけではなかった、だけどジョージィを通じてメッセージをお伝えになっている？　それなら納得がいく。シスター・デイミアンはわたしのほうに身を屈《かが》めてお祈りの言葉を囁《ささや》きつづけた。誰からも見えない場所にひざまずいていてよかった、とわたしは思った。

その晩、ベッドに横になってシスター・デイミアンを思いだした。わたしはずっと、これがすべて神の意志だと思っていた――給湯器も、事故も、脱水も、メタドンも、誰も耳を傾けてくれなかったのも、エラーの連鎖も。けれどもシスター・デイミアンのいっていたことのほうが納得がいった――神はジョージィの死を望んでいらっしゃらなかった。ジョージィの死は人間のエラーによるもの、人間の欠陥の結果だった。シスター・デイミアンの言葉が頭のなかに鳴り響いた。「あなたとジョージィを通じてメッセージを送っていらっしゃるのです」

シスターのいうことが正しいのかもしれない。彼女はまちがいなく、自分の言葉について熟知しているはずだった。こういうたぐいの問題を理解するためにいままでの人生を費やしてこられたのだから。もしかしたら、神は存在するのかもしれない――その御心ゆえにジョージィが亡くなったのではなく、シスター・デイミアンがいっていたように、その御心ゆえにわたしが生き延びたのだ。神が語りかけていらっしゃるようには感じなかったし、讃美歌や祈りの意味もよくわからないし、教会に行く目的もわからないままだったけれど、自分にできるとは思ってもみなかったことを実行する力と勇気をなんとか見つけだすことができたのは確かだった。

翌朝早く、わたしはダイニング・ルームの席につき、朝食をともにするはずのデューク先生を待っていた。彼はスーツにカウボーイ・ハットという格好で現われた。どうやらスーツを着ているのがおちつかないらしいというのはすぐにわかった。彼は身を屈《かが》めてわたしを〝ダーリン〟と呼びながら朝の挨拶をし、カウボーイ・ハットをわたしの向かいの席にポンと置いた。そして、両面焼き半熟の目玉焼きと、コーヒーをブラックで注文しておいてもらえないだろうか、すぐに戻るから、といった。ダイニング・ルームを横切って歩くデューク先生を見ていると、ほかの人々も彼を見ていることに気づいた。カメラを手にしたひとりの男性が近づいてきて、あなたがご一緒されているのはレッド・デュークではありませんか、と尋ねた。わたしはそうですと答え、有名な人なんですかと尋ねた。

「ああ、もちろん、大物ですよ。あなたはどちらからいらしたんですか?」

「ボルティモアです」いくらか気恥ずかしく感じながら、わたしは答えた。

「そうでしたか。レッド・デュークは有名です、少なくともテキサスの人間ならみんな知っていますよ。ほんとに大物ですから」

これ以上田舎者のように見えるのはいやだったので、理由を尋ねるのはやめておいた。

デューク先生がテーブルに戻ってくると、その男性はサインを頼み、写真を撮ってもいいですかと尋ねた。男性の妻がふたりの写真を撮るあいだ、この先生は自分のことをまったく知らない人間とこんなに長い時間を過ごしたことがあるのだろうかとわたしは思った。彼は少し恥ずかしそうな顔で席についた。彼が目玉焼きを食べるのを眺めながら、先生はいったいどういう方なんですか、と尋ねた。

「ハニー、私は年老いた田舎医者以外の何者でもないよ。そこの塩を取ってもらえないかな」

こんなにハニーだのダーリンだのと呼ばれたのは初めてだったが、悪い気はしなかった。部屋を見まわすと、すべての目がわたしたちに釘づけになっていた。わたしは彼に塩を渡した。

朝食のあとでジェイが合流し、全員でフィンリー先生の車に拾ってもらって聖ミカエルに向かった。病院に到着すると、レッド・デュークの大物ぶりがさらにはっきりした。看護師や医師が彼を取り囲み、握手を求めた。写真も撮っていた。CEOのカラム氏がデューク先生をさらって地元の政治家に引きあわせているあいだに、ジェイとわたしは看護師でいっぱいの部屋に案内された。

聖ミカエルはかなり新しい病院で、美しい庭や遊歩道に面した大きな窓がいくつもあり、日当たりもよく、暖かい印象があった。ジェイとわたしはフィンリー先生のうしろについて新しいカーペットの敷かれた廊下を歩き、会議室へ向かった。スピーカーから声が聞こえてきた。シスター・デイミアンだった。患者と医師と看護師のためにお祈りをしていた。


わたしがテクサーカナに出向く半年まえ、フィンリー先生は三十人の看護師を集めた。朝食のビュッフェに招待するから朝のシフトがはじまるまえの一時間をもらえないだろうかと頼んだのだ。ある程度の人数を早朝に集めたいと思ったら、おいしい食事を提供するのがいちばんです、と彼はわたしに説明した。このときもうまくいった。先生はジョージィ・キングの物語の入ったDVDを流し、明かりを消した。看護師たちはフォークを置き、ジョージィの物語に耳を傾けた。先生がふたたび明かりをつけて演壇にあがったときには、何人か涙を拭いている人もいたという。フィンリー先生が、テキサスだけでなくアメリカじゅうで起こっているエラーや、いわゆるニアミスの話をするあいだ、室内はずっと静かだった。

「患者さんのために、私たち自身のために、そしてこの小さな女の子のために、何かをしなければなりません」

彼は計画を打ち明け、参加したい人がいるかどうか尋ねた。三十人全員が手をあげた。

その半年後のいま、ジェイとわたしは看護師たちの隔週のミーティングの席についていた。患者安全に関する現在進行中の計画がすべて話題にのぼった。それぞれのチームリーダーが、ジョージィの物語のＤＶＤを観て以来取り組んでいる具体的なプロジェクトについて、全員に向けて話した。

看護師たちの発表が終わると、フィンリー先生がわたしを紹介し、何か共有したいお考えはありますかと尋ねた。わたしは立ちあがり、懸命な取り組みのすべてに対してお礼をいった。ジョージィの物語がもとになって、こんなにすばらしい患者安全プロジェクトが実施されているのをじかに見ることができて大変うれしいです、と話した。「ところで、ジェイ・キングをご紹介するまえに、ひとつはっきりさせておきたいことがあります。ジェイはわたしの夫ではありません」行く先々でみんなから夫婦だと思われるんですけど、とわたしはつづけた。「わたしが結婚しているのは、もっと若くて、もっとハンサムな、彼の弟です」

部屋の向こうから看護師のひとりが大声でいった。「もしわたしにジェイの半分でもハンサムな夫がいたら、家に残して出かけたりしないわよ！」みんなが笑い、首を伸ばしてジェイを見ようとした。ジェイは顔を真っ赤にした。

ミーティングのあと、院内をご覧になりませんか、と看護師のひとりから尋ねられた。いままでにもたくさんの病院を見学させてもらい、目にしたものにはいつも感心したので、現場の医師や看護師の姿を見られるのは役得だと思っていた。二階へのぼるエスカレーターに乗りながら、看護師がいった。「聖ミカエルのいちばん重要な人々が毎日このエスカレーターでのぼりおりしています——従業員とか、医師とか、看護師とか」

四階に来ていただきたいのですが、と彼女はいった。最近、四歳の息子を自動車事故でなくした看護師がいるという。「名前はタミーです。ソレルさんに会いたがっているんです」

ジョージィが亡くなって以来ずっと、わたしは喪失に苦しむ人々の拠り所のようなものになっていた。愛する祖母が亡くなった話や、おじ、おば、親をなくした人の話を聞くこともあった。そういう人たちにはたいてい穏やかにこう話した。わたしでは助けになれないかもしれない、祖母やおばやおじをなくしたときの気持ちを知らないから。そしてひそかに罪悪感を覚えながらも、わたしの喪失感のほうが大きいと信じていた。子供を失うほど大きな喪失はない。

しかし誰かから子供を失ったばかりの母親の話を聞こうものなら、何もかも投げだしてできるかぎり早く駆けつけるつもりでいる。相手の体に腕を回し、わたしの肩で泣かせてあげたいと思っている。涙で濡れた顔から髪をかきあげ、喪失感でいっぱいの目を覗きこんで、あなたの気持ちがわかりますと話すだろう。

悲しいことに、ここ何年かのあいだ、子供をなくした母親にはほんとうになんども出会ってきた。友人のベスの娘は二〇〇三年の夏に溺死した。リンの三歳の娘は二〇〇四年に建築現場の事故に巻きこまれて亡くなった。スーザンの十六歳の息子は二〇〇四年の春に自動車事故で亡くなった。ローラの八歳の娘は二〇〇七年三月に稀《まれ》な疾患で亡くなった。わたしはよく知らない相手にも電話番号を教え、彼女たちは電話をかけてきて話をした。わたしは耳を傾けた。悲しみにどう対処すべきか書かれた本を茶色い箱に詰めて、玄関まえの階段に黙って置いてくることもたびたびあった。それを読む心の準備ができたときのために。彼女たちの痛みを取り去ることはできなかったし、どんなふうに悲しむべきか教えることもできなかった。けれども身近にいて話を聞くことはできた。わたしを助けてくれた母親たちがしたのとおなじように、彼女たちに希望を与えることはできた。

わたしたちは病院の四階へ行った。タミーは自分のデスクに向かっており、肩越しに小さな男の子の写真が見えた。彼女はわたしに気づいて立ちあがり、息子の写真をさしだした。名前はオーウェンだった。「なんとか耐えられそうですか？」とわたしは尋ねた。職場に出て忙しくしているると気が紛れます、と彼女は答えた。「ただ……ただ、あの子がいなくてすごく寂しいんです」タミーは目に涙をためてそういった。腕を彼女の体に回し、しばらくそうやって立っていた。そばを通る人々は顔をそむけた。

タミーの悲しみは三カ月まえにはじまった。まだ先は長い。

昼食には、病院での会議のときによくある料理が出てきた。白いテーブルクロスで覆われた丸テーブル、サラダバー、キノコのソースのかかったチキンやビーフに、色鮮やかな野菜、パンの入った大きなバスケット。デューク先生は看護師のグループとテーブルを囲んでいた。この人はほんとうに何者なんだろう、と思いながらそちらへ向かった。わたしに気がつくと彼は立ちあがり、笑みを浮かべて、隣席に置いたカウボーイ・ハットを持ちあげた。

地元の政治家と過ごした午前中の話を先生から聞きながら、肉も野菜もぺろりとたいらげた。それから、看護師たちがほとんど食べていないことに気づいた。まさか〝レッド・デューク〟の影響がそこまで強いわけでもあるまいと思い、なぜ食べないのかと訊いてみた。看護師たちはレタスの葉をつつき、先生をちらちら見ながら、自分たちは〈ウェイト・ウォッチャーズ〉のダイエット・プログラムを実施中で、今夜は体重測定があるんです、といった。

「みんなでウォーキング・クラブをはじめるなんてどうですか？　病院のまわりのきれいな遊歩道を歩けますよね、仕事のあとか、まえにでも」とわたしは提案した。看護師たちはいい考えですね、とうなずいたけれど、もしかしたら礼儀正しくふるまっただけかもしれない。心の奥底では、何をいっているのかしら、丸一日立ち仕事をしたあとに病院のまわりを何周も歩けだなんて、と思っていたかもしれない。看護師の仕事が心と体にどれほどの負荷をかけるものか、わたしにはよくはわからなかった。ほんの少し垣間見えるくらいだった。行く先々で看護師に会ってきたけれど、みんな仕事に——病む人を癒す仕事に——献身的に打ちこんでいるのがよくわかった。いつも感服した。

昼食後、フィンリー先生がデューク先生とわたしを会議室へ案内した。州内のほかの病院から来た人々もいて、室内はほぼ満席だった。大勢集まってくれてよかった、とフィンリー先生はいった。「これだけ集まると荘観ですね」

全員が席につくと、フィンリー先生から紹介があり、わたしは演壇にのぼった。そしてジョージィの話をして、医師たちのために詳細まですべてを追体験した。誰も注意を払わなかったのだと話した。誰も互いの話に耳を傾けなかった、誰もわたしの話に耳を傾けなかった。ジョージィが腕のなかで亡くなったときにどんな気持ちだったかを話した。

「もし誰かが耳を貸してくれていたら？　もし医師と研修医がもっとよくコミュニケーションを取り、ジョージィの体重が二十四時間で十五パーセントも減ったことに気づいていたら？　もし水を飲ませてもらえていたら？　もし患者安全プログラムがすでに進行中だったら？　このなかのどれかひとつでも実現していたら、ジョージィはいまも生きているはずです」

話はジョージィの死からジョージィ・キング財団の設立へ、そして財団がかかわったすべてのプログラムへとつづいた。わたしは医療過誤についてただしゃべっているだけでなく、実際に行動しているのだと医師たちに知ってもらいたかった。

「ジョージィの物語はほんの一例です。毎年、ジョージィの事例と似たような医療過誤がほかに何千、何万と起きています。わたしにはこうした問題を解決することはできません。けれども先生がたにはできます。それもいますぐに。がんやエイズや糖尿病とはちがいます。科学の進歩を待つ必要はないのです。いまここに問題があるという事実を受けいれるところからはじめればいいのです。コミュニケーションを改善することからはじめればいいのです――患者の声に耳を傾け、家族の声に耳を傾け、互いの話に耳を傾けることからです」

それから彼らのすぐれた仕事への感謝を述べ、それをそのままつづけてほしいと訴えた。

話を終えて腰をおろした。ひどく消耗していたけれど、ここへ来た目的は果たしたという実感があったし、きっと何かよい結果が生まれるだろうと思った。

さて、いよいよデューク先生の話が聞ける、あの人が何者かようやくわかると思うと楽しみだった。そしてもっと大事なのは、患者安全を改善する必要があることをまだ納得していない医師が聴衆のなかにいたとしても、きっとデューク先生が揺さぶりをかけてくれるだろうということだった。何はともあれ、彼はテキサスの伝説らしいから。

デューク先生が演壇にあがるあいだに背後の壁にスクリーンがおり、照明が落とされた。テープが回り、デューク先生を特集したテレビ番組やニュースの一部が映しだされた。室内に爆笑が起こった。ビデオ映像はNG集だった。先生が悪態をついているところをカメラに捉えられた場面でみなが笑った。牛を投げ縄で捕らえた先生が堆肥のなかへと引きずられていく場面でも、みな笑いつづけた。テキサスの子供たちがハロウィーンのために〝レッド・デューク〟の扮装をする場面でも笑った。先生がところどころにコメントを加えるので、ますますおかしかった。

聴衆と一緒に笑い、映像が進むにつれ、この気取りのないカウボーイのほんとうの姿がわかりはじめた。わたしのことをハニーだのダーリンだのと呼ぶこの六十何歳かの男性は、医学界で大きなことをなしとげた人物でもあった。健康問題に関する一般向けの精力的な啓蒙活動や、外傷撲滅運動の功績により、一九八九年には公衆衛生局長官の上位候補者になった。さらにフリーの獣医でもあり、テキサスのカウボーイでもあり、野生動物や自然環境の保護団体の主要な支持者でもあった。全国ネットのテレビ番組〈テキサス・ヘルス・レポート〉と、シリーズ番組〈ボディウォッチ〉の司会を務めたこともあった。先生は自由なやり方で患者や同僚とコミュニケーションを取った。もう疑問の余地はなかった――この人は非常に多くの人々から尊敬されていた。

聴衆は、デューク先生の講演を終始おおいに楽しんでいた。無理もなかった。完全にエンターテインメントだった。けれども彼が長々と演壇にとどまるうちに、徐々に苛立ちが募った。この講演はいつ患者安全の話になるのだろうか。わたしはときどき時計を見ながら待った。時間は刻々と過ぎていく。あと五分しか残っていなかった。結局、最後の最後までコメディのまま終わった。

がっくり気落ちしてしまった。立ちあがって聴衆のスタンディング・オベーションに加わりはしたものの、内心呆然としていた。そもそもどうしてここに来ることに同意したのかもわからなくなった。

終了後には、握手と写真撮影が待っていた。看護師たちはわたしに感謝を述べ、患者安全にかかわる取り組みをつづけていくつもりだといった。部屋のうしろのほうで医師の一団がフィンリー先生と話をしているのが見えた。腹が立ってしかたなかった。彼らのところまでつかつかと歩いていって、あなたたちみたいに肥大したエゴを持つ医者のせいでわたしの娘は死んだのよ、と怒鳴りたかった。医師らは楽しみのためにここに来ただけだった。彼らがこちらに向かって歩いてくるのが見えると、わたしは話さなくてすむように、身を屈《かが》めて荷づくりをした。

「すばらしい講演でしたよ」とフィンリー先生がいい、医師のグループにわたしを紹介した。テキサスまでお越しいただいてほんとうに感謝しています、と彼らはいった。医師らが立ち去るのを眺めながら、あの人たちはいま何を考えているのだろうと思った。〝われわれの病院をより安全にするために、患者安全問題に対する解決策を考えだそう、毎年九万八千人もの人々を死なせないように〟などと考えているわけでないことは確かだった。きっとデューク先生のショウはすばらしかった、すごくおもしろかったですね、などと話しているのだろう。わたしはフィンリー先生に向きなおり、デューク先生の話が医療過誤の防止となんの関係があったのかと問いただした。「患者安全に言及さえされなかったじゃないですか」とわたしはいった。

「そこが駆け引きなんですよ。〝レッド・デューク〟はこのあたりでは伝説の人です。彼が話をすると宣伝すれば、より多くの人がやってくることはわかっていました。ソレルさんだけでなく、デューク先生もいたほうが大勢の聴衆が集まるのです」と彼は説明した
「つまり、先生がたはデューク先生を見に来たってことですか？」とわたしは尋ねた。

「ええ、だけど重要なのはそこではありません。重要なのは、先ほどご紹介した先生がたが私たちの次のミーティングに参加するという事実です。先生がたを巻きこめたのです。ソレルさんの話が――ジョージィの物語が――彼らを説得したんですよ」

よくわかった。やっと理解できた。すべてフィンリー先生の策略の一部だったのだ。デューク先生は、展示物のまえに置かれたボウルいっぱいのチョコレートだった。人を集めたのはデューク先生だが、ひとたびここに来れば医師たちはわたしの話を聞くしかない。わたしはそれでかまわなかった。わたしにとって大事なのは、あの医師たちが患者安全に関する次のミーティングに参加することだけだった。仕事は終わり、あとは空港に行く時間まで聖ミカエルで楽しく過ごすだけでよかった。

荷物をまとめていると、ナンシー夫人が小さなポーチを手にしてこちらへ来るのが見えた。「ソレルさんには奇妙に聞こえるかもしれませんけれど。今朝、お話を聞きにここへ来る支度をして

いたときに、神のメッセージが聞こえたんです。それで、あなたのためにどうしてもこれをつくりたくなりました」そういって金色の小さなポーチをさしだした。

サテンのひもをゆるめて中身をあけると、クリスタルのさがったかわいらしいイヤリングが手のひらに落ちた。そのクリスタルは町の古い家にあったシャンデリアから取ったものです、とナンシー夫人はいった。「さしあげます、今回のお仕事の思い出に。テクサーカナの思い出に」

彼女にお礼をいい、ゴールドの輪のイヤリングをはずして、テクサーカナのクリスタルを耳につけた。

デューク先生とわたしはコーヒーを飲みにカフェテリアに行くことにした。あなたは〝えらくいい〟仕事をしたよ、とデューク先生はわたしにいった。

「みんなを笑わせたのは先生のほうですよ」とわたしはいった。

「まあ、私はみんなを笑わせたかもしれないが、あなたは頭の固い医者たちをやる気にさせたんだよ」とデューク先生はいった。「おおいに自慢に思うべきだね」

ここのカフェテリアは、わたしが入ったことのあるなかで最上級の部類だった。メニューには新鮮な果物があり、ハーゲンダッツのアイスクリームがあり、専門店のコーヒーがあった。わたしたちはコーヒーを注文して、病院の吹き抜けの下の席についた。高い天井が上の階まで届いていた。吹き抜けのまんなかにきれいなグランドピアノがあり、作業ズボンに蝶ネクタイという身なりの年輩の男性が弾いていた。あの男性も聖ミカエルの従業員なのかしら、とわたしはデュークに尋ねた。数年まえにここの患者さんだった人だ、と先生は答えた。「毎日、午後二時になるとピアノを弾くんだ。このへんに座っている人々にとっても心地いいけれど、ほんとうは、階上《うえ》の放射線科の部屋にいる患者さんのために弾いているんだ。がんの治療を受けている人々のために」

まるで昔からの友人同士のように、会話は容易に次から次へと流れた。デューク先生は医療センターをつくるために行ったアフガニスタンでの生活について話した。わたしは興味深く耳を傾けた。あの国とあそこの人々はとても好きだったよ、と彼はいった。「あっちではひどく変わったものも見た――ラクダに嚙まれた傷とか、刀傷とか、珍しい寄生虫症とか。何か思いつくものをいってごらん、きっとそれも見ているから」どうしてもっと長くいなかったんですか、とわたしは尋ねた。「確かに、すばらしいと思える場所にはたくさん行った。しかしね、ハニー、私はテキサス人なんだ。テキサス人はテキサスに帰るものなんだよ」

ヨーグルトを取りに行き、レジへ向かうと、ＣＥＯのカラム氏が列にいるほかの人と話をしているのが見えた。カラム氏は食堂の従業員も含め、全員の名前を知っているようだった。彼は自分のお茶の支払いをすませ、それからいま列にいるほかの人の分も全部自分が払うとレジ係にいった。わたしに気がつくと、ご一緒してもいいですかと訊いてきた。ふたりでテーブルに戻ったときには、デューク先生はまたもや人々に囲まれていた。

「どうしてあんなに人を惹きつけるんでしょう?」とわたしは尋ねた。

「〝レッド・デューク〟ですから。あんな人はほかにはいません」とカラム氏は答えた。

ヨーグルトの支払いのお礼をいい、聖ミカエルの職員全員の名前を覚えているんですかと尋ねた。「だいたいは。お互いに助けあう、家族みたいなものですからね」と彼はいった。

みなで席についてデューク先生の話を聞いていると、わたしも聖ミカエルの家族の一員になったような気がした。そのいっときを終わらせるのは忍びなかったけれど、もう空港に向かう時間だった。わたしのフライトはデューク先生より数時間早かった。しかし彼もおなじ車で空港に向かうことに決めたらしい。もう少し一緒にいられると思うとうれしかった。

またジェフリーの運転する白のシボレーに乗った。助手席にどうぞ、とデューク先生はジェイにいった。「私はソレルさんと一緒にうしろに乗りますから」先生はわたしにウインクしながらそういった。ジェイはまたも兄らしくわたしを突《つつ》いてから、まえのドアをあけた。

窓をあけてハイウェイを飛ばしていると、一瞬だけ、自分が子供をなくして悲嘆にくれる母親ではなく、カウボーイが運転するピックアップ・トラックに乗ったなんの憂いもないただの少女になったような気がした。デューク先生が、中央分離帯に連なって咲く青い花を指さしていった。

「ハニー、テキサスのブルーベルだよ。いろんなところで群生しているのが、飛行機からも見える」

空港に着いて荷物をおろし、先生が荷物を見てくれているあいだに、ジェイとわたしはチケット・カウンターに向かった。先生のほうをちらりと見て、ほんとうにすごいと思った。そばを通りすぎる人々はたいていふり返り、数歩戻って携帯電話で写真を撮ってから電話をかけていた。

「いま空港なんだけど、誰を見たかいっても絶対に信じられないと思う――レッド・デュークだよ！　そうそう、いますぐ目のまえに座ってる」

デューク先生は完全に無関心なままでいた。

女性のグループが先生のそばに座り、誰がいちばん先に声をかけるか決めようとしていた。わたしは代理店からチケットを受けとり、先生のところへ戻った。彼から電話番号と住所を書いた紙を手渡され、ポケットにしまった。

「近々また中東へ行かれるんですか？」とわたしは尋ねた。

「いいや、ずっと家にいるつもりだ。もういい歳だからね。またテキサスにおいで。こんどは私が案内しよう。ジェイを連れてきてもいいよ、いいやつだから」不器用に手荷物をいじるジェイを見ながら、デューク先生はそういった。

搭乗案内がはじまり、わたしたちは立ちあがった。先生はわたしを抱きしめ、耳打ちした。「よく聞いて。あなたはあなたの仕事をつづけるんだ、やめないでくれ」

機内へと歩く途中でふり返った。先生は飛行機の扉がしまるまで手を振っていた。ふと、もう二度と会うこともないかもしれないと思い、悲しくなった。たぶん彼と会った女性はみんなそんなふうに感じるのだろう。けれども心のどこかでは、彼とはふつうより多くのものを共有していると――独特の絆のようなものができたと――信じていた。わたしたちはふたりとも、医療の世界のはみ出し者だった。そしてふたりとも、その世界を変えたいと切に願っていた。もしかしたらそこにいちばん惹かれたのかもしれない――厳しい自然と闘ってきた屈強なカウボーイ兼外科医で、硬直したルールを変え、信じるもののために闘う度胸があるところ。〝レッド・デューク〟は決してあとに退かない本物のカウボーイの姿を見せてくれた。

飛行機が滑走路を進むなか、わたしを捉えたのはデューク先生だけでなく、テクサーカナ全体だったのだと気がついた。毎日骨身を惜しまず働いているすばらしい看護師たち。シスター・デイミアン――シスターの賢明な言葉は、いまもたびたび思いだす。患者安全と職員のことを心から気にかけている、若きCEOのクリス・カラム氏。行動を起こすことに決めた医師たち。大きな魔法が、アメリカじゅうの小さな町で、小さな病院で起こりつつあった。離陸して、テキサスの緑の大地が遠ざかる。わたしはイヤリングのクリスタルにそっと触れた。テクサーカナのかけらを家に持ち帰ることができてうれしかった。

エピローグ　粉雪《パウダースノウ》の日

ジョージィがもしいまも生きていたらどんなふうだったか考えてみる。七歳で、一年生だ。短かった茶色の髪は伸びて、かわいらしいおさげにしているかもしれない。ひとつの部屋をエバとふたりで使っていただろう。ジョージィがきょうだいと遊んでいるところ、いまの家族のなかにいるところを想像してみる。しかし目をとじるといつも何も浮かばない。ジョージィの姿を自在に思い描ければいいのにと思うけれど、できない。もしかしたらそれがふつうの心の働きなのかもしれない——仮定の人生を考えるのはむずかしい、というのが。そうしてまえへまえへと押されつづけるのだ、立ち止まることのないように。過去をふり返ることにあまり多くの時間を費やさなくてすむように。

いずれにせよ五人めの子供は産んでいただろう、きっとサムも家族の一員になっていただろうと思いたいが、はっきりしたところはわからない。しかしこれだけは確かだ——ジョージィの存在がなければわたしが医療業界とかかわりを持つことはなかった。患者安全の世界の住人になることはなかった。おそらく、こうあるべきだと以前から思い描いていたような母親になっただろう。おいしい食事をつくり、子供たちの誕生日には手づくりのカップケーキを焼き、学校の遠足に毎回つき添うような母親に。そして子供たちが一日じゅう学校にいるときには、何か楽しくてクリエイティブなことをしただろう。ファッション・デザインの世界に戻るとか。

しかしそうはならなかった。ジョージィはブランコで遊べるほど大きくならなかった。髪をおさげにしたり、男の子とキスしたりするほど成長しなかった。ひとりの女性として自分の家庭を持つことももう絶対にない。

だからわたしは、子供たちを学校へ迎えにいく途中の食料品店でできあいのカップケーキを買うのだ。夕食には〈レッツ・ディッシュ〉で買ったお惣菜を温めて、おいしい手づくりの食事をささっとつくったかのようにテーブルに並べる。どの子についても、毎年一回は遠足につきあうことにしている。いつもいちばん簡単で時間のかからない、チューリップ・ガーデンへの遠足だ。同級生の母親たちが計画するお茶会は失礼している。子供たちが学校にいるときに、わたしは仕事をする。

ジョージィ・キング財団が巨大組織で、何百万ドルもの資金を抱え、広大なオフィスを占有して何十人もの職員を雇っていると思う人々もいるらしい。ほんとうのところは、草の根活動をしているだけの小さな組織だ。資金源は、ＤＶＤと引き換えの寄付と、わたしの講演の謝礼金、企業からの後援、入院日誌の売上、そして気にかけてくれる大勢の人々からの寄付だ。こうした人々は医療システムにもっと安全になってほしいから、ジョージィ・キング財団がその目標達成の助けになると信じているから、といって寄付をしてくれる。

財団には、いまでは役員がいる。ジョージィが亡くなったときにジョンズ・ホプキンス大学病院の医療安全管理者《リスク・マネージャー》をしていて、のちに友人になった、リック・キッドウェル弁護士。ジョージィ・キング財団につねに関心を寄せ、わたしが紹介した多くの家族を助けてくれた、ポール・ベクマン弁護士。デューク大学医療センターのカレン・フラッシュ先生――元看護師で現ERの医師という経歴と、患者安全に対する情熱は、わたしたちの医療システムを大きく変化させた。そしてピーター・プロノボスト先生――患者安全と医療の質の向上への多大な貢献によって世界中で有名になり、二〇〇八年には《タイム》誌の〝世界で最も影響力のある百人〟のひとりに選ばれて、その後すぐにマッカーサー・フェロー賞を受賞した。それぞれの役員が異なる背景を持ち、異なる視点を持ちこんでいる。そして全員が患者安全の改善に情熱を傾けている。

大きくて豪華なオフィスビルでなく、ジョージィ・キング財団はわたしの自宅の一室を使っている。壁いっぱいに子供たちの描いた絵の貼ってある部屋だ。何年ものあいだひとりで事務をしてきたけれど、規模が大きくなるにつれて、だんだんと必要な作業をこなしきれなくなってきた。新しい企画や計画のために充分な時間が取れなくなり、自分の仕事の質が落ちてきていると感じた。どうしても手助けが必要だと思ったときに、この責任の一部を引きうけてもらいたいと思える、頼れる相手はひとりしかいなかった。

アンドレア・ウェソルが、夜と週末のボランティアを申しでてくれた。彼女はＤＶＤの送付依頼への対応、講演を要請してきた団体への返信の手伝い、電子メールの返信を次々とこなしてくれたが、最終的には、これではあんまりだからとわたしから話し、お給料を受けとってもらうことにした。

アンドレアは八歳のときに、いちばん下の弟のライアンが脳腫瘍で入院するという経験をしていた。ライアンは入院から二年半後に亡くなった。そのせいもあってか、彼女は医療業界のこと――医療をより安全にすること――に熱心だった。わたしたちはいいコンビだった。アンドレアはゆっくりと、几帳面に、整然と仕事を進めた。わたしとは正反対だった。結局、それまでの仕事をやめてフルタイムでわたしと一緒に働くことに同意してくれた。

アンドレアのおかげでジョージィ・キング財団は順調に成長し、たくさんの心躍る企画も視野に入るようになった。アンドレアのおかげで、わたしはほんの少しよく眠れるようになった。

患者安全の擁護者としての人生と母親としての人生をうまく両立できるようになるまでには長い時間がかかった。午後三時半を過ぎると子供たちが学校から帰ってくるので、なるべく電話に出ないようにし、コンピューターに向かうのも避ける。病院でのスピーチを頼まれても、気が進まなければ断る。電子メールの返事を書くのに三日かかったとしても、かまわない。おいしい夕食をつくることにかけてはあまり情熱がないけれど、食料品店で少しだけゆっくり買い物することならできる。家のなかをもうほんの少しきれいにすることもできるが、そのくらいで精一杯だ。家族はそれでかまわないらしいので、わたしもそれでいいと思っている。

グロリアも大恩人だ。患者安全に関する仕事がますます忙しくなるなか、グロリアは食料品の買出しも洗濯も掃除も、ペットに餌をやるのも手伝ってくれた。グロリアとわたしはいまも毎日一緒に昼食をとり、彼女はいまでもわたしに指図をする。「髪をきちんとして。そんな頭じゃ出かけられませんよ……そのシャツを脱いで、あたしにアイロンをかけさせてくださいな……そんなだぶだぶのズボンを穿《は》かないで。太って見えますよ」たいていは彼女のいいつけに従うことにしている。しかしときには言い争いになることもある。鳥の死骸やリスの死骸をどちらが片づけるかとか、ネコが家のなかに運びこんだ、半分齧《かじ》られた子ウサギの死骸をどちらが捨てにいくかとか。ところがわたしがどんないいわけをしようと、必ずグロリアが勝つのである。彼女は箒《ほうき》とちりとりをさしだしてこういうのだ。「さあ行って、お嬢さん、自分の仕事をするんですよ」そして腕を組んで立ち、わたしを見ながらつづける。「あそこの木立のなかに捨ててくださいね」そういって、芝生の向こうの森を指さす。

サムが学校から帰ると、グロリアはキッチンでサムを追いまわす。「ベイビー、あんたがいなくて寂しかったわ」そんなことをいいながらサムを捕まえて、彼女の腕から逃れようともがくサムにキスを浴びせる。サムが結婚するまでやめそうにない。
悲しみも六年めに入り、自分が子供の死を悼《いた》む母親であるという実感は薄れてきている。むしろ、ただ長い旅がつづいているような感覚でいる。最初の数年は怖くて子供たちから目を離すことができなかった。誰かが車に轢《ひ》かれるんじゃないか。誰かががんになるんじゃないか。誰かが倒木の下敷きになるんじゃないか。残された子供たちを失う恐怖に支配され、その恐怖をただ手放せばいいと気づくのに何年もかかった。いまでも救急車が学校の方角に向かっているところを見たり聞いたりしたときや、夜遅くに電話が鳴ったとき、子供を学校から乗せてきてくれる同級生の母親が一時間遅れたときなどには、あの恐ろしいパニックが押し寄せて気持ちが沈み、口は渇き、手は汗ばみ、頭は空回りして、最悪の事態を考える。

子供をなくした夫婦が離婚する確率は驚くほど高い。わたしたちは離婚しなかったが、危機はあった。トニーとわたしでは悲しみ方がちがったのだが、その事実を受けいれるのに長い時間がかかった。わたしは苦痛を表に出さずにはいられなかった。なんどもなんども話すしかなかった。泣いて悲しみに溺れた。子供を失うことについて書かれた本を読んだ。トニーはそういうことはいっさいしなかった。彼が泣くのをほとんど見たことがなかったし、悲嘆についての本も読みたがらなかった。話もしたがらなかった。夜、わたしが寝つけずにいるときも、彼はぐっすり眠った。

対処の仕方があまりにもちがうので、わたしは混乱した。ジョージィが亡くなってまもないころ、トニーの車の運転席に座ってライトをつけようとしていたときにあるものを見つけた——トニーがジョージィにキスをしている写真。コンソールにテープで留めてあった。ジョージィの顔を見て痛みが胸を貫き、その写真を剝がしてグローブボックスに入れた。

バックで私道を出て、ギアをドライブに入れ、いま見たものから気を逸らそうとして音楽をかけた。スピーカーから聞こえてきたのはトニーがいつも聴いているジョン・プラインではなく、ザ・マーベリックスでもグレイトフル・デッドでもなく、子供向けの『ベイビー・ベルーガ』だった。

　ベルーガの赤ちゃん　青い海の底
　とっても自由に　泳いでいるよ

最後にジョージィと車に乗ったときから聴いていなかった歌詞が耳に飛びこんできた。涙がわき、吐き気がした。ＣＤを取りだして手に取った。車の後部に向けてフリスビーみたいに投げたかった。窓に叩きつけて粉々に砕けるところを見たかった。トニーはどうしてこんなことができるのだろう？　どうしてこれで気分がましになるのだろう？　わたしは身を屈《かが》め、ＣＤを写真と一緒にグローブボックスに押しこんだ。

自分がしたことは、翌朝トニーが通勤途中に携帯から電話をかけてくるまでいわなかった。トニーは、写真とCDはどこかと尋ねた。わたしはグローブボックスに入れたと答えた。

「なんでそんなことを?」

「だって、そんなものがあってもなんの助けにもならないから」とわたしはいった。

「ぼくにとっては助けになるんだよ。仕事に行くときと、家に帰るとき――ジョージィのことを考えられるのはその時間だけなんだ。きみみたいに丸一日あるわけじゃない。ぼくはジョージィの写真を見るのが好きだし、あの歌を聴くのが好きだ。あの子のことを思いだせる。ぼくにはそれしかないんだよ」

トニーの話を聞きながら、自分がひどくわがままなふるまいをしたことに気がついた。トニーは車で職場に向かう途中に泣くのだろうか、と思った。

フィンク先生は前々から、男性と女性では悲しみ方がちがうのだといっていた。先生のいうとおりだとわたしも徐々に気づきはじめた。これを乗りきる方法は、べつべつに見つけなければならなかった。もしトニーがジョージィのことを話したくないのなら、わたしはそれを尊重する必要があった。わたしたちは、逃げだしたほうが楽に思えたときもお互いから離れなかった。結局、夫婦のつながりはより強くなったと思う。最悪の事態を乗りきったおかげで。

子供たちはわたしを現実につなぎとめてくれた。最初のころ、毎朝ベッドから抜けだそうと思ったのは、ひとえに子供たちがいたからだった。弁当をつくり、学校まで送らなければならなかった。夕食をつくり、靴ひもを結んでやらなければならなかった。ある朝、上のふたりが学校に行く支度をしているときに、三歳だったエバが朝食におりてきたことがあった。エバはピンクの短パンを穿《は》き、両方の脚に蛍光色のバンドエイドを五枚ずつ貼っていた——きれいに一列に。わたしはもう何カ月も笑っていなかったが、その日のその瞬間、蛍光色のバンドエイドを貼ったエバは、また笑うことができるとわたしに気づかせてくれた。

ジャックはいまでは十三歳、いっぱしのティーンエイジャーである。少しまえに、トニーが出張で不在だったとき、レリが寝る時間にわたしの部屋に駆けこんできて、三階で変な音がするといったことがあった。風で窓が揺れただけでしょう、とわたしは答えた。

「ベッドに戻りなさい」

そのあとすぐに、子供たち四人が全員で話しているのが聞こえた。わたしは廊下を歩きはじめたが、途中で立ち止まって子供たちの会話に耳を澄ました。

「レリとエバはサムと一緒にここにいるんだ。ぼくが階上にいく」とジャックがいうのが聞こえた。

わたしは子供たちから見えないように角から覗いた。ジャックがキャンプでつくった木のバットを持って、忍び足でゆっくりと、暗い洞窟のような三階へ階段をのぼるのが見えた。レリとエバとサムは固まって壁際にうずくまり――バスローブの裾からスリッパが飛びだしている――息を詰めていた。

ジャックが小走りに階段をおりてきた。「風で窓があいただけだったよ。もうしめた。ベッドに戻ろう」とジャックはいった。

「ふう。エバ、行こう」とレリがいった。

「サム、もしひとりがいやなら、ぼくと一緒に寝てもいいよ」とジャックがいった。

わたしはこっそり自室に戻った。たったいま起きた幸せなひとコマの邪魔をしたくなかった。

両親がいないときには、ジャックがきょうだいの面倒を見るだろうということはわかっていた。小学校を卒業したとき、ジャックは〝陰の英雄〟賞をもらった。黙ってほかの子を助ける生徒に贈られる賞だった。ジョージィのことがあったからそんなふうに育ったのか、ただいちばん上の子供だからなのか、それはわからない。しかし子供たち全員が特別な強さを身につけ、求められる以上のことをし、ときに困難に見えることができるようになったのも、ジョージィがいたからこそだと思いたい。

レリはもうすぐ十二歳で、六年生である。ジョージィの死を毎日意識しているわけではなさそうだ。それをいうなら子供たち全員がそうだった。しかしときどき、レリが自分でつくった特別な額に入れたジョージィの写真や、日記に貼った写真を見かけることがある。わたしたちはときどきジョージィのことを話す。あの子のことを覚えているか尋ねると、レリはこう答える。「うん、ちょっとだけ」

　どの子もほんの少し歳より大人びていると思う。少しだけよぶんに賢くて、少しだけよぶんに敏感だと思う。子供たちは生き延び、両親が生き延びる手伝いをした。ジョージィの死が彼らの人生にどの程度影響を及ぼしたのか、正確なところはわからないが、ときがくれば子供たちが自分から話してくれるだろう。ジョージィが亡くなったとき、彼らはとても幼かった——六歳と五歳と三歳だった。小さかったせいであまり覚えていなくてよかったと思うこともあるが、子供たちがもう少しだけジョージィと一緒に過ごせればよかったのにと思うことも多い。

　サムは五歳で、以前ジョージィという名前の姉がいて、自分が生まれるまえに亡くなったのだと理解している。わたしたちはみんな、家族にサムを迎えることができて感謝している。サムはわたしたちをひとつにまとめ、家族としてまえに進む助けになってくれた。いずれはサムも詳しいことを理解し、かつてわたしたち家族がどんなふうだったか知るだろう。しかしいまのところは、五歳児が知るべきことを知っているだけだ。

　子供たち全員に感謝している——ジャック、レリ、エバ、そしてサムの全員に。彼らはわたしが真っ暗闇にいた瞬間にも、生きる理由を与えてくれた。彼らがどんなふうにわたしの人生を救ったか、いつか話そうと思う。

時が癒すとよくいわれる。子供を失ったあと、完全に癒される人はいないように思うけれど、それでも時間が助けになることは確かだ。実際のところ、週の経過、月の経過、年の経過以外に痛みを軽くしてくれるものはない。ジョージィについて話しても、もう泣かなくなった。いまでは一日のすべての時間をジョージィを思って過ごしているわけではない。子供たちは、母親が泣きだすことを心配せずにジョージィの名前を持ちだせるようになった。

ジョージィについて長く深刻な会話はしないし、いまも家のなかに写真を飾ったりはしていない。まえに通っていたセラピストのフィンク先生なら――もう何年も会っていないけれど――それはまちがっているというだろう。しかしジョージィの目を覗きこむといまでも胸が痛み、涙がわきあがるのだ。家のなかに写真がないことはあまり気にしていない。ジョージィはわたしの机の上一面にいるし、コンピューターのなかにも携帯電話のなかにもいる。家に写真があふれているわけでなくとも、ジョージィはいたるところに存在し、きょうだいもそれを知っている。子供たちはわたしの取り組みのなかにジョージィの姿を見る。だからジョージィは生きつづけることができるのだ。

以前、誰かがいっていた。子供の死は、巨木が地面から抜かれるのと似ている――大きく口をあけた空っぽの穴を残す。けれども時が経つにつれて徐々にシダが生え、花が咲き、若木が育ちはじめて穴を埋める。ジョージィの死はわたしの心に痛みを伴う穴を残した。穴はこれからも消えることはないだろうけれど、さまざまなものによって埋まろうとはしている――ジョージィ・キング財団や、医療業界で出会ったすばらしい人々、ジョージィの物語が医療システムをより安全にしてきたという事実。そして何より大事なのは、ジョージィの死が多くの命を救っていることである。

わたしが学んだところによれば、人生は必ずしも計画どおりに進むとは限らない。目のまえに投げだされたものに適応し、それを最大限に活用できるようになるしかない。子供たちは、かつてわたしが夢見たように、タホ湖のそばの山々でスキーをしながら育ったわけではなかった。わたしたちはラウンドトップというペンシルベニアの小さな丘の斜面で妥協した。朝のうちにリフトに乗ると、ベーコンと卵を焼くにおいのするスキー場だ。

トニーとわたしはスキーのストックに寄りかかりながらスラロームコースの麓で待っている。サムは雪玉をつくっている。上のほうを見て、日射しに顔をしかめながらレリの姿をひと目見ようと探す。レリはコースのてっぺんから、ゲート周辺のいちばん急でいちばん早い道筋をたどりつつ、フィニッシュ地点まで丘を切り裂くようにおりてくる。兄のジャックは上からじっくりレリを見て、妹に負けないように戦略を練っている。レリがまえのめりになって腕を突きだしながらゴールラインを越え、ベルが鳴って、ブロンドのポニーテールがわたしたちをかすめる。エバの赤いヘルメットがスターティングゲートへと動くのが見える。ジャックとエバを待ちながら、ほかの選手が丘を滑りおりるのを見ていると、ヴァン・モリソンの〈ブライト・サイド・オブ・ザ・ロード〉が屋外のスピーカーから聞こえてくる。

冷たい空気を吸いこみ、顔に暖かい日射しを受ける。何もかも完璧だった——雪も、ペンシルベニアの小さな山も、家族も。これでいい。これがあるべき姿だ。空を見あげると、最高の一日を過ごすわたしたちにジョージィがほほえみかけている。

ジョージィが亡くなる三年前に息子を失った友人のレイチェルが、ずっとまえにいっていた言葉がある。自分でもそれをいえるようになるとは思ってもみなかった。だが、いまならいえる。わたしたちは幸せだ。心の底から幸せだ。人生の暗い側面も見たし、いっときはそちら側にいた。そちら側で暮らし、そして生き延びた。この幸福をふたたび見いだすまでには長い時間がかかったけれど、わたしはそれを手に入れ、しっかりとつかんでいる。

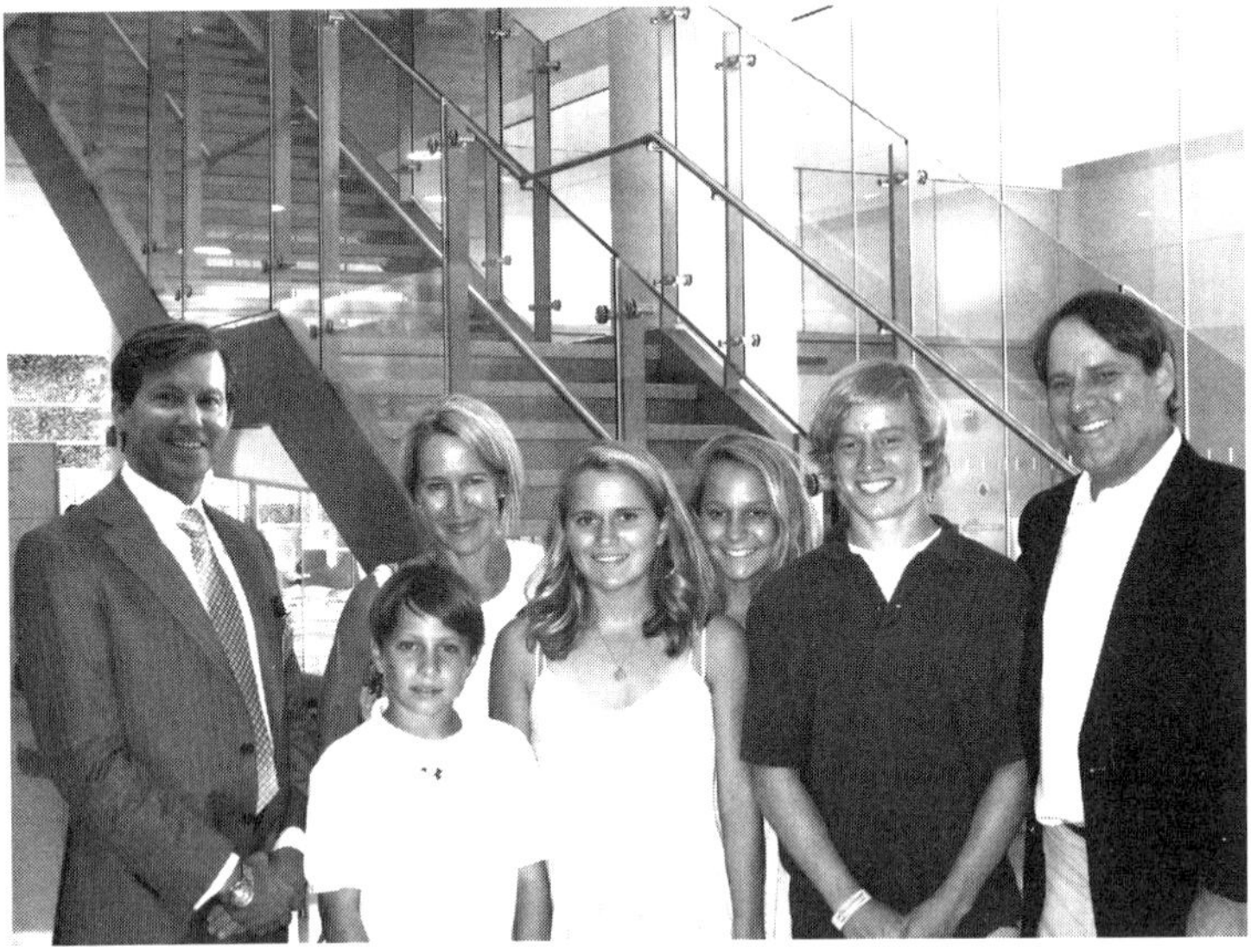

キング一家とプロノボスト医師（左）。（2013年撮影）

日本の読者の皆様へ

『ジョージィの物語』がアメリカの外へ飛びだし、太平洋を越えてはるか日本まで伝わろうとしていることを知り、とてもうれしく、光栄に思っています。喪失が前向きな取り組みへと変わる過程を描いた本書が、日本における医療のかたちだけでなく、読者の皆様の日々の暮らしにも大きな変化をもたらすことを望みます。

この何年かのあいだにわたしが気づいたのは、事実が知識をもたらすこと、物語が知恵をもたらすこと、そして変化を促すにはデータや統計以上のものが必要なケースもあるということでした。変化を起こすことのできる人々、医療システムを改善できる立場にある人々に何かを伝えるために――頭と心に浸透するように伝えるために――生きた物語が必要な場合もあるのです。

『ジョージィの物語』が刊行されて以来、アメリカの医療業界ではすばらしい、前向きな変化が多数見られました。まず、最も重要な動きとして、『ジョージィの物語』がアメリカじゅうの病院と看護学校で教材として使われています。本書を読んだ無数の医療従事者が、患者安全を重視する文化をつくろうと思うようになりました。医師や看護師が、患者の話、その家族の話、お互い

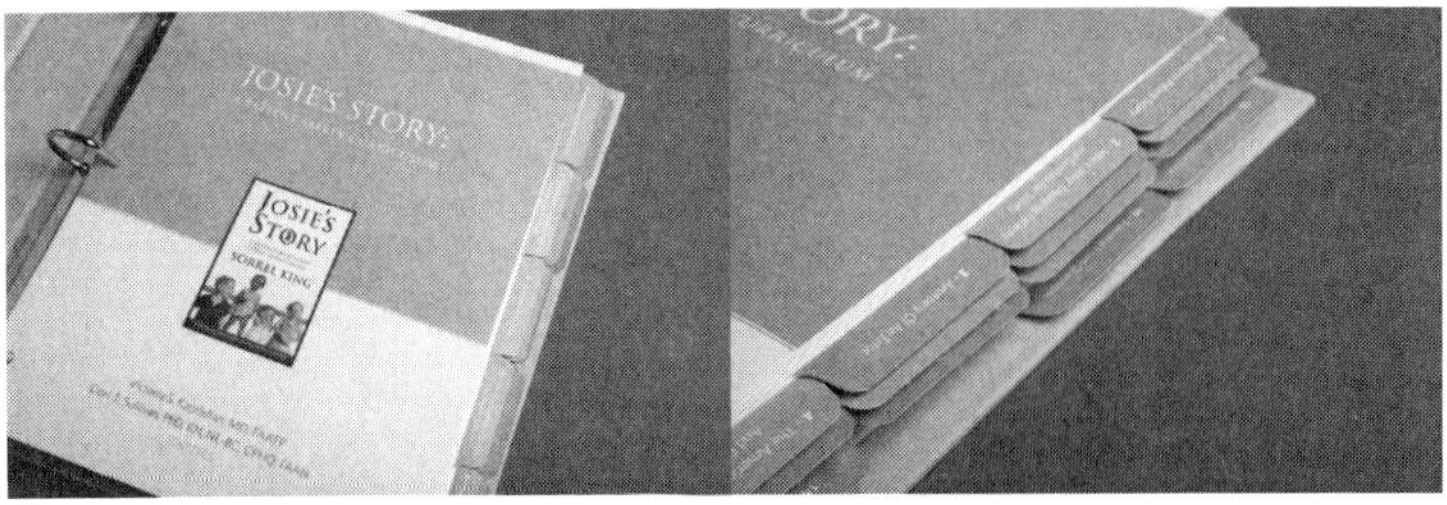

〈ジョージィの物語——患者安全カリキュラム〉。灰色の表紙のバインダーに指導教材一式が入っている。

の話に耳を傾け、患者と家族を中心とする医療を大切にする病院をつくろう、ひらかれた透明性の高い病院をつくろうと思うようになったのです。

二〇一二年には、『ジョージィの物語』が医療業界に圧倒的な影響を与えたことを受け、デューク大学医療センターの教育チームがジョージィ・キング財団と力を合わせて〈ジョージィの物語——患者安全カリキュラム〉をつくりました。これは〝物語の力〟と〝安全の科学〟を、対話型の有意義な教材へと転化したものです。患者安全について、心に訴えかける教材を求めている現場——医学部や看護学校、そして病院を含むさまざまな医療教育の場——で使えるようにと考案されました。

〈ジョージィの物語——患者安全カリキュラム〉には、医療の道へ進む学生に強力な教材を通じて知識と知恵をもたらそうという願いが込められています。

DVD〈ジョージィ・キングの物語〉は三つの言語に翻訳され、世界中の何千もの組織へ届けられています。病院や医学部、看護

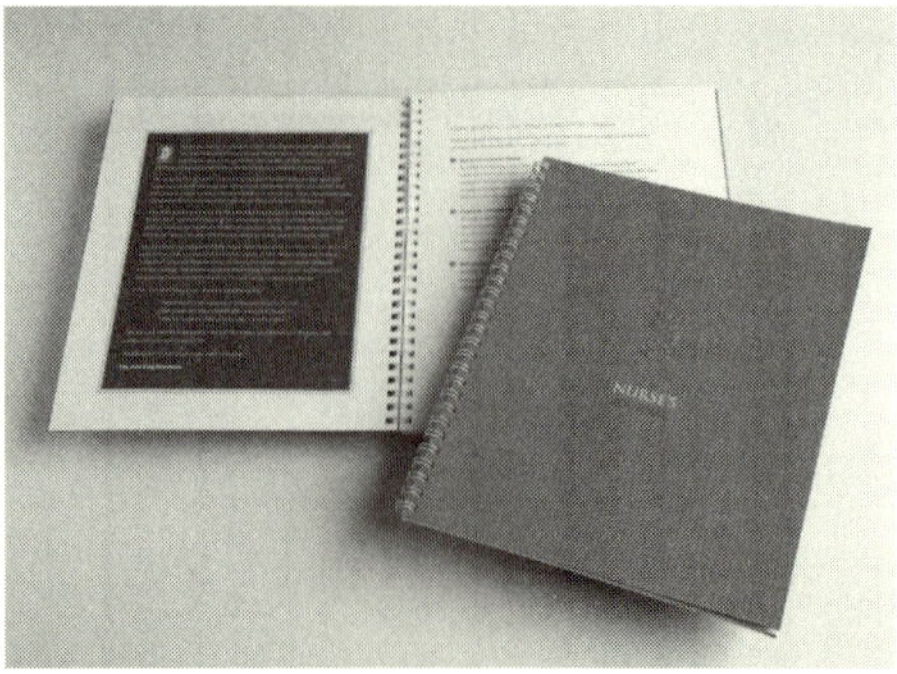

青い表紙の〈看護師日誌(ナース・ジャーナル)〉。

学校に加えて、法科大学院や航空業界でも使われ、書籍とおなじく、現在と未来の医療従事者の教育に用いられています。〈入院日誌《ケア・ジャーナル》〉は、患者やその家族が入院中に重要な情報を記録できるよう、ジョージィ・キング財団が作成しました。これまでに五万人を超える患者とその家族のもとに届いています。便利できれいなこの手帳は、患者へのプレゼントとして病院から贈られます。病院からのプレゼントであることが重要で、それはこの手帳が医療従事者と患者の間の断絶に橋をかけることができるからです。これも患者安全文化を推進する強力な手段のひとつです。

アメリカ国内の病院では、患者とその家族を中心とした医療を強化するために懸命な取り組みがなされています。多くの病院で、患者や家族がベッドサイドの電話から呼べる〈早期対応チーム〉が設置されました。チームは多種多様な背景を持つ医療専門家で構成されていて、新しい視点で患者を評価し、治療計画に役立つ助言をします。

早期対応チームは、患者と家族の声に耳を傾けてもらう手段の

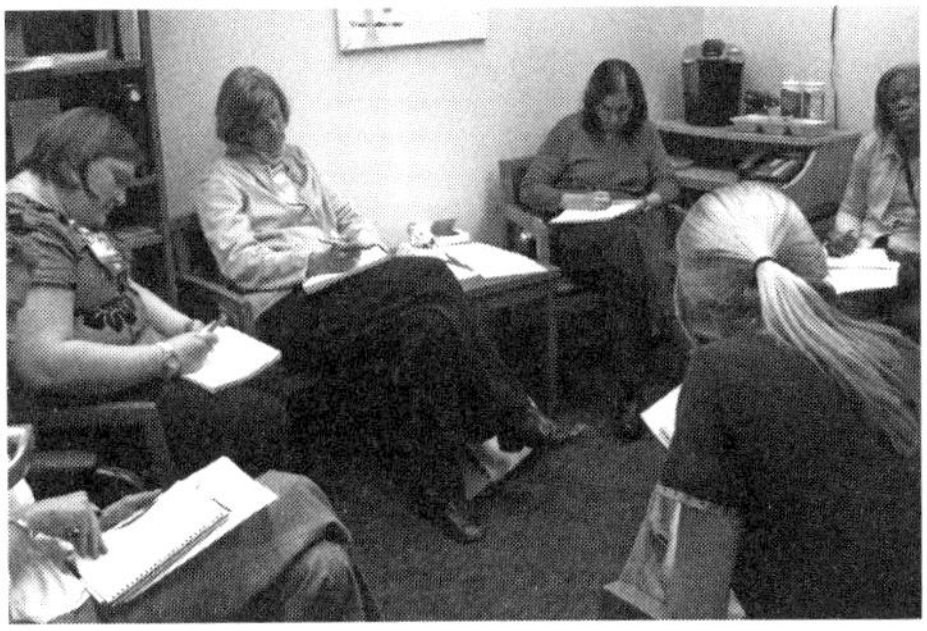

看護師日誌のセッション。

ひとつです。病院はこのシステムを提供することで重要なメッセージを伝えています。〝ご心配があれば声をあげてください。われわれとともに、ご自身の治療の一端を担っていただきたいのです〟といっているのです。アメリカじゅうの患者とその家族が、早期対応チームは便利なだけでなく力を与えてくれると感じています。

何年か医療業界を飛び回るうちに、医療従事者の仕事は有意義でやりがいがあるけれど、ストレスも多いとわかりました。とりわけ有害事象にかかわったときには多大なストレスにさらされます。そしてストレスは燃え尽き症候群を招きます。二〇〇四年、ジョージィ・キング財団は医療従事者のストレスと燃え尽き症候群の問題に取り組むことに決め、〈看護師日誌《ナース・ジャーナル》〉をつくりました。書くことでストレスを軽減でき、仕事に関連するストレスだけでなく、生活全般に影響を及ぼす個人的な問題が書きこめるようになっています。

この日誌はアメリカ国内の一万五千人を超える看護師が手にし、

多くの病院で〈看護師日誌〉を使ったワークショップやランチセッションがひらかれています。二〇一三年には、ジョージタウン大学病院の教育者たちが、このワークショップを実りあるものにするための手引き〈看護師日誌活用ガイド〉をつくりました。

ジョージィ・キング財団のこうした製品やプログラムは、『ジョージィの物語』とともにアメリカじゅうの病院、医学部、看護学校で使われています。シンプルで使いやすく、患者安全を重視する文化の創造を目指したものであり、どれもジョージィという名の小さな女の子の死から生まれました。ジョージィの短かった人生は医療を大きく変え、わたしが願った以上に多くの人々の人生に影響を与えています。

『ジョージィの物語』があなたの仕事においてのみならず、日々の暮らしのなかでも何かを変えるきっかけとなりますように。

ソレル・キング

謝辞

ジョージィの物語は何カ月ものあいだ、わたしの頭のなかで渦巻いていた。夜、そのせいで眠れずに、明かりをつけて紙に書きつけたこともなんどかあった。ときにはひとりでにペンが進むこともあった。

ある日、自分が書いたものを集めて〈アイビー・ブックショップ〉に持っていき、店員の女性に見せた。彼女の名前はシャーリー・ファーゲンソン。あなたには独特の〝声〟があるから本を書いたらどうか、と最初にいったのは彼女だった。わたしの背中を押し、励まし、あきらめないでといってくれた。シャーリーがいなければこの本を書くことは絶対になかった。感謝している。

ジェイン・ロースナーにも謝意を表したい。早い段階で原稿を読み、出版関係者に紹介してくれた。ディアン・アーミーにも感謝を。出版の仕組みについて初歩的なことがらを話し、「エージェントを見つけるのよ」といい、どうしたらいいか教えてくれた。それから、エージェントのクリスティー・フレッチャーにも感謝を。「企画書をつくってください」といい、その方法を説明してくれた。リネット・クレムトソンにも感謝を。

グローブ・アトランティック社にも感謝している。編集者のジョーン・ビンガム、アシスタントのアレックス・リトルフィールド、デブ・シーガー、モーガン・エンターキンほか、この出版社のすべての人々へ。これは子供が亡くなる話というだけでなく、人を救う可能性のある本だと最初から認識してくれた。おかげで、わたしひとりではできなかったはずの方法で社会に一石を投じることができた。ありがとう。

患者安全のために数多くの貢献をし、ジョージィの物語を伝えるわたしの支えになってくれた、医療業界のすばらしい友人たち全員にお礼をいいたい。ＩＨＩのドナルド・バーウィック氏、マッジ・カプラン、ジョナサン・スモール。

ジョンズ・ホプキンス大学病院の友人たちにも感謝を。ピーター・プロノボスト先生、ジョージ・ドーバー小児センター長、デイビッド・クロムウェル先生、マレーネ・ミラー先生、ローレン・ボーグ先生、アルバート・ウー先生、ローリー・ローム、キム・ホッピー、ジョアン・ロジャーズ。チャールズ・ペイダス先生、ミリッサ・マッキー先生、アマル・ムラルカ先生の夫人であるマージョリー・ローゼンタール先生にも。わたしたちのあいだに起こったさまざまなできごとを本に書かせてくださり、ありがとうございます。

チャールズ・デナム先生にも感謝を述べたい。ジョージィの物語が世のなかを変えつづけていけるようにと、いまもたくさんのＤＶＤを送ってくださっている。

カレン・フラッシュ先生、タミ・メリーマン、クリス・ゴーシェル、リンダ・ケニー、リック・バン・ペルト先生、レッド・デューク先生、そしてリチャード・ブースマン氏にもありがとうと伝えたい。

エリカ・ニドウスキー記者とサンドラ・フィンク先生にも。もちろん、デイル・アン・ミカリッツィとジュリー・コールザーにも。ジャスティンとシャーロットのことは決して忘れません。

リック・キッドウェル弁護士とポール・ベクマン弁護士にはとくに感謝している。トニーとわたしが和解の書類にサインをした日には、これでわたしから逃げられると思わないで、などといったものだけれど、ジョージィ・キング財団とこの本を支えてくれてありがとう。そして何より、人を救うのを手伝ってくれてありがとう。

アンドレア・ウェソルはずっと一緒に歩んでくれている。冷静で聡明なアンドレアの手際のよい仕事のおかげで、わたしもジョージィ・キング財団もずいぶん支えられてきた。そのうえアンドレアはこの本の構想を理解し、本がかたちになるまでわたしの背中を押してくれた。議論になればアンドレアが勝ち、しかもたいてい彼女のいうことが正しかった。アンドレアがいなかったら、わたしはこの本を書くことをあきらめていたかもしれない。財団そのものもあきらめていたかもしれない。見捨てずにいてくれてどうもありがとう。何より、患者安全の世界に貢献するときの物静かで謙虚な彼女の姿勢に感謝したい。

ずっと助けてくれた友人たちにもありがとうと伝えたい。グロリアにも。ともに歩み、わたしの人生を立て直してくれてありがとう。

わたしのきょうだい、マック、メアリー・アール、マーガレットと、すばらしい両親へ。義兄のジェイ・キングにも特別な感謝を。患者安全の世界の一員になるべき人だというわたしの期待を受け入れ、真摯に打ちこみ、患者安全の向上をおおいに後押ししてくれた。それに、この本を何回も——たぶん、もういやだと思うほど何回も——読んでくれた。


あなたは社会を変えてきた、医療をより安全にしてきたといってくれる人もいるけれど、実際に驚くほどのことをなしとげたのは、ほかの多くの人々や、たくさんのすばらしい組織だった。本書のなかで名前を挙げた人や組織のほかにも、お礼をいっておきたい人がいる。患者安全研究の第一人者である、ハーバード大学公衆衛生学部のルシアン・リープ教授、患者中心のアウトカム研究所のスー・シェリダン、ハーバード大学公衆衛生学部ならびに同大医学部のアトゥール・ガワンデ教授、カリフォルニア大学サンフランシスコ校医学部のロバート・ワクター教授、そして世界保健機関、全米患者安全基金、ロバート・ウッド・ジョンソン財団。

それから、ジョージィの物語を聞いてくれた医学部と看護学校のすべての学生へ。さらに、わたしを招いてジョージィの物語を聞き、安全向上のために何かを実行してくれた、すべての組織、病院、医療システムの皆さんへ。患者安全を最優先にすべきだと主張するすべてのCEOへ。そして誰よりも、これ以上間違いを起こさないように日々力を尽くしているすばらしい医師、看護師、その他の医療従事者のかたがたへ。医療を変えているのは皆さんです。すべての人のために医療をより安全にするのは皆さんです。私は皆さんに永遠に感謝を捧げます。

　ジョージィの治療にあたったジョンズ・ホプキンスの看護師たちにも感謝を伝えたい。とくに六階の看護師たちへ。この本を書くにあたり、ジョージィが心停止を起こすまえの晩に、ジョージィを救うために努力してくださっていたことを詳しく知りました。懸命に看護してくれたことに感謝します。

　最後に、いちばん大切な人たちへ謝意を表したい。わたしの子供たち、ジャック、レリ、エバ、サムへ。おそらくわたしが自分で思っている以上に、まるで携帯電話が耳にくっついているかのごとく電話ばかりしている姿や、コンピューターの画面に貼りついている姿ばかり見せてきたような気がする。しなければならないことをさせてくれて、ありがとう。それから、誰よりもトニーに感謝を捧げたい。いつも、いつも、いつも冷静で、よいアドバイスをしてくれて、わたしがもうやめたいというたびにそっと押し戻してくれた。

ジョージィという名のかわいい小さな女の子の思い出があることを幸せに、そしてありがたく思っている。ジョージィの魂は日々わたしとともにあり、これからもずっとわたしを鼓舞しつづけるだろう。

解説
対立の、その先へ

奥田昌子

交通事故より多い「医療事故」

医療事故による年間の死亡者数は、交通事故による死亡の四倍から五倍に上ります。こう書くと、「えっ、そんなに?」という驚きとともに、「それにしてはあまりニュースで見かけない」という疑問を覚えるのではないでしょうか。医療事故は近年まで一種の社会的タブーで、事故が公表されることは少なく、詳細な統計すら存在しませんでした。実態が不明ななかで、「医療事故」と聞くと「医療ミス」、つまり医療従事者に過失があったと決めつけて、「病院 対 患者」、「加害者 対 被害者」、という対立を煽る風潮も生まれました。

この『ジョージィの物語』は、医療事故で幼い娘を亡くした母親の人生の選択を描いたノンフィクションです。しかし一介の専業主婦が大病院の巨大な権力に立ち向かい、これをねじ伏せるという単純なストーリーではありません。著者のソレル・キングが苦悩と悲嘆の果てに目を向けたのは、対立の、その先でした。本書と著者の活動の意義はここにあり、医療を変える可能性はこの新しい視点から生まれます。著者とともに怒り、泣き、その強さに喝采を送り、夢中になって読み終えたら、次はぜひ患者安全に目を向けながら読み直してください。医療分野になじみのない読者のために、患者安全の基礎知識をここでご紹介します。

患者安全学の誕生

二十世紀後半、医学の進歩により病気を治療できる可能性が飛躍的に高まりました。しかし医療機器の高度化、医療システム自体の複雑化と専門化により、想定外の医療事故が発生して患者さんに害を与える危険性も増しています。本書の舞台になった米国でも、医療を安全にするための取り組みは充分ではありませんでした。そこに衝撃を与えたのが、米国医学院が一九九九年に公表した報告書『人は誰でも間違える』（*To Err Is Human*）です。ここに記載された「米国では医療過誤により毎年四万四千人から九万八千人が死亡している」という報告は米国社会を震撼させ、当時のビル・クリントン大統領は連邦政府一丸となってこの問題に対処するよう指示を出しました。あとになって実際の死者数はこれより少ないことがわかりましたが、この報告書をきっかけに医療の安全を客観的、合理的に確保し、推進し、改善することを目指す患者安全学が形成されていきました（ジョージィの事故が起きたのはそのさなか、二〇〇一年二月のことです）。

この報告書が画期的だったのは、医療事故の原因に対する考え方を百八十度変えたことです。

それまでは事故が起きると、その患者さんに直接医療を行った医療従事者を厳しく罰して幕引きをはかるのが常でした。実質的な対策を講じなかったために事故はくりかえし発生し、患者さんやその家族はもちろん、医療従事者も深く傷ついてきたのです。本書は医療従事者を「忘れられた被害者」と表現し、その苦悩にも焦点を当てています。しかしこの報告書は「失敗はシステムの中で複数の要素が重なって起きるものであり、最終的に患者の医療に関与した人物を見つけて責任を負わせるだけでは解決しない」と主張しました。

現代の医療システムには危険を招く要因が無数に存在します。例えば、組織内の階層、人員配置、医療従事者間のコミュニケーション、医療従事者と患者さんのコミュニケーションなどの「人の要因」、作業の導線、使用機器、医薬品などの「物の要因」、医療機関の安全対策などの「組織の要因」があり、システムが大きくなると医療従事者個人の考え方や価値観とは別に、チームまたは組織全体の姿勢や考え方、すなわち組織文化も強く影響します。本書ではプロノボスト医師がスイスチーズ・モデルを用いて、複数の要因が同時に発生するとドミノ倒しのように失敗の連鎖が起き、患者さんに害が及ぶことを説明しています。このチーズにあいた穴を発見し、一つずつ塞《ふさ》ぐか小さくしながら、安全を守るための二重三重の仕組みを作るための場が、本書にも登場する根本原因分析会議です。もちろん医療従事者個人による悪質な事故であれば法に則《のっと》って責任を追及しなければなりませんが、その場合も本当に個人だけの問題なのか、医療システムに失敗の誘因が隠れていた可能性はないか徹底的に検討する必要があります。

患者さんと向き合い、ともに築く安全文化

それでも不幸な事故が起きてしまった場合は、患者さんへの情報開示が欠かせません。オーストラリアの規制当局はこう述べています。「率直な情報開示とは有害事象の発生後に患者やその家族と誠実なコミュニケーションを取ることであり、責任の所在を明らかにすることではない。非難を受け入れたり転嫁したりすることではなく、真のプロフェッショナルとしての誠実な態度を示す行為なのである」。患者さんの安全を重視する文化は、説明責任を果たす文化でもあるのです。本書では、病院の情報開示と謝罪が得られないまま、孤独のうちに苦しんでいた女性デイル・アンの姿が描かれますが、真実を知りたいと願う被害者に誠実に向き合うことは不毛な医療訴訟を避けることにもつながります。

そして、患者さんにもお願いがあります。残念ながら現在でも病院側には、患者さんをともに治療を進める対等の仲間ではなく、医療従事者の指導と助言に従うべき弱い存在と見なす傾向が残っています。これは病院と医療従事者が反省しなければならないことですが、患者さんの側にも「治療のことは専門家に全部任せておけばいい」という考え方が根強く、自分が何の薬を飲んでいるかすらご存知ない方が少なくありません。しかし医療のもう一方の主役である患者さんの

協力がなければ患者安全の実現は困難です。また、患者さんが自分の病気や治療に関心を持つと回復が早まることが研究で確かめられており、医療に主体的にご参加いただくことは臨床的にも重要です。米国では本書にも登場した医療機関認定合同委員会が「スピーク・アップ」キャンペーンを通じて、患者さんに「質問があったら、気になることがあったら、おかしいと思ったら、声に出そう」と呼びかけ、日本でも、ささえあい医療人権センターＣＯＭＬ（コムル）が同様の活動を進めています。

日本に根付いた患者安全

さて、米国医学院が報告書『人は誰でも間違える』を公表した一九九九年は日本の医療にとっても大きな転機になりました。この年、患者さんを取り違えて手術した、全く異なる薬剤を点滴した、という深刻な医療事故が立て続けに発生して国民に大きな衝撃を与えました。これを受けて厚生労働省は二〇〇一年を「患者安全推進年」とし、省内に医療安全推進室を設置しました。その二年後には医療事故防止超党派議員連盟が発足しています。二〇〇七年には医療法と旧薬事法が改正され、すべての医療機関と薬局が所定の安全管理体制を取ることが義務づけられました。医薬品の承認基準も厳格化されています。例えば本書に登場するメタドン（メサドンと記載することもあります）は日本でも二〇一三年から発売されていますが、日本では特別な講習を受けて登録された医師しか使用できません。悲劇を未然に防ぐために、安全性への配慮が強化されています。現場の医療従事者らはこれまでも、人手不足など不充分な体制のなかで懸命に医療の安全に努めてきました。今後は安全に関する成功事例を他の医療機関と共有し、安全向上のためのプログラムや制度をさらに改善するために、科学的なデータの蓄積と研究推進が望まれます。本書で著者が触れているように、医療の質と安全に関する科学的な研究は決して容易ではありませんが、それでも意欲ある研究者らが立ち上がり、日本では「日本医療マネジメント学会」「医療の質・安全学会」「日本医療安全学会」などが活発に活動しています。また既存の学術団体も独自に医療安全講習会や医療安全セミナーを実施するようになりました。

本書の著者ソレル・キングは、医療事故で娘を亡くしながら、病院に対する怒り、憎しみ、恨みの感情を医療の安全を追求するエネルギーに変え、医療改革に身を捧げます。医療を提供する側と被害者側の対立を超えて、力を合わせることなしに問題の解決はないというメッセージに強く心を揺さぶられた方が多かったのではないでしょうか。この新しい視点は日本でも生まれています。その一人が、やはり被害者家族で、本書のまえがきを執筆された豊田郁子さんです。豊田さんは事故のあと病院の医療安全担当者として患者さんとの対話を重視し、病院側と患者側の想いを橋渡しする活動を続けています。また、同じく被害者家族の永井裕之さんは、本書に登場したバン・ペルト医師のように勇気ある内部告発をした医療従事者を支援しています。

『ジョージィの物語』の力

これまで縁あって、患者安全分野の多数の論文、ガイドライン、書籍の翻訳に携わってきました。日本の患者安全活動はまだ萌芽期にあるため、医療従事者の教育を優先せざるを得ません。そのため日本に紹介される文献は医療専門家の手による医療従事者向けのものがほとんどです。この素晴らしい理念を一般の読者にも伝えられないだろうか。そう考えていたときにアマゾン米国版で見つけたのが本書の原書〝*Josie's Story*〟でした。一読して、この本は患者さんと医療従事者の間に横たわる深い谷に橋を架け、ともに医療を変えていくきっかけになるのではないかと思いました。

社会変革に関する書籍を多数出版されている英治出版さんに翻訳出版をご提案したところ、同社出版プロデューサーの下田理氏が本書の明確なメッセージが持つ力を評価され、道を開いてくださいました。本書の本文は文芸翻訳者として定評ある高山真由美さんに一通り翻訳していただいたうえで、医学翻訳者である奥田が医療にかかわる部分を中心に解釈、表現、訳語を細かく吟味し、修正を加えました。「情報の手引き」「〈ジョージィの物語――患者安全カリキュラム〉サンプル版」等は奥田が翻訳しました。才能ある多くの皆さんに支えられて、日本の医療従事者と患者になり得るすべての人たちに本書のメッセージを届けることができるのを幸せに思っています。

患者安全は比較的新しい研究領域なので、定義が完全には確立されていないか統一されていない用語、そして翻訳する際の定訳がない用語が少なくありません。本書では、邦訳された文献が多く採用している訳語や、日本の患者安全領域の学術団体が用いる表現を参考にいたしました。ただし、患者安全の概念に初めて触れる読者のために、あえて平易な言葉を用いたり、若干補足説明を加えたりした箇所もあります。

原書〝*Josie's Story*〟は二〇〇九年九月の出版直後から米国の大手メディアが取りあげて話題になり、全米多発性硬化症協会の「よりよい人生のための本賞」を受賞、《ウォールストリート・ジャーナル》紙の「医療分野の優良図書　二〇〇九」にも選定されました。著者は現在もメリーランド州ボルティモアで夫と四人の子供たちと暮らし、米国、カナダ、英国の大規模医療センターや大学病院、医療安全／看護分野の学術集会などで毎年六十回程度講演を続けています。二〇一〇年には《ウーマンズ・デイ》誌の「世界を変える五十人の女性」に選出されました。その活動は政策にも影響を与え、米国保健福祉省は二〇一一年に官民一体で医療の質と安全、ならびに医療を受ける機会の向上を図る〈患者のためのパートナーシップ〉プログラムを創設しました。

著者のソレルさんからは折に触れて暖かい感謝のメールをいただきました。そしてジョージィ・キング財団のコーディネーター、ケイト・ソーンさんは昼夜逆転の時差をものともせず、常に迅速に、最大限の支援をしてくださいました。感謝の気持ちでいっぱいです。本書の制作には、患者安全の願いを胸に臨床診療、教育、研究に携わる看護職の皆様のご意見が大きな力になりました。児玉菜桜さん、松本佐知子さん、木下智香子さん、真壁由希さん、鈴木なつみさん、ありがとうございました。また、こどもゆめクリニックの片山道弘先生、伊藤淳先生、職員の皆様、コスモスこどもクリニックの前田敏子院長、奥田仁先生のご助力にも、この場を借りて御礼申し上げます。

そして今、『ジョージィの物語』を手にしてくださっているすべての読者の皆様に、心からの感謝を捧げます。

情報の手引き

ジョージィの死後、わたしたちは患者とその家族、そして医療従事者の力になろうと、ささやかながら努めてきました。

この情報の手引きは二部構成になっています。第一部は患者とその家族が対象で、入院生活を乗り切るためのヒントと、予期せぬできごとが起きた場合にすべきことに関する助言からできています。

第二部は医療従事者向けで、安全で有効な医療を提供しつづける方法について、患者またはその家族であるわたしの目から見たヒントを収めました。この手引きは患者と医療従事者を区別した作りになってはいますが、それぞれで挙げた情報は患者安全についてもっと知りたいと願う誰にとっても興味深いものです。

弁護士さんからの助言は一般的な情報であって正式な法律上の助言ではないことにご留意ください。個別の事例については信頼できる医療チームに相談するのがいちばんです。

二〇〇九年一月

ソレル・キング

〔訳注／以下の資料は、日本の事情にあわせて一部加筆修正しています〕

第Ⅰ部　患者とその家族の皆さんへ

入院しているときに最も重要で覚えておいてほしいのは、何も心配しなくていいということです。担当の先生と看護師さんを信頼し、できるかぎり最善の医療をおこなってくれると信じてください。それと同時に、患者とその家族は、医療従事者から聞いた医学的な情報をしっかり理解している必要もあります。病院で安全に過ごし、きっちり物事をこなせるように、患者または患者を守る家族であるわたしたちにできることをいくつか挙げます。

1　ノートを持参して情報を記録しましょう。ジョージィ・キング財団は〈入院日誌《ケア・ジャーナル》〉を提供しています。

2　ご自分の**健康に関する情報すべて**、そして服用している薬と、飲酒や喫煙などの個人的習慣、食生活、可能性のあるアレルギーについて医療チームに伝えます。

3　担当の先生と看護師さんの**名前**を知っているのはよいことです。ノートに記録しましょう。

4　病室に入ってくる人が全員**手を洗う**ことを確認しましょう。医療従事者だけでなく、家族と、病室に入って患者と接触する可能性のある人はすべて、必ず手を洗う必要があります。

5　**声をあげる**ことを怖がってはいけません。何かおかしいと感じたら直感を信じてください。

6　理解できないことがあったら、必ず、必ず**質問しましょう**。

7　感謝の気持ちを表しましょう。医療をおこなってくれる先生と看護師さんに**ありがとうございます**と言ってください。

8　**肩の力を抜く**よう努めてください。

予期せぬ事態が起きたとき

法律に関してよくある疑問と専門家の回答です。

Q　間違いが起きたかもしれないと思ったら、患者またはその肉親は病院内の誰に相談すればよいですか。

A　まず担当の医師と看護師、またはご家族に話すべきです。話すときは対決姿勢や非難するような態度を避けてください。何が起きたか、それはなぜか、そしてご自身または患者さんが回復できるように何をするか説明を求めましょう。患者さんの医療に直接責任を負う人物とじかに交渉するのがつねに最善です。満足できる回答が得られなかった場合は医療安全管理室か、さらには法務部に連絡して懸念を伝えるとよいでしょう。

Q　懸念を伝えても取りあってもらえなかったらどうしたらよいですか。

A　看護管理者ならびに病棟／部門の責任者と話したいと依頼し、それでもだめなら患者支援室に苦情を申し立ててください。この患者支援室の対応もはかばかしくなければ、医療安全管理者か病院の顧問弁護士との面談を求めることもできます。

Q　患者または家族が診療記録を閲覧したい場合はどうすればよいですか。

A　患者さんご本人とその法定代理人等は、診療記録の閲覧を病院の管理者に要請できます。

この際は病院が定めた方式に従って書面でお申し立ていただきますが、詳しくは担当課にご確認ください。状況によっては診療情報の全部または一部を閲覧できないことがありますのでご了承ください。その場合は開示できない理由が文書で示されます。診療記録をすぐにご覧になりたいなら、ご自身か、法に定める関係者に診療記録の内容を説明してくれるよう主治医に依頼してもかまいません。

Q　どの時点で弁護士に依頼することを考えればよいでしょうか。

A　弁護士に依頼する決断はそれぞれのご事情によります。何を考えて依頼しようとされるかも千差万別でしょう。最も重要なのは考え得るかぎり最良の環境で最善の医療を確実に受けられるようにすることです。間違いが起きたと確信した場合は弁護士に相談して、患者の法律上の権利について説明を受けるようお勧めします。起きている問題が何であれ、解決に向けて弁護士が何度も病院に電話をかけます。その一方で、診療記録を入手して、法的主張をすべきか評価する必要があるかもしれません。どんな問題であっても診療記録をすべて入手することが必要不可欠です。患者さんまたはご家族が弁護士を雇用するタイミングは状況の変化に応じておのずとおわかりになると思います。

Q　信頼できる弁護士を探す方法を教えてください。

A　方法はいろいろあります。どの地域にも医療過誤に取り組む定評ある弁護士グループが存在するのが普通です。当該地域の弁護士会の名簿をご覧になるのが手っ取り早いでしょう。各弁護士会のウェブサイトで検索できます。ただし基本情報しかわかりませんので、より包括的な情報については以下のウェブサイトをご参照ください。弁護士なら誰でもよいわけではなく、医療過誤専門弁護士を雇うことが大切です。

医療問題弁護団　http://www.iryo-bengo.com/

医療事故被害者のための法律相談を実施し、希望に応じて担当弁護士を紹介している。

医療事故研究会　http://www.iryoujiko.net/

医療事故被害者を救済するために患者側の代理人を務める弁護士が結成した団体。弁護士の紹介もおこなう。

日本司法支援センター（法テラス）　http://www.houterasu.or.jp/

民事、刑事を問わず、法律によって解決できるトラブルについて相談できる団体等の紹介を無料でおこなう。また、民事・家事・行政に関する法律問題について、条件を満たせば無料で相談できる。

自治体の相談窓口

多くの自治体が無料法律相談を含む相談窓口を開設している。通常は予約制。詳しくは市区町村に電話で問い合わせを。

Q　医療過誤の被害を受けた家族が病院と協力して何かよいことをしたいと思ったら、まず何をするようお勧めになりますか。何から始めればよいでしょう。誰に話せばよいですか。

A　くり返しになりますが、まずは医師と看護師に相談されるのがいちばんです。医療の改善に協力したいとお話になってください。このとき医療安全管理者と話したいとおっしゃってもよいでしょう。

その他の情報資料

患者安全には多くの情報源があります。このうちわたしたちが推薦するインターネットサイトと書籍を以下に挙げます。

インターネットサイト

▼ＮＰＯ法人ささえあい医療人権センターＣＯＭＬ（コムル）　http://www.coml.gr.jp/

「賢い患者になりましょう」を合言葉に、一九九〇年から患者の主体的な医療参加を支援している。活動の柱は患者側からの電話相談で、このほかにコミュニケーション、患者対応、医療安全などのテーマで医療側向けの講演もおこなう。患者が受診する心構えをまとめた小冊子「新・医者にかかるための10箇条」はＣＯＭＬが旧厚生省の研究班の一員として素案作りから手がけ、ＣＯＭＬウェブサイトから購入できる。

▼ＮＰＯ法人　患者の権利オンブズマン　http://www.patient-rights.or.jp/

医療側との誠実な対話を通じて患者の苦情を解決できるよう、面談での苦情相談と支援活動をおこなっている。

▼医療過誤原告の会　http://www.genkoku.net/

医療事故被害者・家族で構成された全国組織。被害者の交流・事故対応の情報提供、患者とその家族の権利の確立を目指して運動。全国の医療事故被害者へ相談支援もおこなっている。

▼患者の視点で医療安全を考える連絡協議会　http://kan-iren.txt-nifty.com/

医療事故被害者遺族である永井裕之氏が代表を務める。医療事故の減少や医療の質・安全の向上を実現させるために活動している医療事故被害者・遺族、市民の五つの団体が連携して結成した。当面は医療事故調査制度の早期実現を目指している。

書籍

『人は誰でも間違える――より安全な医療システムを目指して』（L・コーン、J・コリガン、M・ドナルドソン編、米国医療の質委員会、医学研究所著、医学ジャーナリスト協会訳、日本評論社、二〇〇〇年）

医療業界が安全重視へと舵を切るきっかけとなった重要な報告書で、医療分野の問題を真剣に検討して医療過誤を減らすための国家的計画を提案している。

『コード・ブルー――外科研修医救急コール』（アトゥール・ガワンデ著、小田嶋由美子訳、石黒達昌医学監修、医学評論社、二〇〇四年）

執筆当時は外科研修医だった著者が、医師の誤りやすさと医学と技術の不正確さ、そして医療従事者の人間性を探究している。

『沈黙の壁――語られることのなかった医療ミスの実像』（ローズマリー・ギブソン、ジャナルダン・プラサド・シン著、瀬尾隆訳、日本評論社、二〇〇五年）

医療過誤による無数の犠牲者の物語を繰り返さないよう、医療システムで日常的に起きている深刻な間違いに光をあてている。

『医者は現場でどう考えるか』（ジェローム・グループマン著、美沢恵子訳、石風社、二〇一一年）

大半の医師が正しく診療をおこなう方法とその理由、そしてときに失敗する原因を探求する。

『話を聴かない耳栓医者と思いを呑み込む仮面患者』（嵯峨崎泰子著、メディカルトリビューン、二〇一四年）

医療コーディネーター協会最高顧問である著者による患者へのアドバイス集で、医師とのコミュニケーションを改善し、患者が自分で治療方針を選択して最善の医療を受ける方法を具体的に示している。

第2部　医療従事者の皆さんへ

第2部は医療の場で働くすべての人を対象とする情報の手引きです。現代の医療実務は、ちょっと挙げるだけでも、最先端の科学的知識、手技、診断技術など多くの要素からなります。そして安全な医療システムには、医療従事者と、患者またはその家族のコミュニケーション、そして医療従事者間のコミュニケーションが非常に重要です。わたしの目から見たヒントを以下に挙げます。

1　患者とその家族の声に**耳を傾けて**ください。
2　互いの話に**耳を傾けて**ください。
3　DVD〈**ジョージィ・キングの物語**〉を使い、安全文化をつくりだすよう同僚に働きかけてください。
4　患者とその家族が出動を要請できる早期対応チーム〈**コンディション・ヘルプ**〉のようなプログラムの導入を検討してください。
5　患者とその家族に情報を**書きとめて**記録するよう勧めてください。ジョージィ・キング財団と提携して、入院患者に〈入院日誌《ケア・ジャーナル》〉を贈る病院もあります。

6 医療従事者間のコミュニケーションから、患者または家族への医療過誤の開示の仕方まで、医療において不可欠な**コミュニケーションスキル**を習得し、訓練してください。

7 医学教育に関与されているなら、**医学教育カリキュラム**で医療過誤とコミュニケーションスキルに関する討論の機会を増やすよう主張することをご検討ください。

8 勤務先の病院ならびに医療施設の**情報開示方針**に精通してください。

9 患者とその家族に医療に**参加する**よう勧めてください。

予期せぬ転帰が起きたとき

患者に害を与える医療過誤は、患者自身、肉親、そしてその患者に医療をおこなっていた医師、看護師、そのほかの医療従事者にとって破壊的なできごとです。法律の専門家に、この問題にどう対処すべきか意見を聞きましょう。

Q **医師か看護師が間違いを起こしたら、どんな助言をなさいますか。ただちに謝罪すべきか、それとも、まずは自分の組織の医療安全管理者に相談すべきでしょうか。**

A 可能であれば謝罪するまえに医療安全管理者に伝える必要があります。こういう状況に対処するのは初めてでしょうからね。そうであることを望みます。それに対して医療安全管理者はおそらく経験があるので、最善な開示の仕方を、誰が開示するかを含めて助言できます。また、エラーを分析してその再発を防ぐために何をおこなうか決断する助けにもなります。さらに、その医療過誤が患者さんまたは家族に及ぼす影響を最少限にするための財政的な支援について検討できるかもしれません。とはいえもっと重要なのは、医師と看護師が患者さんならびにその家族と情報交換して、安全管理に必要な議論を遅滞なくおこなうことです。医療安全管理者は、医師と看護師がすべきこと、つまり謝罪し、説明し、患者さんとご家族を安心させるのを支援します。

極めて重要なのは、患者さんと病院職員が充分情報交換できるようにすることです。そのための窓口は、その患者さんを担当した医師でも、医療安全管理室でも法務部でもかまいません。風通しのよいコミュニケーションを維持することで両者の協力関係を強化すべきです。起きてしまった間違いについて医師が率直で正直でいれば、医療過誤訴訟にいたる可能性は低くなると考えています。

Q 医療従事者の開示ないし謝罪と、医療過誤訴訟の関係に関する研究はありますか。

A いくつかあります。ハーバード大学が最近実施した研究は、開示により賠償請求の件数や訴訟のための費用が予想に反して増加すると結論づけました。これに対して、ほかの研究は、開示により訴訟を予防できる可能性があるという異なる結果を示しています。しかしどちらの見解が正しいかはまったく重要ではありません。重要なのは法的な問題がどうであれ、情報開示は正しい行為だということです。

また、エラーが起きたら可及的速やかに開示すべきでしょう。これにより患者さんの医師への信頼が高まり、主としてこのために多くの事例において患者さんが賠償請求に踏み切らない可能性があります。開示ないし謝罪と、医療過誤訴訟の関係については、個人的な経験から述べさせていただきます。「医師が間違いを認めました」と語る患者さんには今後も大勢お会いすると思いますが、こういう患者さんは、医師を立派だと感じ、相手取って訴訟を起こそうとはしません。その一方で、重度の人身傷害や死亡のようなエラーが破滅的な事象を招いた恐れがある事例も多数あります。このような場合でも、謝罪してエラーを認めることで賠償請求の解決が早まり、不必要で長引く訴訟に悩まされずにすむことがあります。

その他の情報資料

インターネットサイト

▼医療安全推進者ネットワーク　http://www.medsafe.net/

医療従事者および国民に向けて、医療安全にかかわる学習ニーズの高い情報収集ならびに発信を続けている。

▼医療安全全国共同行動〝いのちをまもるパートナーズ〟　http://kyodokodo.jp/

全国の医療機関並びに医療従事者と、日本医師会、日本歯科医師会、日本看護協会、日本薬剤師会、日本臨床工学技士会、医療の質・安全学会などの医療団体が立場や職種を超え、力を合わせて安全目標の実現を目指す共同事業。

▼患者・家族と医療をつなぐNPO法人「架け橋」　http://www.kakehashi-npo.com/

本書のまえがきを執筆した豊田郁子氏が理事長を務める。医療従事者と患者ならびにその家族の信頼関係の構築を目的とし、コミュニケーションと対話を促進するための医療従事者向けの支援と啓発活動をおこなう。

▼医療の良心を守る市民の会　http://ryousin.web.fc2.com/

患者のためを思って行動した良心的な医療従事者を支援し、患者と医療従事者をともに守り、育て、支えていこうとの趣旨のもと、医療事故被害者、市民、医師、弁護士、ジャーナリストらが活動している。

書籍

『医療の質――谷間を越えて21世紀システムへ』（米国医療の質委員会、医学研究所著、医学ジャーナリスト協会訳、日本評論社、二〇〇二年）

社会に大きな影響を与えた『人は誰でも間違える』の続編で、医療システムを改善するために医療業界が実践すべき解決策を提言している。

『患者と減らそう医療ミス　患者は安全パートナー』（パトリス・L・スパス著、長谷川友紀監訳、平原憲道、和田ちひろ訳、エルゼビア・ジャパン、二〇〇五年）

医療を安全なものにするために、患者が積極的かつ効果的に医療に参加する方法を多数提示している。

『ソーリー・ワークス！――医療紛争をなくすための共感の表明・情報開示・謝罪プログラム』（ダグ・ヴォイチェサック、ジェームズ・W・サクストン、マギー・M・フィンケルスティーン著、前田正一監訳、児玉聡、高島響子訳、医学書院、二〇一一年）

医療事故が起きたら徹底的に調査して情報開示をおこない、必要に応じて謝罪と補償をおこなおうというSorry Works! 運動を紹介。

『うそをつかない医療――患者と医療者をつなぐ仕事』（豊田郁子著、亜紀書房、二〇一〇年）

「うそをつかない」「情報を開示する」「ミスがあれば謝罪する」、この三原則を病院の「文化」として根づかせ、患者と医療者のパートナーシップをつくることで、医療事故による被害者と医療側双方の苦しみを減らしたいとの願いが込められている。

『ヒューマンエラーを防ぐ知恵』（中田亨著、化学同人、二〇〇七年）

工学博士である著者が、時に深刻な事故を招くヒューマンエラーの発生過程に注目し、事故を抑止するための理論を考察している。

〈ジョージィの物語――患者安全カリキュラム〉サンプル版

本カリキュラムは、書籍『ジョージィの物語』が医療業界で幅広い支持を得たのをうけ、〝物語の力〟と〝安全の科学〟を融合してつくられました。十六ステップからなるプログラムは、医学部、看護学校、病院内の研修などさまざまな場面で使えるように設計されています。

サンプル版では、カリキュラム全体の概要表と、第2回セッションの内容を掲載しています（三八九頁）。

患者安全カリキュラム概要表

	セッション名	学習目標	学習形式
第1回	患者安全概論	・患者安全に関する歴史的背景について議論する。 ・医療の「質」「医療過誤」「有害転帰」を定義する。 ・患者安全に焦点を当てる理由について議論する。	・導入講義 ・部門の見学をしてもよい

第2回	『ジョージィの物語』患者とその家族が参加する医療安全	・患者とその家族が患者安全の追求に果たす役割について議論する。 ・模範的な患者・家族連絡協議会または諮問委員会について述べる。 ・患者ならびにその家族と協力して最適な医療を支援する。 ・(任意)コンディション・ヘルプについて述べる。	・ビデオを観たうえで、患者を交えて全体で議論する
第3回	エラーの分析	・ヒューマンエラーのメカニズムとヒューマンパフォーマンスの限界について議論する。 ・いずれかの領域ならびに医療環境(入院患者、外来患者、手術患者など)を選び、医療過誤の疫学について、最もよくあるものを含めて述べる。 ・医療過誤発生のスイスチーズ・モデルについて説明する。 ・根本原因分析会議に参加して、改良点を提案する。	・グループでの問題解決演習

	セッション名	学習目標	学習形式
第4回	米国の法制度と患者安全	・法制度において医療過誤の大半がどのように分類されているか述べる。 ・医療過誤とその開示に関する法的な懸念を概説する。 ・起こり得る法律問題が開示と報告に与える影響について述べる。	・理論の解説 ・構造化された小グループでの作業
第5回	医療システムの観点	・現在の米国の医療システムの概要について述べる。 ・医療過誤が病院と医療機関に与える影響について議論する。 ・病院ないし医療システムレベルでの開示のリスクと有用性を、特定の問題に巻き込まれた患者またはその家族、ならびに起こり得る訴訟と広報活動への影響を含めて検討する。	・理論の解説 ・小グループでの議論
第6回	医療過誤の報告	・医療過誤について報告する。 ・エラーの特定と報告戦略、ならびにこれらが医療の質に与える影響について述べる。 ・有害事象を報告することの重要性と、当該地域における報告方法について議論する。	・発表 ・小グループでの議論 ・質疑応答

		・有害でなかったインシデント、いわゆるニアミスの重要性について議論する。 ・懸念があるときに声をあげる方法を実演する。	
第7回	医療過誤の開示	・適切に開示するためのポイントを概説する。 ・医療過誤の適切な開示方法を実演する。	・理論の解説と、小グループでの議論ないし演習
第8回	安全文化	・組織分化、非難、感情的反応が開示と報告にどう影響するかについて述べる。 ・組織、医療機関、医療システムが安全文化をつくりだし維持する方法について議論する。	・オンラインモジュール ・調査して議論をおこなってもよい
第9回	公正な文化と安全な選択	・個人の説明責任、安全な選択、「公正な文化」の概念と、これらが安全とどう関係するかについて議論する。 ・患者への医療においてどのような行動が安全か、小グループでの議論を通じて実演する。	・理論の解説 ・小グループでの議論

	セッション名	学習目標	学習形式
第10回	第二の被害者	・医療過誤が医療従事者に与える影響について議論する。 ・これらの問題に苦しんでいる医療従事者を支援するための情報資源を特定する。	・ビデオ学習 ・理論の解説 ・パネルディスカッションと質疑応答
第11回	早期対応チームとコンディション・ヘルプ	・早期対応チームとコンディション・ヘルプについて説明する。 ・早期対応チームとコンディション・ヘルプに対する賛否両論を明確に示す。	・ビデオ学習 ・発表 ・理論の解説 ・パネルディスカッションと質疑応答
第12回	コミュニケーションと引き継ぎ	・コミュニケーションが失敗すると、なぜ予期せぬ有害事象が発生するかについて議論する。 ・患者医療の安全で有効な引き継ぎのポイントについて述べる。 ・(任意)実習が含まれている場合は安全な引き継ぎ方法を実演する。	・発表 ・小グループで演習してもよい。
第13回	患者安全を改善するためのチームワークの強化	・チームワークが悪かったり、コミュニケーションが失敗したりすると、なぜ予期せぬ有害事象が発生するかについて議論する。	・ロールプレイング演習 ・TeamSTEPPS™ツール

	第14回
	薬物治療の安全
・チーム内で起きる状況を明らかにし、以下を適用する（SBAR、重要な事象に関する共通言語の使用、復唱、予想外の事象が起きた際の緊急会合、デブリーフィング、状況モニター）。	このトピックの適切な学習目標は学生の将来の職種により異なる可能性がある。 **医師を目指す参加者の目標。** ・処方箋を適切に記載してエラーの発生を最少にする方法を実演する。 ・処方箋または指示箋を書く際は認められた略語だけを使用する。 ・名前の響きや外観が似ている薬剤を扱う際は安全な方法を用いる。 ・薬歴を完全に記録することの重要性について議論する。 **医師以外の職種を目指す参加者の目標** ・安全な投薬指示の基本について議論する。
	・発表 ・小グループでの議論

	セッション名	学習目標	学習形式
		・名前の響きや外観が似ている薬剤を扱う際は安全な方法を用いる。 ・調剤ないし投薬を安全におこなうための方法を概説する。	
第15回	間違いを起こしにくい医療	・間違いを起こしにくい医療のための六つの方法を明らかにする。 ・間違いを起こしにくい方法を階層化することの重要性とそのための方法について議論する。 ・間違いを起こしにくい医療において臨床ガイドラインが果たす役割について議論する。 ・間違いを起こしにくい医療に欠かせない要素として、患者の医療参加について議論する。	・オンラインモジュール ・応用練習
第16回	人生の教訓 応用	・いずれかの職種を選び、事前に選んだ安全な実務を特定する。 ・いずれかの就労環境を選び、安全文化に影響を与えるための戦略について議論する。 ・起こり得る障害を特定する。 ・将来の個人的な目標を選択する。	・発表 ・小グループでの議論

第2回セッション
『ジョージィの物語』患者とその家族が参加する医療安全

執筆　ビクトリア・S・キャプリアリアン　医師

学習形式　ビデオを観たうえで、患者を交えて全体で議論する。
学習目標　参加者がこのセッション終了までに習得すべき内容を以下に挙げる。
・患者とその家族が患者安全の追求に果たす役割について議論する。
・模範的な患者・家族連絡協議会または諮問委員会について述べる。
・患者ならびにその家族と協力して最適な医療を支援する。
・（任意）コンディション・ヘルプについて述べる。

予習

学習者はこのセッションまでに『ジョージィの物語』を読んで授業に備えること。

・エピローグから第４章まで（第３章まででもよい）
・「情報の手引き」第１部を見直す。

付属資料

このセッションで使用する資料
・指導書〈授業の進め方〉
・登壇者への指示書

使用できる追加教材

・ソレル・キングが二〇〇二年十月におこなったスピーチを収録したＤＶＤ〈ジョージィ・キングの物語〉がこのカリキュラムのバインダーに入っている。ＤＶＤの追加送付依頼はジョージィ・キング財団まで。

指導書〈授業の進め方〉

①冒頭（五分）

・セッションの冒頭で前回のセッションと関連付ける。

・概要を説明する。

このセッションは、患者とその家族が医療安全に果たす役割に関するものである。まず短いビデオを観てから、地域の専門家と議論する。

②ビデオ上映（十五分）

・ソレル・キングがジョージィの物語を伝える十五分間のビデオを上映する。

・どんなことが起こったのか、母親が懸念を表明するたびに医療スタッフがどう対応したかに関心を払わせる。

③チーム作業（十分）

・いくつかのグループに分かれて、ビデオの内容について数分間議論する。グループは事前に決めておいてもよいし、席が近い三人または小人数が集まってもよい。
- どんな問題を特定できるか。
- 母親はいくつ特定したか。
- 母親が声をあげたら何が起きたか。
- なぜそんなことが起きたと思うか。

④全体での議論（二十分）

・問題点について議論する。
- 医療従事者が家族の要請を退ける傾向があるのはなぜか。
- 患者とその家族を医療チームの中心に参加させるにはどうすべきか。
- 患者の利益を最優先して協力を深める必要について。

・『ジョージィの物語』における一連のできごとを検討する。
- 母親は心配し、看護師に医師を呼んでくれるよう頼んだ。看護師は母親を安心させた。
- 母親は別の看護師に確認してくれるよう頼んだ。看護師は母親を安心させた。
- 母親はさらに心配し、医師に診察するよう迫った。
- 母親の心配は消えず、医師に近くにいてくれるよう頼んだ。

》母親は薬剤投与に異議を唱えた。看護師は母親を安心させ、薬剤を投与した。

・議論を通じて登壇者への質問が生じることもある。

⑤登壇者の講演（十五分間意見を聞いたのち質疑応答に入る）

医療システムを利用した経験のある患者やその家族を二人から四人事前に募っておく。患者・家族連絡協議会ないしこれ以外の諮問委員会のメンバーであるのが理想だが、大勢のまえで自分の体験を話すのを厭《いと》わない患者であれば誰でもよい。事前に登壇者と会って話を聞いて、どこに焦点を絞ってもらうのが好ましいか説明するのは無駄にならない。ビデオを上映して学生が議論する間、登壇者は室内に座り、話す前に学生の観点がどんなものかつかんでもらうとよい。

・登壇者に自己紹介してもらう。

・学生らの議論と自分の体験について、登壇者に一人五分程度で簡潔に述べてもらう。

》医療に関する懸念を口に出そうとしたことがあるか。

》何が起こったか。どんな反応が返ってきたか。

》患者安全において患者とその家族はどんな役割を果たせると思うか。

≫医療従事者が、患者とその家族とのコミュニケーションをよりよいものにするためにできることは何だと思うか。

・学生からの質問に登壇者が答える。

⑥（任意）コンディション・ヘルプ（五分）

・患者やその家族が懸念を覚えているのに満足できる対応を取ってもらえないときに助けを呼ぶことができる。

≫所属する医療機関にコンディション・ヘルプは導入されているか。利用方法は。

≫コンディション・ヘルプを呼ぶための電話番号は病室に掲示してあるか。

・早期対応チームを実際に呼ぶ。

・登壇者がコンディション・ヘルプについてよく知っているか、利用したことがある場合は、利用経験について簡単に議論してもらう。

⑦まとめ（五分）

・登壇者と学生の意見をもとに、帰宅後復習すべきことを一覧にする。

≫直感、特に母親の直感を信じる。

》患者の声に〝耳を傾ける〟。患者が言葉にしていなくても心の声に耳を澄ます。言い換えると、数字ではなく患者と向きあうということである。

・〝クリップボードやコンピューターに答えがあるとは限らない〟。

・登壇者が時間を作って話を聞かせてくれたことに礼を述べる。

※全所要時間　一時間半〜二時間（議論にかけられる時間による。セッションに先立って上記②と③を宿題として与えておくことで所要時間を短縮できる）

● 著者

ソレル・キング

Sorrel King

ジョージィ・キング財団設立者、代表。4人の子どもを育てる専業主婦だったが医療事故で末娘ジョージィをなくす。その後、事故に対する和解金をもとに財団を設立し、医療の安全を推進するための活動をおこなっている。娘の事故の経緯を話した講演DVDは数千の医療機関で上映され、大きな反響を呼んだ。患者側も緊急の対応を要請できる〈早期対応チーム(RRT)〉、入院患者の医療参加を支援する〈入院日誌(ケア・ジャーナル)〉、医療従事者の心理ストレスを軽減する〈医療者への支援(ケア・フォー・ザ・ケアギバー)〉プログラム、〈看護師日誌(ナース・ジャーナル)〉、教育プログラム〈患者安全カリキュラム〉などさまざまなツールならびにプログラムを開発。全米各地の病院に導入をすすめている。その功績が称えられ『ウーマンズ・デイ』誌の「2010年 世界を変える50人の女性」に選ばれた。

● 訳者

奥田昌子

Masako Okuda

京都大学大学院医学研究科修了、京都大学博士(医学)。現在は内科医、医療専門学校講師として勤務のかたわら、医学文献、医学書の翻訳に従事。患者安全分野の論文、ガイドラインの翻訳多数。訳書に『身体(からだ)が見える・疾患を学ぶ 解剖アトラス』(メディカ出版)など。

高山真由美

Mayumi Takayama

東京生まれ。翻訳者。共訳書にヨリス・ライエンダイク『こうして世界は誤解する』(英治出版)、訳書にアッティカ・ロック『黒き水のうねり』、サラ・ブレーデル『見えない傷痕』(ともに早川書房)、『成功する子 失敗する子』(英治出版)など。

● 英治出版からのお知らせ
本書に関するご意見・ご感想をE-mail（editor@eijipress.co.jp）で受け付けています。
また、英治出版ではメールマガジン、ブログ、ツイッター、フェイスブックなどで新刊情報やイベント情報を配信しております。ぜひ一度、アクセスしてみてください。

メールマガジン　：会員登録はホームページにて
ブログ　：www.eijipress.co.jp/blog
ツイッターID　：@eijipress
フェイスブック　：www.facebook.com/eijipress

ジョージィの物語
小さな女の子の死が医療にもたらした大きな変化

発行日　2015年2月28日　第1版　第1刷

著者　ソレル・キング
訳者　奥田昌子、高山真由美
発行人　原田英治
発行　英治出版株式会社
〒150-0022 東京都渋谷区恵比寿南1-9-12 ピトレスクビル4F
電話　03-5773-0193　FAX　03-5773-0194
http://www.eijipress.co.jp/
プロデューサー　下田理
スタッフ　原田涼子　高野達成　岩田大志　藤竹賢一郎　山下智也　鈴木美穂　田中三枝　山見玲加　安村侑希子　山本有子　茂木香琳　木勢翔太　上村悠也　平井萌　土屋文香　足立敬　李俊泰　秋山いつき
印刷・製本　シナノ書籍印刷株式会社
装丁　大森裕二

ISBN978-4-86276-197-2　C0036　Printed in Japan

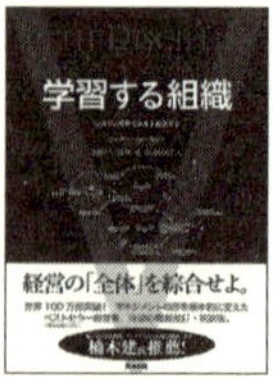

学習する組織

システム思考で未来を創造する

ピーター・M・センゲ著　枝廣淳子、小田理一郎、中小路佳代子訳

経営の「全体」を綜合せよ。不確実性に満ちた現代、私たちの生存と繁栄の鍵となるのは、組織としての「学習能力」である。——自律的かつ柔軟に進化しつづける「学習する組織」のコンセプトと構築法を説いた世界100万部のベストセラー、待望の増補改訂・完訳版。

定価：本体3,500円＋税　ISBN978-4-86276-101-9

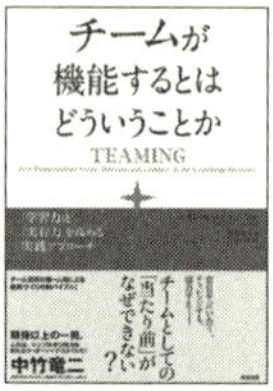

チームが機能するとはどういうことか

「学習力」と「実行力」を高める実践アプローチ

エイミー・C・エドモンドソン著　野津智子訳

いま、チームを機能させるためには何が必要なのか？　20年以上にわたって多様な人と組織を見つめてきたハーバード・ビジネススクール教授が、「チーミング」という概念をもとに、学習する力、実行する力を兼ね備えた新時代のチームの作り方を描く。

定価：本体2,200円＋税　ISBN978-4-86276-182-8

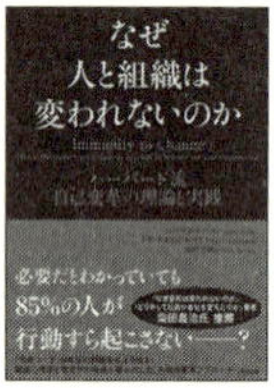

なぜ人と組織は変われないのか

ハーバード流 自己変革の理論と実践

ロバート・キーガン、リサ・ラスコウ・レイヒー著　池村千秋訳

変わる必要性を認識していても85%の人が行動すら起こさない——？　「変わりたくても変われない」という心理的なジレンマの深層を掘り起こす「免疫マップ」を使った、個人と組織の変革手法をわかりやすく解説。発達心理学と教育学の権威が編み出した、究極の変革アプローチ。

定価：本体2,500円＋税　ISBN978-4-86276-154-5

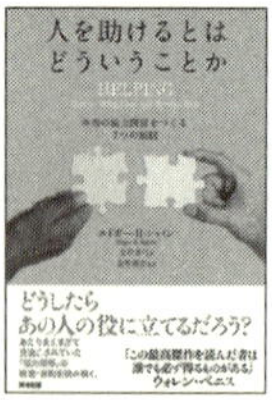

人を助けるとはどういうことか

本当の「協力関係」をつくる7つの原則

エドガー・H・シャイン著　金井壽宏監訳　金井真弓訳

どうすれば本当の意味で人の役に立てるのか？　職場でも家庭でも、善意の行動が望ましくない結果を生むことは少なくない。「押し付け」ではない真の「支援」をするには何が必要なのか。組織心理学の大家が、身近な事例をあげながら「協力関係」の原則をわかりやすく提示。

定価：本体1,900円＋税　ISBN978-4-86276-060-9

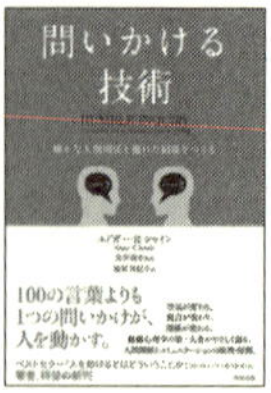

問いかける技術

確かな人間関係と優れた組織をつくる

エドガー・H・シャイン著　金井壽宏監訳　原賀真紀子訳

100の言葉よりも1つの問いかけが、人を動かす。人間関係のカギは、「話す」ことより「問いかける」こと。思いが伝わらないとき、対立したとき、仕事をお願いしたいとき、相手が落ち込んでいるとき……日常のあらゆる場面で、ささやかな一言で空気を変え、視点を変え、関係を変える「問いかけ」の技法を、組織心理学の第一人者がやさしく語る。

定価：本体1,700円＋税　ISBN978-4-86276-171-2